Wolfgang Schiefer · Ekkehard Kazner

Klinische Echo-Encephalographie

Mit einer Einführung in die akustischen Grundlagen von

Werner Güttner

Mit 174 Abbildungen, in 280 Einzeldarstellungen

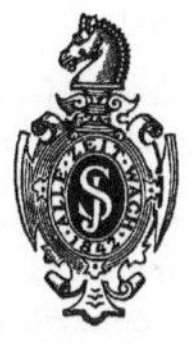

Springer-Verlag Berlin Heidelberg GmbH 1967

Dr. med. Wolfgang Schiefer, o. Professor für Neurochirurgie, Direktor der Neurochirurgischen Klinik der Universität Erlangen-Nürnberg

Dr. med. Ekkehard Kazner, Oberarzt an der Neurochirurgischen Klinik der Universität Erlangen-Nürnberg

Dr. phil. Werner Güttner, Abteilungsleiter des Wernerwerks für Medizinische Technik, Siemens AG, Erlangen

ISBN 978-3-662-23444-0   ISBN 978-3-662-25498-1 (eBook)
DOI 10.1007/978-3-662-25498-1

Vorwort

Für die frühzeitige Erkennung zahlreicher intrakranieller Prozesse hat eine Untersuchungsmethode, die ohne besondere Belastung des Patienten eine rasche Orientierung über die räumlichen Verhältnisse innerhalb der Schädelkapsel zuläßt, größte Bedeutung. Diese Voraussetzung erfüllt heute die Ultraschalluntersuchung des Gehirns in Form der eindimensionalen Echo-Encephalographie. Wenn auch durch diese Methode nur selten eine vollständige Diagnose möglich ist, so kann doch in Verbindung mit der klinischen Symptomatik immer entschieden werden, welche weiteren diagnostischen Maßnahmen am sichersten zum Ziele führen. Die folgerichtige Bewertung eines Echo-Encephalogramms gelingt jedoch nur, wenn die als pathologisch erkannten Befunde eine entsprechende Deutung und Zuordnung zur Klinik erfahren.

Seit der ausgezeichneten Darstellung JEPPSSONs aus dem Jahre 1961 über die Herkunft des Mittelechos und dessen Bedeutung für die Diagnostik intrakranieller Raumforderungen wurde in vielen Ländern an der Weiterentwicklung des Verfahrens gearbeitet. Es fehlt bisher aber eine eingehende Darstellung der Technik, Anwendungsweise und der klinischen Möglichkeiten der Echo-Encephalographie, die heute weit über den Nachweis supratentorieller Massenverschiebungen hinausgeht.

Die vorliegende Monographie stützt sich auf über 9000 Echo-Encephalogramme von 2747 Patienten, die seit Anfang 1962 von uns gemeinsam mit unserem Mitarbeiter Herrn Dr. med. ST. KUNZE untersucht wurden. Bei der systematischen Anwendung des Verfahrens haben sich dabei zahlreiche neue diagnostische Möglichkeiten ergeben. Die Darstellung des Buches geht in erster Linie vom Ultraschallbild aus. Es wurde versucht, typische, immer wieder auftretende Abweichungen des Kathodenstrahlbildes herauszuarbeiten und diese später mit den klinischen, neuroradiologischen und gegebenenfalls pathologisch-anatomischen Befunden zu korrelieren. Der Neurochirurg hat ja — wie kaum ein anderer — die Möglichkeit, das Echo-Encephalogramm sofort durch Kontrastmitteldiagnostik und Operation auf seine Stichhaltigkeit zu überprüfen. Die eigenen Erfahrungen haben wir mit den in der Literatur mitgeteilten Resultaten verglichen; auch die Ergebnisse des von uns in Erlangen im April 1967 veranstalteten *I. Internationalen Symposiums über die Echo-Encephalographie* fanden Berücksichtigung.

Die klinische Anwendung des Verfahrens setzt gewisse Kenntnisse der Ultraschallphysik voraus, weshalb es erforderlich schien, dem Buch eine kurze, aber ausreichende Einführung in die akustischen Grundlagen voranzustellen. Herr Dr. phil. WERNER GÜTTNER, der seit Jahrzehnten mit den Problemen der Ultraschalldiagnostik am Schädel vertraut ist, hat diese Aufgabe in dankenswerter Weise übernommen.

An dieser Stelle möchten wir dem Wernerwerk für Medizinische Technik der Siemens AG, Erlangen, vor allem Herrn Direktor Dr. rer. nat. J. SPERLING unseren Dank für sein Vertrauen und die ständige Hilfsbereitschaft zum Ausdruck bringen. Auch seine Mitarbeiter sind stets auf unsere Anregungen eingegangen und haben uns in allen technischen Fragen beraten. Dieses gute Verhältnis hat zu sehr fruchtbaren Wechselwirkungen geführt. Wir waren dadurch schon frühzeitig in der Lage, das neue Verfahren an einem großen eigenen Krankengut und zahlreichen Schädel-Hirn-Verletzten der Chirurgischen Universitätsklinik Erlangen, deren Direktor Herrn Prof. Dr. med. G. HEGEMANN wir für die Überlassung danken möchten, zu erproben. Die pathologisch-anatomischen Präparate hat uns freundlicherweise Herr Privatdozent Dr. med. H. Schmidt zur Verfügung gestellt. Der Photographin Frau Marie-Luise Imgrund danken wir für ihre intensive und verständnisvolle Mitarbeit bei der Herstellung der Druckvorlagen.

Zu besonderem Dank für sein großzügiges Entgegenkommen und die vorzügliche Ausstattung des Buches mit einem großen Bildmaterial sind wir dem Springer-Verlag, Berlin–Heidelberg–New York, verpflichtet.

Erlangen, im Sommer 1967   W. Schiefer · E. Kazner

Inhalt

Teil I. Akustische Grundlagen und Methodik

A. Einleitung

Immer wieder stellen wir fest, daß die Natur vor Jahrmillionen Probleme gelöst hat, die wir heute als technische Aufgaben wiederfinden und häufig nur sehr vereinfacht angehen können. Jeder kennt die Fledermäuse, die nachts ihre Beute im Fluge jagen, und ihre Fähigkeiten, auch bei vollkommener Dunkelheit fliegen zu können, ohne gegen Hindernisse zu prallen. Eine genauere Beobachtung zeigt, daß diese Tiere Schreie im uns unhörbaren Ultraschallgebiet ausstoßen und das zurückkommende Echo von einem Hindernis auf Richtung und Entfernung für ihren Flug auswerten. Das scheinbare Taumeln in der Luft dient einer sehr erfolgreichen Jagd auf Insekten, die geortet und gefangen werden müssen. Offenbar sind die Tiere in der Lage, ein Objekt, das der Nahrung dient, also gezielt angeflogen wird, von einem anderen zu unterscheiden, das umflogen werden muß, um einen sie gefährdenden Zusammenstoß zu verhindern.

Der Charakter des Schreies und ihr Erzeugungsort ist für die einzelnen Arten der Fledermäuse zwar verschieden, jedoch ist das Prinzipielle bei allen ähnlich: Der Schrei ist nämlich ein Gemisch von Frequenzen im Bereich von etwa 30 bis 100 kHz, so daß die in Luft entstehenden Wellenlängen zwischen 1 und 0,3 cm liegen und somit von der Mundöffnung, die akustisch in einem Schattenkörper liegt, gerichtet abgestrahlt wird. Bei einer bestimmten Art dient die Nase als Schallstrahler. Ein um die Nase herumliegender Wulst erhöht die Richtwirkung, die durch Ändern der Muskelspannung mehr oder weniger gebündelt werden kann. Bei einer notwendigen Erkundung in der Nähe eines Hindernisses wird ein breiter Schallkegel, bei einem weiter entfernten Reflexionsort ein sehr spitzer Kegel ausgestrahlt. Hierdurch wird eine Anpassung an die Energieverhältnisse erreicht, die bei der Reflexion weit entfernter Objekte auftreten, und außerdem die Peilung naheliegender Hindernisse im seitlichen Bereich ermöglicht, damit die Flughäute an ihnen mit Sicherheit vorbeigehen können. Die Intensität des ausgestoßenen Peillautes ist außerordentlich groß. Etwa 10 cm vor dem Tier mißt man 120 dB. Die zeitliche Dauer dieses Signals, die um 2 ms liegt, ist dem zu erwartenden Echo eines nahe befindlichen Gegenstandes angepaßt. Für die grobe Orientierung wird der Schrei in einer Sekunde um 25mal wiederholt. Zur Erfassung eines Gegenstandes in unmittelbarer Nähe steigert sich die Folge bis auf etwa 100 in einer Sekunde.

Gegenstände im Flugbereich der Fledermaus reflektieren den ausgestoßenen Schrei. Das Tier nimmt das Echo mit den Ohren auf. Für die Abmessungen der trichterförmigen Öffnung der Ohrmuscheln des aufzunehmenden Ultraschallechos ist die Richtwirkung des einzelnen Ohres außerordentlich scharf gebündelt. Die Aufnahme wird außerdem noch erleichtert, weil die Ohrmuscheln schnell auf das Reflexionsobjekt hingerichtet werden. Bei bestimmten Arten wird nicht nur der Höchstwert des Echos durch Bewegung der Ohren angepeilt sondern zusätzlich die Zeitdifferenz zwischen den beiden Ohren für die Ortsbestimmung des Echogebers ausgewertet. Auf alle Fälle verbessert sich dadurch die Echoaufnahme. Das erklärt wohl auch die Tatsache, daß die Tiere ein Echo noch wahrnehmen können, wenn der Schallpegel bis auf 0 dB abgefallen ist. Bemerkenswert ist hierbei, daß die Fledermaus noch einwandfrei orten kann, selbst wenn ein hoher Störschallpegel vorhanden ist. Offenbar filtert also die starke Richtwirkung des Gehörs das Echo aus diffusen Störungen heraus. Weiterhin muß ein enormes Lautstärke-Adaptationsvermögen zwischen dem eigenen Schrei großer Intensität und dem mit dazu kleiner Lautstärke folgenden Echo vorausgesetzt werden.

Die Leistungsfähigkeit der Echopeilung ist für unsere Begriffe erstaunlich, können doch noch Insekten, die eine Körperlänge von nur 2 mm haben, schon in einer Entfernung von 50 cm festgestellt werden. Als Hindernis wird sogar noch ein dünner Draht von 0,2 mm Durchmesser im Abstand von ca. 1 bis 2 m erkannt. Nur bei Nachtschmetterlingen arbeitet das Verfahren nicht zur Zufriedenheit der Fledermäuse, denn hier hat die Natur dem Schmetterling einen guten Schutz gegeben: Ein dichter Pelz absorbiert den Peillaut weitgehend, so daß kein Echo die Position der Schmetterlinge verraten kann, wenn sie genügend weit von der Fledermaus entfernt sind. Vorsichtshalber lassen sich aber die Schmetterlinge durch Zusammenklappen der Flügel nach unten durchfallen, wenn sie den Ultraschallimpuls wahrnehmen. Sie retten sich aus dem Peilgebiet, um nicht etwa doch noch von der Fledermaus aus nächster Nähe geortet werden zu können.

Mit dem Flug der Fledermaus haben wir bereits auch die Phänomene angesprochen, die wir für das Verständnis der Echo-Encephalographie benötigen.

Der Arzt ist gewöhnt, innere Strukturen des menschlichen Körpers mit Hilfe von Röntgenlicht darzustellen. Diese Strahlung durchdringt die Körperteile, und die auf seinem Weg entstehende Absorption, für die die Dichte (Atomgewicht) des jeweiligen Körpermediums verantwortlich ist, läßt sich als zweidimensionales Bild senkrecht zur Strahlrichtung darstellen. Aus ihm kann auf den inneren Aufbau des Körperteils geschlossen werden. Die bei der Diagnostik intrakranieller Erkrankungen interessierenden cerebralen Strukturen sind jedoch mit der einfachen Röntgentechnik nicht ohne weiteres darzustellen, da der Schwächungsunterschied z. B. zwischen Liquor und Hirngewebe für Röntgenstrahlen zu gering ist. Nehmen wir aber einen Austausch von Liquor gegen Luft vor, so gelingt die Herstellung befriedigender Bilder der Hirnkammern, da Luft ein kleineres Atomgewicht als das umgebende Hirngewebe hat. Die Angiographie beruht auf dem gleichen physikalischen Prinzip. Beide Untersuchungen sind jedoch mit gewissen Beschwerden verbunden und nur stationär durchführbar. Es war daher naheliegend, weitere physikalische, in unserem Falle akustische Untersuchungsmethoden zur Diagnostik von pathologischen Prozessen des Schädelinhaltes heranzuziehen.

Ein Ultraschall-Durchstrahlungsverfahren, das ähnlich wie mit Röntgenlicht ein zweidimensionales Bild senkrecht zur Schallstrahlrichtung ergibt, wird bei der Materialprüfung zur Feststellung eingeschlossener Lunker und Fehlstellen angewandt. Es basiert auf Arbeiten von SOKOLOW und MÜHLHÄUSER. Hierbei wird ein ebenes Schallstrahlenbündel von einem Schallgeber erzeugt und durch ein zu untersuchendes Materialteil geschickt. Ein an der gegenüberliegenden Begrenzungsfläche angebrachter Schallempfänger nimmt den durch das Untersuchungsmedium gelaufenen Schall auf. Durch gleichartiges Verschieben der beiden Schallwandler läßt sich ein Bild des Werkstoffinneren gewinnen. Ausführlich wird darüber in der Monographie „Werkstoffprüfung mit Ultraschall" von den Brüdern J. und K. KRAUTKRÄMER berichtet.

Die Brauchbarkeit des Durchleuchtungsverfahrens auch für die Darstellung der inneren Struktur des Schädels in Erwägung zu ziehen, lag nahe. Dabei sollte die Schallschwächung in den verschiedenen Gewebemedien ähnlich der Absorption von Röntgenstrahlen ein hinreichendes Bild für die Diagnose des Schädelinneren liefern. Diesen Gedanken glaubte DUSSIK (1942) verwirklicht zu haben. Er zeigte nämlich Ultraschallbilder, die bei oberflächlicher Betrachtung wie Röntgenbilder eines luftgefüllten Ventrikelsystems aussahen. Es hat sich aber herausgestellt, daß dieses Verfahren wegen einer Reihe von Störeffekten, die physikalisch bedingt sind, nicht zur Diagnose benutzt werden kann. Als wesentlichste Störung ist die Dickenschwankung des den Schädel umgebenden Knochens zu nennen. Während nämlich Ultraschall im Liquor weniger als im Hirngewebe geschwächt wird, absorbiert dagegen Knochensubstanz außerordentlich viel Schall. Ein Bild, das nach der Durchstrahlung des Schädels mit ebenen Ultraschallwellen gewonnen werden kann, wird von der nicht gleichförmigen Dicke des Schädelknochens bestimmt, und die feinen Unterschiede, die sich aus der Differenz zwischen Absorption im Liquor und Hirngewebe ergeben, können nicht erkannt werden.

Ein ganz anderes Prinzip wird beim Schallechoverfahren benutzt. So wie früher der Schiffer einen am Ende beschwerten Faden ins Wasser fallen ließ und aus dem geänderten Widerstand beim Absenken des Lotes erkannte, daß er auf Grund kam, so arbeitet das Echoverfahren mit einem Schallwellenbündel, das beim Auftreffen auf eine Grenzfläche zweier Medien reflektiert wird und dem Schallgeber ihr Vorhandensein meldet. Aus der abgestrahlten Richtung des Schallbündels und der Echolaufzeit können die Orte der Grenzflächen ermittelt werden. Während das Durchstrahlungsverfahren nur die Summe aller Informationen auf dem Weg des Schallbündels abbilden kann, erhalten wir mit dem Echo-Impulsverfahren sogar alle Widerstandsänderungen, die an Grenzflächen im Medium auftreten, zeitlich nacheinander, also getrennt abgebildet.

Das Echo-Impulsverfahren wurde zunächst in der Wasserschalltechnik verwirklicht, um ein Unterwasserhindernis festzustellen und seine Entfernung zum Schiff zu bestimmen. Die Entwicklung wurde durch den Untergang der „Titanic" bei einem Zusammenstoß mit einem Eisberg im Jahre 1912 ausgelöst und von RICHARDSON und LANGEVIN gefördert. Jetzt kann das Echolot sogar für den Fischfang eingesetzt werden, um hier wirtschaftlich optimal vorzugehen. Das Netz wird nämlich erst dann ausgeworfen, wenn ein Fischschwarm vom Echolot angezeigt wird. Die Auflösung der dabei gewonnenen Bilder kann derart weit getrieben werden, daß noch einzelne Fische erkannt werden können. Auch die Wassertiefe wichtiger Schiffahrtswege und die genauere Gestaltung des Meeresbodenprofils konnte durch die akustische Auslotung ermittelt werden. Die laufende Kontrolle der Tiefe unter einem fahrenden Schiff ist heute eine notwendige Voraussetzung für das sichere Navigieren. Schließlich gewann die Ortung von Minen und getauchten U-Booten besonders im letzten Weltkrieg lebenswichtige Bedeutung für ein Schiff.

Zum ersten Mal hat FIRESTONE das Echoverfahren für Zwecke der Materialprüfung eingesetzt. Hier dient es zur Feststellung von Lunkern und Fehlstellen in Metallen und Kunststoffen und ist heute in großem Maß dort im Einsatz, wo an die benutzten Materialien hohe Anforderungen an Betriebssicherheit gestellt werden.

Wie inzwischen geklärt werden konnte, läßt sich das Verfahren auch erfolgreich für die Ortung von pathologischen Veränderungen im Hirn einsetzen. Das Verdienst einer ersten Erprobung am intakten Schädel kommt LEKSELL zu. Ein Ultraschallimpuls wird in den Schädel hineingeschickt. Die Reflexionen an den verschiedenen im Hirn liegenden Begrenzungen zwischen den einzelnen Medien, wie z. B. Liquor und Hirnsubstanz, werden beobachtet. Kennt man die Geschwindigkeit, mit der sich der Schall in den verschiedenen Medien ausbreitet, so läßt sich der Abstand der Begrenzungsflächen von der Schädeloberfläche aus der Zeitdifferenz zwischen der Abgabe des Ultraschallimpulses und Aufnahme des Echos bestimmen. Ein reproduzierbares Signal wird erhalten, wenn es mit großer Intensität am Empfangsort erscheint. Dann hebt es sich erst aus dem Störschallpegel der Aufnahmeapparatur heraus und kann erkannt werden. Für den normal gebauten Schädel wird sich eine typische „Normal-Struktur" der Abstände von der Oberfläche finden lassen, auf die dann pathologische Veränderungen bezogen werden können. Für die Auswertung muß eine gute anatomische Vorstellung des Schädelinneren und Erfahrung der akustischen Zusammenhänge vorhanden sein.

Die Voraussetzungen für das Zustandekommen einer hinreichenden Echoenergie sind für die verschiedenen Anwendungszwecke wie Nahrungssuche der Fledermaus, Hirndiagnostik, Wasserschallortung und Materialprüfung unterschiedlich.

Das Fledermaussignal wird in der Luft selbst bei hoher Luftfeuchte wenig geschwächt, zumal die anzupeilenden Gegenstände nur wenige Meter entfernt sind. Die Oberflächen der Objekte reflektieren praktisch vollkommen. Allerdings sind z. B. die Insekten so klein, daß die reflektierte Schallenergie an ihnen stark gestreut wird. Die Echo-Intensität, die die Fledermaus hört, ist deshalb normalerweise gering und läßt ein gutes Orten nur für die in der Nähe befindlichen Gegenstände zu.

Zur Ermittlung der Wassertiefe vom Schiff mittels des Vertikal-Schallotes wird ein Impuls mit Frequenzen um 20 kHz benutzt. Für dieses Frequenzgebiet ist die Absorption in Wasser noch klein. Die Reflexionsfähigkeit des Meeresbodens ist unterschiedlich. Der Untergrund ist aber oft so eben, daß die Streuung gering ist. Die Schiffsschraube und die Wellen-bewegung der durch Wind angeregten Wasseroberfläche erzeugen Störgeräusche, aus denen sich das Echo hervorheben muß. Deshalb steigert man die Intensität der Schallimpulsspitze bis an die Kavitationsgrenze des Seewassers. Im großen und ganzen arbeitet das Verfahren dann zur Zufriedenheit. Fische werden durch die Reflexion an den mit Luft gefüllten Schwimmblasen, nicht an der Außenhaut der Tiere, nachgewiesen. Luft wirft den Schall im Wasser vollkommen zurück, aber auch hier ist die einzelne, relativ kleine Schwimmblase eine stark streuende Reflexionsfläche. Ein Fischschwarm dagegen wirkt wie eine Luftwand und hat deshalb ein gutes Rückwurfvermögen. Auch bei Minen und getauchten U-Booten haben wir es mit großen, luftgefüllten Körpern zu tun. Das Horizontallot, das ihrem Nachweis dienen soll, würde eigentlich stets gute Bilder ergeben, wenn nicht gelegentlich auftretende Wasser-schichtungen die Schallfront ablenkten und Luftblasenschleier das Wasser undurchdringbar machten.

Die Suche nach Lunkern, Fehlstellen, Kristallgefügestörungen und dgl. zum Zwecke der Materialbeurteilung mit dem Echoimpulsverfahren findet im allgemeinen in Medien statt, deren Absorption im benutzten Frequenzgebiet klein ist. Allerdings sind die nachzuweisenden Störstellen gelegentlich bezüglich der Abmessungen klein, sie streuen also den Schall. Die Energie, die am Empfangsort auftritt, ist jedoch für eine Auswertung hinreichend groß. Das Auftreten mehrerer Wellenarten in festen Körpern — also nicht bloß longitudinaler, sondern auch transversaler Wellen, Schubwellen, Biegewellen usw. — setzt allerdings für die Deutung des Echos einige Sachkenntnis voraus.

Beim Echoverfahren, das am menschlichen Schädel angewandt wird, durchläuft die Ultra-schallwelle eine Reihe von Medien, die im Gegensatz zu den anderen Anwendungen in dem benutzten Frequenzgebiet viel Energie absorbieren und deren Grenzflächen relativ wenig Schall zurückwerfen. Aber die durchstrahlte Wegstrecke ist nur wenige Zentimeter tief, und die im Schallstrahl liegenden Grenzflächen haben partiell hinreichend große, senkrecht zu ihm stehende Flächenelemente. Deshalb reicht die eingestrahlte Intensität, deren biologisch wirk-samer Mittelwert wesentlich unter dem liegt, der bei der Therapie mit Ultraschall zur Wir-kung kommt, aus, um Echos zu erhalten. Das relativ geringe Reflexionsvermögen der im Hirn liegenden Grenzflächen hat aber auch eine hohe Durchlässigkeit für die Schallenergie zur Folge. Es flutet also so viel Energie durch die Grenzflächen der einzelnen Medien, daß auch noch von anderen Schichtgrenzen und der gegenüberliegenden Schädelbegrenzung Echos zu-rückkommen. Diese Meßwerte versetzen uns erst in die Lage, hinreichend über die Orte der Grenzflächen, also über die Tiefenstruktur, auszusagen.

B. Akustische Grundlagen

Zur Handhabung der Echo-Encephalographie sollen dem Leser die physikalischen Grund-voraussetzungen für dieses Verfahren in Erinnerung gerufen werden:

1. Schall, Infraschall, Ultraschall

Unter Schall verstehen wir alle Naturvorgänge, die bei uns die Empfindung „Hören" aus-lösen, also z. B. das Blätterrauschen eines Baumes, der Donner eines Gewitters, das Singen der Vögel, das Schreien der Tiere und das Sprechen des Menschen. Aber auch Geräusche, die uns die moderne Technik als leidige Beigabe beschert hat, nehmen wir wahr.

Unser Ohr kann Schall nach Tonhöhe, Lautheit und zeitlichem Ablauf analysieren. Mit beiden Ohren können wir auf den Ort und die Größe einer Schallquelle schließen, und so sind wir fähig, Schallvorgänge wiederzuerkennen und sie bestimmten Schallquellen zuzuord-nen. Mechanische Schwingungen können ebenso Ausgangspunkt für Schall sein wie auch die an Objekten vorbeistreichende Luft. Als Übertragungsmedium dient die uns umgebende Atmosphäre, auf die unser Ohr bestens angepaßt ist. Nur einen begrenzten Tonhöhen- und Lautheitsbereich kann das menschliche Gehör wahrnehmen. Extrem tiefe Frequenzen außerhalb dieses Gebietes, beispielsweise Windstöße oder die Druckunterschiede bei der Wetteränderung von einem Hoch zu einem Tief, lösen keinen Höreindruck hervor. Wir bezeichnen dieses Frequenzgebiet als Infraschall.

Die Frequenzanteile eines Schalles, die oberhalb der Hörbarkeitsgrenze liegen, wie z. B. der Schrei der Fledermaus, nennen wir Ultraschall. Dabei beziehen wir die Grenzfrequenz auf jugendliche Normalhörende, weil die Empfindung hoher Frequenzen mit steigendem Alter nachläßt.

Innerhalb des Hörfrequenzbereiches ist die subjektive Beurteilung von der Schallintensität abhängig. Erst ab einer Schwelle hören wir Schall. Die dafür erforderliche Intensität liegt über der des Rauschens der Luftmoleküle und der der Eigengeräusche durch Pulsschläge. Sehr große Schallintensitäten werden als unangenehm empfunden, sie erzeugen Schmerz und können auch bleibende Schäden am Hörorgan hervorrufen. Solche Sensationen lassen sich auch im Ultraschallgebiet erzeugen, ohne aber einen Höreindruck auszulösen.

2. Schallausbreitung, Schallgeschwindigkeit, Schallwellenfelder

Die Ausbreitung von Schall ist an das Vorhandensein von Materie gebunden, und die Geschwindigkeit, mit der die mechanische Schwingungsenergie auf Nachbargebiete weitergegeben wird, ist für das Übertragungsmedium eine charakteristische Größe. Im Vakuum kann sich kein Schall fortpflanzen. Die Schallgeschwindigkeit in der uns umgebenden Luft beträgt etwa 340 m/s. Unmittelbar nach einem Blitz, den wir sehen, zählen wir „Einundzwanzig, Zweiundzwanzig, Dreiundzwanzig", und wenn wir dann den Donner hören, so errechnen wir uns aus der Zeitdifferenz der 3 s und der Schallgeschwindigkeit die Entfernung von ca. 1 km, in der es einschlug. Im Wasser ist die Schallgeschwindigkeit größer, sie liegt um 1500 m/s. In den festen Gesteinschichten der Erde steigt die Geschwindigkeit z. B. im Granit bis auf etwa 4000 m/s an und erreicht die höchsten Werte in Metallen, z. B. in Stahl beträgt sie über 5000 m/s.

Die Schallgeschwindigkeit c ist mit der Wellenlänge λ einer abgestrahlten Frequenz f verknüpft:

$$c = f \cdot \lambda.$$

In Luft ist die Wellenlänge für ein Signal mit der Frequenz von etwa 300 Hz rund 1 m, die für eine Frequenz von 3000 Hz etwa 10 cm und für eine Frequenz im Ultraschallgebiet, z. B. bei 3 MHz, ist die Wellenlänge nur noch etwa 0,1 mm.

In Wasser mit der größeren Schallgeschwindigkeit sind auch die Wellenlängen für die gleichen Frequenzen größer, z. B. bei 3 MHz etwa 0,5 mm.

Eine Schallquelle, deren Abmessung klein zur abgestrahlten Wellenlänge ist, kann als Kugelstrahler angesehen werden, d. h., von dieser Quelle breitet sich der Schall nach allen Richtungen gleichförmig aus und nimmt dabei an Stärke ab. Es entsteht ein Kugelschallfeld. Alle Materieteilchen, die die gleiche Entfernung von der Schallquelle haben, befinden sich im gleichen Energiezustand (Verdichtung bzw. Verdünnung benachbarter Teilchen) oder haben die gleiche Phase. Eine pulsierende Kugel ist ein idealer Kugelstrahler. Wenn wir Vokale sprechen, ist unser Mund auch als ein solcher Kugelstrahler anzusehen, denn seine Abmessung ist für die beiden Grundformanten, die z. B. bei dem Vokal a dicht beieinander um 800 Hz liegen und der dazugehörenden Wellenlänge von ca. 40 cm, klein.

In genügend großer Entfernung von einer Schallquelle kann man ein Teilgebiet des Raumes, durch das die Schallenergie flutet, durch ein ebenes Schallfeld erfüllt ansehen, denn wie die Oberfläche eines Sees für uns eben erscheint, obwohl sie ein Teil der kugelförmigen Erdoberfläche ist, sind auch hier die Wellenfronten praktisch eben (vergleiche dazu Abb. 1).

Bei vernachlässigbarer Absorption eines Mediums ist die Schallstärke im ebenen Schallfeld überall gleich groß. Im Kugelschallfeld ist sie vom Beobachtungsort abhängig.

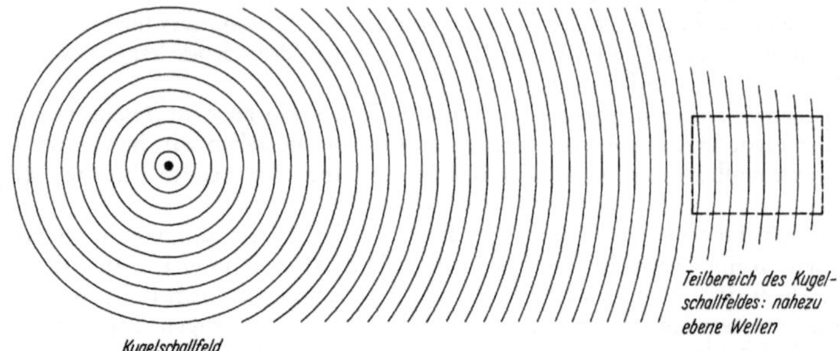

Abb. 1. Kugelschallfeld: Bei hinreichend großem Abstand von der Schallquelle in einem kleinen Gebiet praktisch ebenes Wellenfeld

Im Hinblick auf die Echo-Encephalographie wollen wir unsere Betrachtungen auf das ebene Schallfeld beschränken. Es ist für akustische Untersuchungen das ideale Schallfeld.

3. Erzeugung ebener Schallwellen

Ein ebenes Schallfeld läßt sich durch eine schwingende Wand erzeugen, von der sich die Wellen senkrecht zur Wand fortpflanzen. Indessen genügt auch für die Praxis die Erzeugung von Wellen mittels einer Kolbenmembran.

Wir verstehen darunter eine starre Platte, die in einem Medium als ganzes hin und herschwingt und auf diese Weise Schall abstrahlt. Ist ihr Durchmesser wesentlich größer als die Wellenlänge im Medium, die zu ihrer Erregungsfrequenz gehört, und lassen wir sie in einer ebenen Wand schwingen, so ergibt sich vor ihr das gleiche Schallfeld wie hinter einer in einem Schirm sitzenden Lochblende vom Durchmesser der Kolbenmembran, auf die eine ebene Welle fällt (s. Abb. 2).

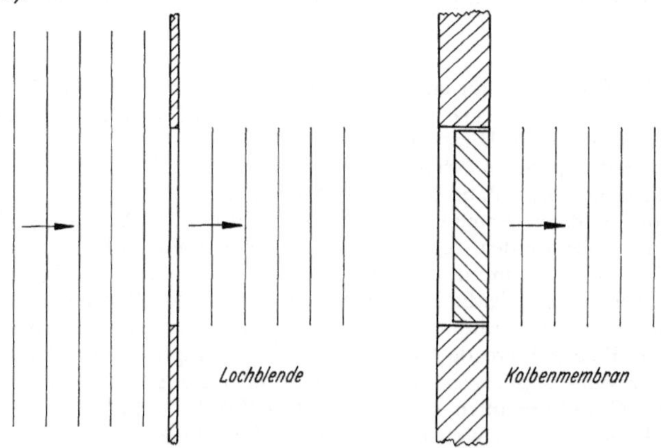

Abb. 2. Lochblende und Kolbenmembran als identische Strahler für ebene Schallwellen

Eine geometrische Betrachtungsweise führt uns zu einem zylinderförmigen Schallbündel, das genauso aussieht wie die Sonnenstrahlen, die durch eine Lochblende fallen. Indessen treten an den Rändern der Blende und der Kolbenmembran Beugungserscheinungen auf, die gewisse Schallfeldparameter, wie z. B. den Schalldruck innerhalb des Schallbündels, verändern. Die Überlagerungen der ebenen Schallwelle mit den Elementarwellen, die an der ringförmigen Begrenzung der Blende bzw. des Randes der Kolbenmembran entstehen, ergeben ein Schallfeld, in dem in einem gewissen räumlichen Gebiet Ungleichförmigkeiten auftreten können. Dort bildet sich eine ganz spezifische Feldstruktur sowohl in Richtung der Achse als auch in der der Radialen mit Maximal- und Minimalwerten des Schalldruckes aus, und diese hängt in einer eindeutigen Gesetzmäßigkeit vom Durchmesser der kreisscheibenförmigen Kolbenmembran und der Wellenlänge der abgestrahlten Schwingung ab. Dieses Gebiet wird als Nahfeld bezeichnet. In Abb. 3 ist ein Schema dieses Schallbündels gezeigt. Das Nahfeld ist das Gebiet des zylinderförmigen Schallbündels. Seine Ausdehnung kann für verschiedene Kolbenmembrandurchmesser und für die bei der Echo-Encephalographie benutzten Frequenzen in Abb. 4 abgelesen werden. Für das Diagramm ist die Schallgeschwindigkeit von $1,5 \cdot 10^3$ m/s zugrunde gelegt.

Im Gegensatz zu dem strukturierten Nahfeld vor der Kolbenmembran geht das Schallfeld in ein Gebiet über, das

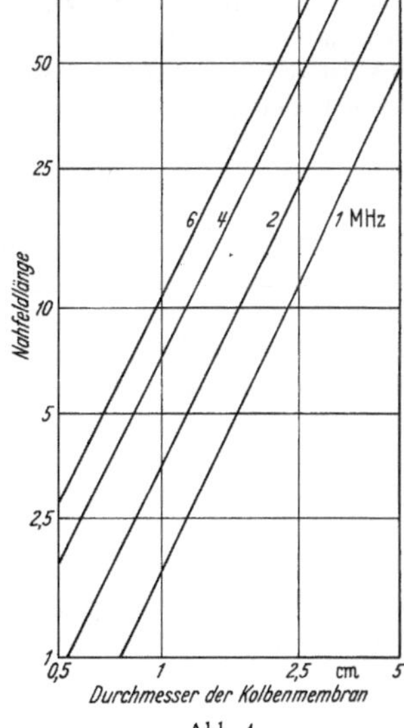

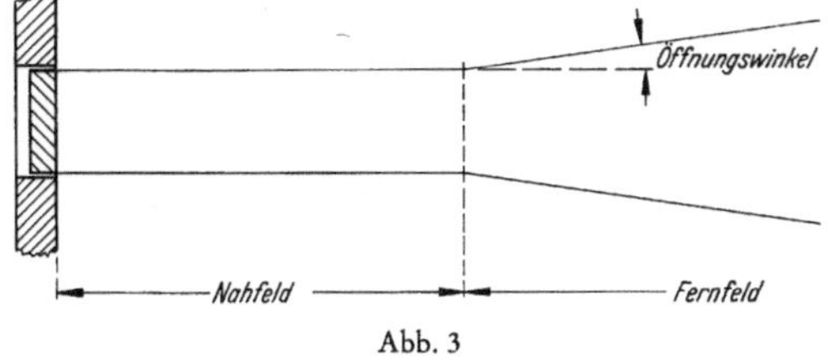

Abb. 3   Abb. 4

Abb. 3. Nah- und Fernfeldausdehnung des Schallfeldes vor einer Kolbenmembran

Abb. 4. Nomogramm über die Nahfeldausdehnung von Kolbenmembranen verschiedener Durchmesser in Wasser

sich gleichförmiger aufbaut. Es heißt Fernfeld (s. Abb. 3) und zeigt entsprechend dem Durchmesser der Kolbenmembran und der Wellenlänge der Strahlung eine Divergenz. Sie ist aber für die bei dem Echoimpulsverfahren benutzten Kolbenmembrangrößen außerordentlich gering. In genügend großem Abstand von der Kolbenmembran ergibt sich ein Schallfeld, das dem einer Kugelwelle entspricht.

Die Nahfeldstrukturierung ist abhängig von der Anregungsverteilung auf der Membran. Verändern wir die gleichförmige Erregung in eine glockenförmige Verteilung entsprechend einer Gauß-Funktion, so entsteht ein Nahfeld, das praktisch wie ein ebenes Wellenfeld ist. Deshalb haben die bei der Echo-Encephalographie benutzten Prüfköpfe Kontaktflächen, deren Oberfläche auch glockenförmig schwingt.

4. Schallfeldgrößen

Bei allen physikalischen Betrachtungen ist es immer am einfachsten, vom Energiefluß auszugehen oder die Energiebilanz anzustellen. Die von einem Schallstrahler an ein Medium abgegebene Energie E ist

$$E = P \cdot t$$

P Schalleistung in Watt (W), t Zeit in Sekunden (s), E in Ws.

Die Schalleistung P ist das Produkt aus Schallstärke I (W/m²) und durchstrahlter Fläche S (m²)

$$P = I \cdot S.$$

Die Schallstärke ist diejenige Schalleistung, die durch die Flächeneinheit strömt, und wird in der Ultraschall-Therapie häufig mit der Dimension W/cm² benutzt.

$$I = \frac{P}{S}.$$

In einem ebenen Schallwellenfeld gilt das Ohmsche Gesetz der Akustik: Das Verhältnis von Schalldruck p (in N/m² mit N Abkürzung für die Krafteinheit Newton) zu Schallschnelle v (m/s) ist für ein bestimmtes Medium eine Konstante und heißt spezifische Schallimpedanz Z (Ns/m³) oder gelegentlich auch Schallwellenwiderstand oder akustische Impedanz

$$\frac{p}{v} = Z.$$

Diese Impedanz ist andererseits der Schallgeschwindigkeit c und der Dichte ϱ proportional

$$Z = \varrho \cdot c.$$

Die Dichte von Luft unter Normalbedingungen ist $\varrho = 1{,}2 \cdot$ kg/m³. Mit $c = 340$ m/s und den Umrechnungsgrößen 1 N = 1 kg m/s² wird

$$Z_{\text{Luft}} = 4{,}1 \cdot 10^2 \text{ Ns/m}^3.$$

In Wasser mit $\varrho = 10^3$ kg/m³ und $c = 1{,}4 \cdot 10^3$ m/s ist die Impedanz um einige Größenordnungen höher

$$Z_{\text{Wasser}} = 1{,}4 \cdot 10^6 \text{ Ns/m}^3.$$

Hier ist also die Schallschnelle bei gleichem Schalldruck erheblich kleiner als in Luft.

Die Schallstärke ist mit dem Schalldruck und der Schallschnelle durch

$$I = p \cdot v$$

verknüpft. Unter Benutzung von

$$\frac{p}{v} = Z$$

ist auch

$$I = \frac{p^2}{Z} = v^2 \cdot Z.$$

Die Energie können wir aus der Schallstärke berechnen. In der Hörakustik wird fast ausschließlich der Schalldruck gemessen, weil unser Ohr wie ein Schalldruckempfänger arbeitet: Die wirksame Schallaufnahmefläche unseres Trommelfells hat die Größenordnung von 1 cm² und spricht auf den Schalldruck an. Deshalb basieren die meisten Schallmeßgeräte auf Schalldruckmessungen.

Die Dimension des Schalldruckes N/m² wird häufig durch μN/m² mit 1 μN = 10⁻⁶ N ersetzt. Früher wurde die Einheit Mikrobar (μb) benutzt. Die Umrechnungsgrößen sind die folgenden:

$$1\ \mu\text{b} = 0{,}1 \text{ N/m}^2 = 10^5\ \mu\text{N/m}^2.$$

Dieser Wert entspricht etwa dem Schalldruck, den wir aufnehmen, wenn wir dem Sprechen eines Partners in etwa 0,5 m Abstand zuhören.

Die Schallschnelle errechnet sich für diesen Schalldruck aus

$$v = \frac{p}{Z_{\text{Luft}}}$$

zu $2{,}4 \cdot 10^{-4}$ m/s = 0,24 mm/s.

Die Schallstärke wird bei diesen Werten

$$I = 0,1 \text{ N/m}^2 \cdot 2,4 \cdot 10^{-4} \text{ m/s}$$
$$= 2,4 \cdot 10^{-5} \text{ N/ms} = 2,4 \cdot 10^{-5} \text{ W/m}^2 = 2,4 \cdot 10^{-9} \text{ W/cm}^2.$$

Die kleinste Schallstärke, die wir gerade noch hören können, liegt bei mittleren Frequenzen um 10^{-16} W/cm² oder 10^{-12} W/m². Sie entspricht dem Schalldruck von etwa 20 μN/m².

Die größte, noch ohne Schmerz erträgliche Schallstärke hat Werte von mehr als 1 W/m² oder 10^{-4} W/cm², das entspricht einem Schalldruck von etwa 20 N/m².

In der Hörakustik liegen die Schalldrucke also in einem Wertegebiet, das sich um 6 Zehnerpotenzen unterscheidet. Zweckmäßigerweise wurde deshalb ein logarithmischer Maßstab zur Angabe der Schallstärke gewählt. Logarithmen lassen sich nur von Zahlen und nicht von Größen bilden. Deshalb wird für diese Rechenoperation ein Verhältnis zweier Schalldrucke oder Schallstärken benutzt, das dimensionslos ist. Als Bezugswert dient die Schallstärke I_0 von 10^{-12} W/m². Praktischer gehen wir von einem Schalldruck $p_0 = 20$ μN/m² aus, auf den wir andere Schalldrucke beziehen. Wir sprechen dann nicht mehr von Schalldrucken und Schallstärken, sondern von Schalldruckpegeln und Schallintensitätspegeln, wobei wir

$$L = 20 \log \frac{p}{p_0}$$

oder

$$L = 10 \log \frac{I}{I_0}$$

errechnen und diesen Pegelwerten die Bezeichnung dB geben.

Der Schalldruckpegel des Schalldruckes von 1 μb oder 10^5 μN/m² ist

$$L_p = 20 \log \frac{10^5}{20} = 20 \log 5 \cdot 10^3$$
$$= 20 \cdot 3,7 = 74 \text{ dB.}$$

Zum Schalldruck 10^5 μN/m², der gerade einen Höreindruck hervorruft, gehört der Schalldruckpegel 0 dB. Schmerzempfindung tritt bei einem Schalldruck, der größer als 20 N/m² ist, ein, das ist ein Schalldruckpegel, der höher als 120 dB liegt.

Die bei der Ultraschall-Therapie benutzten Schallstärken liegen um 1 W/cm² = 10^4 W/m². Die im menschlichen Körpergewebe hierbei auftretenden Schalldrucke haben die Größe von etwa $1,2 \cdot 10^5$ N/m², die Schallschnelle etwa $8 \cdot 10^{-2}$ m/s = 8 cm/s. Die Schallintensitätspegel haben eine Höhe um 160 dB, wenn wir wie beim Hörschall vom Bezugswert $I_0 = 10^{-16}$ W/cm² = 10^{-12} W/m² ausgehen. Für das menschliche Gewebe ist hier der spezifische Impedanzwert um ca. $1,4 \cdot 10^6$ Ns/m³ benutzt worden. Der entsprechende Bezugsschalldruckpegel ist deshalb auch nicht etwa wie bei Luftschall 20 μN/m², sondern errechnet sich zu

$$p_0 = 1,2 \cdot 10^{-3} \text{ N/m}^2 = 1,2 \cdot 10^3 \text{ } \mu\text{N/m}^2.$$

Dann entspricht der Schalldruckpegel, der zu der Schallstärke von 10^4 W/m² gehört, einer Höhe von

$$L = 20 \log 1,2 \cdot 10^5 / 1,2 \cdot 10^{-3}$$
$$= 20 \log 10^8 = 160 \text{ dB.}$$

Infolge der Absorption im Gewebe treten aber diese Werte nur an der Einstrahlstelle, nicht in der Tiefe auf.

In der Echo-Encephalographie werden Schallimpulse benutzt, die eine zeitliche Dauer von etwa 1 μs haben. Sie werden etwa 500mal pro Sekunde wiederholt. Ist die während des Impulses auftretende effektive Schallintensität 1 W/cm², dann wird der effektive Mittelwert der gesamten eingestrahlten Intensität an der Schädeloberfläche

$$1 \text{ } \mu\text{s} \cdot 500 \text{ Hz} \cdot 1 \text{ W/cm}^2 = 5 \cdot 10^{-4} \text{ W/cm}^2.$$

Der Schallintensitätspegel ergibt sich zu

$$L = 10 \log \frac{5 \cdot 10^{-4}}{1 \cdot 10^{-16}} = 127 \text{ dB.}$$

Wir werden später sehen, daß der Schädelknochen den Schall stark schwächt. Nach dem Durchgang der Schallimpulse mit dem mittleren Intensitätspegel von 127 dB und mit der Frequenz von 2 MHz durch einen Knochen von 5 mm Dicke reduziert sich der Schallintensitätspegel infolge der Absorption um 30 dB. Der Schall erreicht also die Grenzfläche des Hirns nur noch mit einem Schallintensitätspegel von 97 dB. Das entspricht einer Intensität von $5 \cdot 10^{-7}$ W/cm², einem Wert, der um 7 Zehnerpotenzen unter demjenigen liegt, der bei der Ultraschall-Therapie benutzt wird. Dieser ist übrigens praktisch genauso groß wie der Schallintensitätspegel, der auf unser Trommelfell trifft, wenn uns jemand unmittelbar am Ohr anspricht.

5. Echos

Durchläuft eine Schallwelle ein Medium, z. B. Luft, das an einer Stelle durch eine Fläche begrenzt wird, dann wird die Ausbreitung an dieser Grenzfläche verändert. Wir wissen, daß an großflächigen festen Körpern Echos auftreten. Eine genaue Beobachtung zeigt, daß wir nicht bloß dort Reflexionen erhalten, sondern auch an all den Orten des Luftraumes, an denen sich z. B. die Dichte der Luft durch physikalische Einflüsse geändert hat. So können Wolken ebenso wie Temperaturschichtungen in der Atmosphäre Anlaß zu Reflexionen sein. Hier braucht der Schallrückwurf jedoch nicht vollständig wie vor einem festen Körper zu sein, sondern wir haben es hierbei mit solchen Grenzflächen zu tun, die einen Teil des Schalles von einem Medium in ein mit geänderten Eigenschaften behaftetes anderes durchtreten lassen. Untersuchen wir diesen Übergang, so erkennen wir, daß die Unterschiede der spezifischen Schallimpedanzen oder die der Wellenwiderstände hierfür verantwortlich sind. Der Teil der Energie einer ebenen Schallwelle, der von einer ebenen Grenzfläche, hinter der sich ein Medium mit dem Wellenwiderstand $Z_2 = \varrho_2 \cdot c_2$ befindet, bei senkrechtem Einfall wieder in das ursprüngliche Medium mit dem Wellenwiderstand $Z_1 = \varrho_1 \cdot c_1$ zurückgeworfen wird, ist gegeben durch

$$R = \left(\frac{Z_1 - Z_2}{Z_1 + Z_2} \right)^2.$$

Fällt also eine ebene Luftschallwelle auf eine Wasseroberfläche, dann ist mit den bekannten Werten der Impedanzen R nahezu gleich 1, d. h. fast die ganze Energie wird am Wasser reflektiert. Auch die Umkehrung des Schallweges führt zur gleichen Reflexionszahl. Deshalb wirft auch ein Luftschleier im Wasser so vollkommen Schall zurück. Ebenso muß auch zwischen dem Prüfkopf und dem menschlichen Körper ein Benetzungsmedium zur Übertragung von Ultraschall vorhanden sein, um eine Luftschicht dazwischen auszuschließen, die keinen Schall durchließe.

Je geringer die Unterschiede der Wellenwiderstände zweier im Schallweg hintereinander liegender Medien sind, desto weniger Schall wird reflektiert und desto mehr Energie wird die Grenzfläche durchdringen.

Die Wellenwiderstände des menschlichen Körpergewebes unterscheiden sich nur wenig voneinander, so daß die Reflexionswerte zwischen den nachzuweisenden Schichten sehr klein sind. So ist z. B. von Hirnsubstanz

$$Z_{\text{Hirn}} = 1{,}59 \cdot 10^6 \text{ Ns/m}^3$$

und der Wert für Liquor

$$Z_{\text{Liquor}} = 1{,}51 \cdot 10^6 \text{ Ns/m}^3.$$

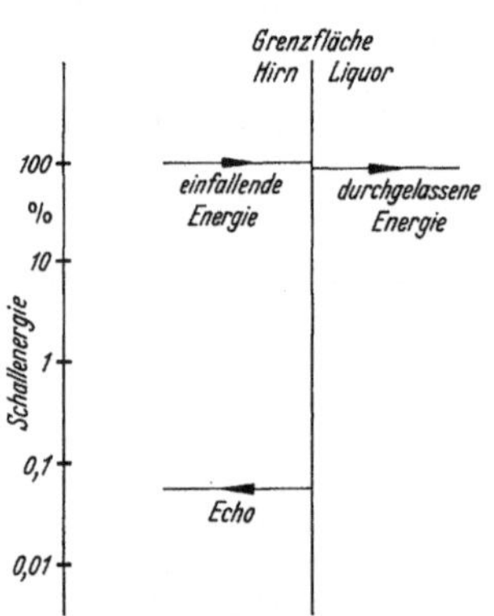

Abb. 5. Energiebilanz an einer Trennfläche zweier Medien verschiedener spezifischer Impedanz

Trifft also eine Schallwelle auf einen im Hirn befindlichen, mit Liquor gefüllten Ventrikel, so errechnet sich R zu etwa $7 \cdot 10^{-4}$.

Es wird also weniger als 1⁰/₀₀ an Energie an der Grenzfläche reflektiert, der Rest geht durch den Ventrikel hindurch (vgl. Abb. 5). Hier ist die Energiebilanz an der Grenze zweier Medien angedeutet. Der einfallende Originalwert wird in zwei Anteile gespalten: Der eine Teil dringt in die Schicht ein, der andere wird an der Grenzschicht reflektiert.

Wird der Ventrikel jedoch mit Luft gefüllt, dann sperrt er den Schalldurchgang und alles an auffallender Energie wird zurückgeworfen.

Bei der praktischen Anwendung hat sich gezeigt, daß die außerordentlich geringen Reflexionen es ermöglichen, Echos von mehreren hintereinander liegenden Grenzflächen aus der Tiefe des Schädelinneren zu erhalten und damit das Verfahren voll einsatzfähig zu machen.

Mit dieser Methode liefert nur der an den Sendeort zurückkommende Schall Informationen, d. h. nur die in Fortpflanzungsrichtung der ebenen Schallwellen senkrecht stehenden Flächenelemente einer Begrenzung zweier Medien geben an den Empfangsort ein Signal zurück. Die schrägstehenden Flächenelemente führen zu Echos, die nicht unmittelbar aufgenommen werden. Sie können Anlaß zu Interferenzen und damit zu Störungen sein.

Bei der Energiebilanz wird nicht nur das Reflexionsvermögen an der jeweilig zum Nachweis kommenden Schicht, sondern auch noch die Größe der senkrecht zum Schallstrahl stehenden Fläche von Einfluß sein. Ebenso muß der Übergang zwischen Prüfkopf und Schädeloberfläche durch sorgfältige Benetzung gewährleistet sein.

6. Ausbreitung der ebenen Schallwelle im absorbierenden Medium

Bei der Echo-Encephalographie benutzen wir eine ebene Schallwelle, die durch ein Medium mit absorbierenden Eigenschaften geschickt wird. Die Schallenergie wird also längs des Laufweges in eine andere Energieform, nämlich in Wärme, umgesetzt.

Betrachtet man die Schallwelle, die mit dem Energiewert E_0 ihren Laufweg in einer Ebene $x = 0$ beginnt und nach einer Laufstrecke die Ebene bei x durchsetzt (s. Abb. 6), dann ist die Energie E_x an dieser Stelle

$$E_x = E_0\, e^{-2\,ax},$$

worin $2\,a$ der Absorptionskoeffizient ist.

Abb. 7 zeigt die Abnahme der Energie als Funktion des Laufweges der ebenen Welle. Dabei wird ein logarithmischer Maßstab für die Energiekoordinate benutzt.

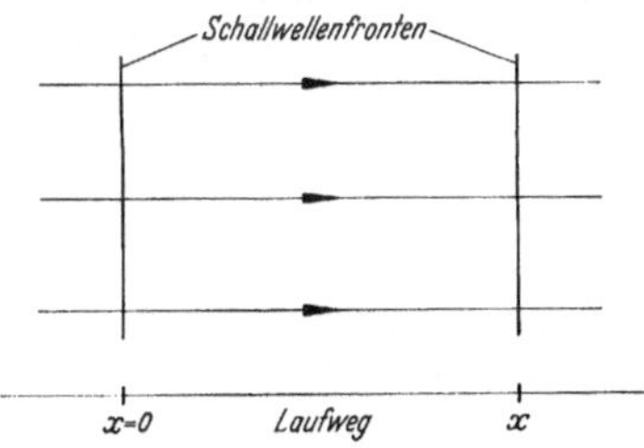

Abb. 6. Geometrische Ausbreitung
der ebenen Schallwelle

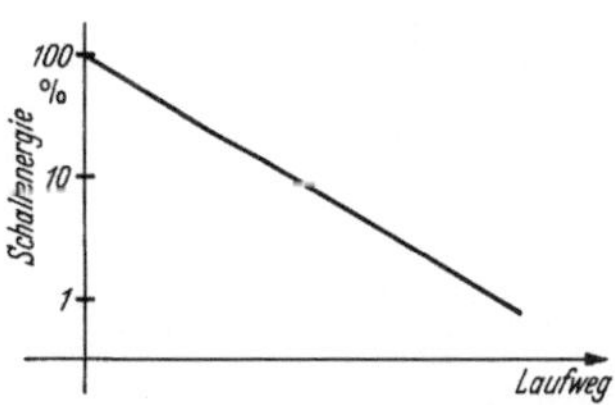

Abb. 7. Schallschwächung einer ebenen
Schallwelle im absorbierten Medium

Beziehen wir die Energie in der Ebene x auf die des Einstrahlortes ($x = 0$), so ist

$$\frac{E_x}{E_0} = \frac{I_x}{I_0} = e^{-2\,ax}.$$

Durch Logarithmieren gelangen wir zum Schallenergiepegel bzw. Schallintensitätspegel, den wir auf die Einstrahlebene ($x = 0$) beziehen.

$$10 \log \frac{E_x}{E_0} = 10 \log \frac{I_x}{I_0} = -10 \cdot 2\,ax \cdot \log e.$$

Für die Laufstreckeneinheit wird

$$\frac{10 \log \dfrac{E_x}{E_0}}{x} = \frac{10 \log \dfrac{I_x}{I_\varrho}}{x} = -10 \cdot 2\, a \cdot \log e.$$

Diesen Wert geben wir in dB/cm an. So läßt sich abschätzen, in welcher Pegelhöhe das Echo nach dem Durchlauf einer Mediumsschicht erwartet werden kann. Wenn also z. B. Hirnsubstanz eine Schwächung von 2 dB/cm bei einer Frequenz von 2 MHz aufweist, wird die Intensität des Schallimpulses nach dem Hin- und Rücklauf durch das Gehirn eines Schädels von 10 cm Ausdehnung um 40 dB vermindert.

Experimentell hat sich herausgestellt, daß die Absorptionskoeffizienten menschlicher Körpergewebe von der benutzten Frequenz des Schalles abhängen. Für das Frequenzgebiet von 1 bis 6 MHz, das für das Echo-Impuls-Verfahren eingesetzt wird, steigt die Absorption linear mit der Frequenz an. Die Absorption im Knochen ist im Gegensatz zur Absorption der im Schädel eingebetteten Substanzen proportional dem Quadrat der benutzten Frequenz. Die folgende Übersicht gibt die Abnahme des Schallintensitätspegels pro cm für eine Frequenz von 1 MHz an:

Gehirn	0,9 dB/cm
Muskel	1,2 dB/cm
Knochen	15,0 dB/cm
Liquor	0,01 dB/cm
Blut	0,17 dB/cm

Die Schwächung der Energie innerhalb des Hirngewebes beträgt etwa 1 dB/cm bei 1 MHz, steigt also bei 2 MHz auf ca. 2 dB/cm und bei 4 MHz auf etwa 4 dB/cm usw. Im Gegensatz dazu ist die Absorption im Liquor zu vernachlässigen, ebenso ist sie auch noch im Blut niedrig. Im Knochen dagegen ist sie außerordentlich groß, z. B. bei 1 MHz 15 dB/cm. Um einen möglichst geringen Energieverlust im Knochen zu erhalten, wird deshalb eine sehr dünne Knochenstelle seitlich am Schädel zur Einstrahlung des Schallimpulses ausgewählt, dort liegt die Knochendicke zwischen 3 und 6 mm. Eine Knochendicke von 5 mm schwächt die Intensität eines Schallimpulses beim Hin- und Rücklauf um 15 dB. Wird die Prüffrequenz von 1 MHz auf 2 MHz erhöht, wird die Schwächung viermal so groß. An der gleichen Einstrahlstelle des Schädels wird also die Echointensität durch die Knochenschicht bereits um 60 dB reduziert. Noch höhere Frequenzen führen nur dann zu nachweisbaren Echos, wenn Patienten, wie z. B. Kinder, eine geringere Knochendicke der Temporalgegend aufweisen.

Denken wir uns das durchstrahlte Medium senkrecht zur Einstrahlungsrichtung in Scheiben der Dicke dx zerlegt, so verbleibt in jedem Teil dx der Absolutbetrag der Energie

$$\mathrm{d}E_x = 2\, a\, E_x\, \mathrm{d}x.$$

Die Zunahme der inneren Energie des aus der durchstrahlten Fläche S und der Schichtdicke dx gebildeten Volumenelementes nach einer Zeit dt ist verknüpft mit der Umwandlung in Wärmeenergie:

$$\mathrm{d}E_x = \varrho\, C_p\, S\, \mathrm{d}x\, \mathrm{d}T_x,$$

worin ϱ die Dichte in kg/m³, C_p die mittlere spezifische Wärme in Ws/kg Grad und dT die Temperaturzunahme in Grad ist. Daraus resultiert ein in der Zeiteinheit ausgelöster Temperaturanstieg in der Ebene x von

$$\frac{\mathrm{d}T_x}{\mathrm{d}t} = \frac{2\, a}{\varrho\, C_p} \cdot I_x,$$

worin I_x die Schallstärke in der durchstrahlenden Ebene x ist.

Der Quotient $2\, a/\varrho\, C_p$ ist für die Frequenz 1 MHz im folgenden für die verschiedenen Medien zusammengestellt. Er ist in gleicher Weise frequenzabhängig wie der Absorptionskoeffizient selbst

Gehirn	0,054	cm² Grad/Ws
Muskel	0,073	cm² Grad/Ws
Knochen	1,5	cm² Grad/Ws
Blut	0,0083	cm² Grad/Ws

Von dieser Wärmezunahme machen wir bei der Ultraschall-Therapie Gebrauch. Hier werden vor allem die an der Grenzschicht der Knochen auftretenden Wärmeeffekte ausgenutzt, die von der außerordentlich großen Absorption der Knochensubstanz herrühren. Beim Echo-Impuls-Verfahren haben wir vorher gesehen, daß die an der Schädeloberfläche eingestrahlte Schallintensität um $5 \cdot 10^{-4}$ W/cm² liegt. Die an der Eintrittsstelle des Schädelknochens auftretende Temperaturzunahme pro Sekunde würde sich bei einer Frequenz von 2 MHz zu

$$\frac{dT}{dt} = 6 \text{ cm}^2 \text{ Grad/Ws} \cdot 5 \cdot 10^{-4} \text{ W/cm}^2$$
$$= 3 \cdot 10^{-3} \text{ Grad/s}$$

ergeben oder zu einer Temperaturzunahme um 1° C bei einer Einstrahlzeit von 5 min führen, wenn die Wärme wie bei einem Kalorimeter nicht abgeleitet werden würde. Bei der Echo-Encephalographie ist sie also an der absorptionsreichsten Stelle schon ohne praktische Bedeutung. Nach der Laufstrecke durch eine Knochenschicht von 5 mm wäre die in das Hirn eindringende Schallintensität bei gleicher Frequenz etwa $5 \cdot 10^{-7}$ W/cm², die Temperaturzunahme pro Sekunde im Hirn bei der gleichen Frequenz.

$$\frac{dT}{dt} = 0,1 \cdot 5 \cdot 10^{-7} \text{ Grad/s}$$
$$= 5 \cdot 10^{-8} \text{ Grad/s},$$

d. h. die Hirnoberfläche wird praktisch überhaupt nicht mehr erwärmt, erst recht nicht die tieferen Hirnregionen. Wir können also hierbei mit Sicherheit jegliche Schädigung im Hirn ausschließen.

C. Strukturbestimmung mittels Echos im Schädel

Um aus der Echolaufzeit eine Aussage über den Ort der Reflexion machen zu können, brauchen wir den Wert der Schallgeschwindigkeit des durchstrahlten Gewebes. Nach Messung der Zeitdifferenz zwischen Schallabgabe und empfangenem Echo ergibt sich der Laufweg und damit der Ort durch das Produkt aus Schallgeschwindigkeit und der halben Zeitdifferenz.

Die Schallgeschwindigkeiten der verschiedenen Medien, die wir bei der Echo-Encephalographie benötigen, sind Tabelle 4 entnommen:

Gehirn	$1,53 \cdot 10^3$ m/s
Knochen kompakt	$3,38 \cdot 10^3$ m/s
Liquor	$1,50 \cdot 10^3$ m/s
Blut	$1,57 \cdot 10^3$ m/s

Die meisten Gewebe, aus denen der menschliche Körper besteht, haben eine Schallgeschwindigkeit, die sich von der des Wassers nur gering unterscheidet. Liquor und Blut verhalten sich akustisch praktisch wie Wasser. Nur im Knochen breitet sich der Schall dagegen etwas mehr als doppelt so schnell aus.

Diese Abweichungen der Schallgeschwindigkeiten untereinander führen uns zu Schwierigkeiten, die bei der Ortsbestimmung von Ventrikeln und Blut- oder Liquor-Ansammlungen im Hirn zu beachten sind.

1. Ungenauigkeit der Ortsangabe

Beim Echo-Impulsverfahren wird bekanntlich die Zeitdifferenz, die zwischen der Abgabe des Sendeimpulses und dem Empfang des Echos vergeht, in eine Längenanzeige umgewandelt. Zu diesem Zweck bewegt sich der Leuchtpunkt auf dem Schirm einer Bildröhre mit konstanter Geschwindigkeit von links nach rechts. Die waagerechte Leuchtlinie wird durch den ausgelösten Sendeimpuls und die aufgenommenen Echos senkrecht ausgelenkt. Die so entstehende Markierung der Leuchtlinie ist unter Berücksichtigung der Schallfortpflanzung im untersuchten Medium und der Geschwindigkeit des Leuchtpunktes ein direktes Maß für die Tiefe des Mediums. Untersuchen wir geschichtete Substanzen, deren Schallgeschwindigkeiten nicht gleich groß sind, mit der gleichen Apparatur, erhalten wir Verformungen und Ungenauigkeiten der Ortsangabe der Schichtstruktur.

Wir wollen uns diesen Vorgang an den typischen Schichtungen anschauen:

Knochen / Hirn / Liquor

Bilden wir die Zeitdifferenz durch die Längenanzeige eines mit konstanter Geschwindigkeit waagerecht über den Schirm laufenden Leuchtpunktes ab, wobei einheitlich für die Schichten die Schallgeschwindigkeit der Hirnsubstanz zugrunde gelegt wird, so erhalten wir eine scheinbare Dickenstauchung der Knochenschicht (H. KRESSE, 1967), weil die Geschwindigkeit im Knochen etwa 2,4mal größer als in der Hirnsubstanz ist. Dadurch wird sowohl die Knochendicke zu klein als auch die Grenzfläche des Ventrikels zu nahe an der Schädeloberfläche liegend abgebildet — vgl. Abb. 8 a. Erst die Umrechnung mit den Schallgeschwindigkeiten im Knochen und im Hirn gibt die wirkliche Knochendicke und den wahren Ort der Ventrikelbegrenzung an.

Hirn / Liquor / Hirn

Die Liquorschicht wird hier etwas dicker abgebildet, denn die Schallgeschwindigkeit ist im Liquor um etwa 3% kleiner als in der Hirnsubstanz — vgl. Abb. 8 b. Dieser Fehler ist

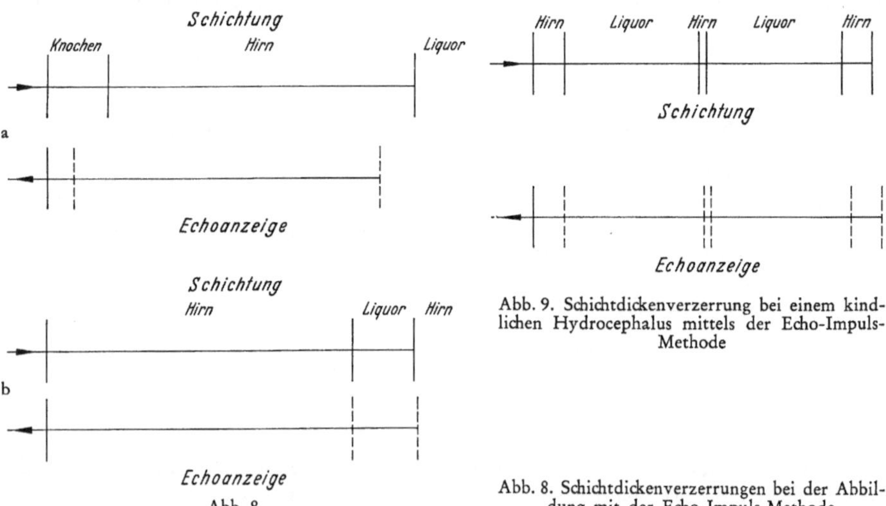

Abb. 9. Schichtdickenverzerrung bei einem kindlichen Hydrocephalus mittels der Echo-Impuls-Methode

Abb. 8. Schichtdickenverzerrungen bei der Abbildung mit der Echo-Impuls-Methode

normalerweise für die Diagnostik belanglos, denn er liegt innerhalb der Auflöseungenauigkeit. Er kann jedoch bedeutungsvoll werden, wenn die Tiefe der Liquorschicht sehr groß wird. Liegt z. B. ein Hydrocephalus bei einem Kind vor, dann übertreibt die übliche Abbildung der Echolaufzeit die Ausdehnung des Hydrocephalus (s. Abb. 9).

Wir können also die Echoanzeigen nur für solche Strukturen richtig auswerten, die wir kennen. Bei einer Untersuchung ist daher die Kenntnis der normalen und pathologischen Hirnanatomie unerläßliche Voraussetzung für die Interpretation des Laufzeitbildes.

Glücklicherweise sind aber die Fehler über die Ortsangabe normalerweise klein genug, vor allem, wenn wir uns über die Dickenstauchung der Knochenschicht hinreichend orientieren.

2. Ungenauigkeit der Auflösung

Die Grenzauflösung zweier dicht benachbarter Schichten in Strahlrichtung ist von der geometrischen Ausdehnung des benutzten Impulses abhängig. Um zu sehen, wieweit die Schichten voneinander entfernt sein müssen, bis wir sie im Echobild erkennen können, wollen wir einem Rechteckimpuls mit einer zeitlichen Dauer von 1 μs auf seinem Weg folgen. Der Einfachheit halber lassen wir die Energieänderungen beim Durchgang und bei der Reflexion an Grenzflächen außer Betracht, ebenso mögliche Abweichungen der Schallgeschwindigkeit der Schichten. In Abb. 10 a läuft der Impuls auf die Schichtgrenze zu, und er wird sie nach 2 μs erreichen. In Abb. 10 b ist eine Zeit von 1 μs seit Passieren der Grenze vergangen. Der Impuls ist also ganz durch die Schichtgrenze hindurch und das Echo von ihr, das wir zum Nachweis dieser Grenzfläche aufnehmen wollen, löst sich gerade von ihr. Würde der in Einstrahlrichtung laufende Impuls auf eine 2. Grenzfläche stoßen, die der Längenausdehnung des Impulses im Medium entspricht, dann könnten wir nach einer Zeit von 1 μs, die vergangen ist, um die 2. Grenzfläche zu passieren, Abb. 10 c erwarten. Hierbei eilt das Echo von der ersten Grenzfläche dem Echo der 2. Grenzfläche um eine Impulslänge voraus. Um die beiden Echos gerade noch zu unterscheiden, kann der Abstand der Grenzflächen kleiner sein. Liegen die beiden Grenzflächen gerade um eine Längenausdehnung der halben Impulsbreite voneinander entfernt, dann erhalten wir, wenn eine Zeit von 1 μs vergangen ist, seit der Impuls die 2. Grenzfläche überschritt, Abb. 10 d. Die Echos von der ersten und der 2. Grenzfläche folgen einander unmittelbar. Dieser Abstand entspricht der Grenzauflösung: er hat die geometrische Ausdehnung einer halben Impulslänge. In Wirklichkeit wird kein Rechteckimpuls abgestrahlt, sondern eine sinusförmige Schwingung. Dadurch erhalten wir nicht die scharfen Flanken des Rechteckimpulses und können einen noch etwas geringeren Abstand erkennen. Hat der Impuls eine zeitliche Dauer von 1 μs, und legt man eine Schallgeschwindigkeit von 1,5·10³ m/s zugrunde, so ist der kleinste noch trennbare Abstand zweier Flächen etwa 0,75 mm. Benötigen wir auch Einzelheiten in der Struktur der Knochensubstanz, dann können wir eine Auflösung erwarten, die auch dort der halben Impulslänge entspricht. Da die Schallgeschwindigkeit im Knochen um etwa den Faktor 2,4 größer ist, werden wir bei einer Impulsdauer von 1 μs nur Strukturschichten erkennen können, die einen Abstand von 1,8 mm voneinander haben. Die größere Impulsausdehnung in der Knochensubstanz bei gleicher zeitlicher Dauer des Impulses läßt also eine um den Faktor 2,4 kleinere Zahl von akustischen Einzelheiten pro Längeneinheit als im Hirngewebe erkennen. Da bei der Anzeige des Echo-Impulsverfahrens allerdings gleichzeitig eine Dickenstauchung um den gleichen Faktor eintritt, wird uns die Informationsverminderung nicht sofort erkennbar.

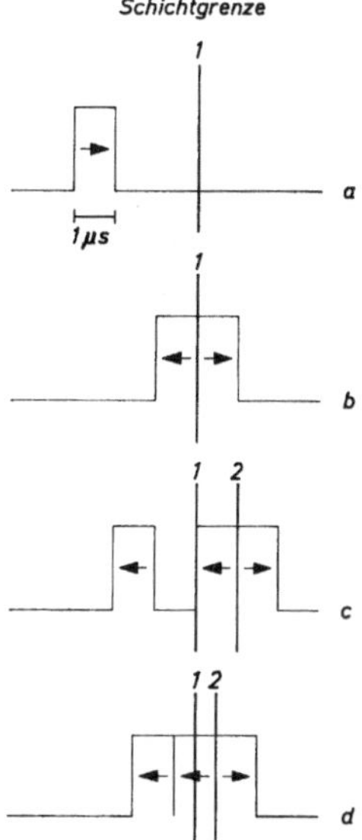

Abb. 10. Grenzauflösung des Echo-Impulsverfahrens: Impuls 1 μs Dauer. a) Impuls 2 μs vor Erreichen einer Schichtgrenze. b) Impuls und Echo, 1 μs nach Passieren der Schichtgrenze. c) Impuls und zwei Echos, 1 μs nach Passieren der Schichtgrenze 2, Abstand der Grenzflächen = Impulslänge im Medium. d) wie c), jedoch Abstand der Grenzflächen = $^{1}/_{2}$ Impulslänge im Medium

D. Energiebilanz der Echos von Strukturen im Schädel

Wenn wir uns ein Bild über die zu erwartenden Echointensitäten, die von den Strukturen im Schädel herrühren, machen wollen, können wir mit Hilfe einer Reihe von akustischen Daten eine Abschätzung vornehmen. Das Ergebnis gibt uns Auskunft über den technisch notwendigen Aufwand zur Durchführung des Verfahrens, über seine Grenzen und über die Frequenzen, die für die vorhandenen anatomischen Bedingungen optimal sind.

Die Echos hängen von der Reflexion und Durchlässigkeit der Grenzflächen und von den Schallabsorptionen der Schichten ab.

Für die Reflexion und Durchlässigkeit einer ebenen Schallwelle, die eine Schichtgrenze senkrecht trifft, sind die spezifischen Impedanzunterschiede der beiden aneinander grenzenden Medien maßgebend.

Die Impedanz des einzelnen Mediums ist proportional seiner Schallgeschwindigkeit und Dichte. Für die Abschätzung der Echointensitäten wollen wir die folgenden Werte der spezifischen Impedanzen (vgl. dazu Tabelle 4 und 5) benutzen:

Gehirn	$1{,}59 \cdot 10^6$ Ns/m³
Liquor	$1{,}51 \cdot 10^6$ Ns/m³
Blut	$1{,}66 \cdot 10^6$ Ns/m³
Knochen	
kompakt	$6{,}10 \cdot 10^6$ Ns/m³
porös	$2{,}2$ bis $2{,}9 \cdot 10^6$ Ns/m³

Für die typischen Schichtungen im Schädel lassen sich aus diesen Werten die folgenden Reflexionsquotienten, die das Verhältnis der reflektierten Energie E_R und der an der Grenzfläche einfallenden Energie E_E sind, errechnen:

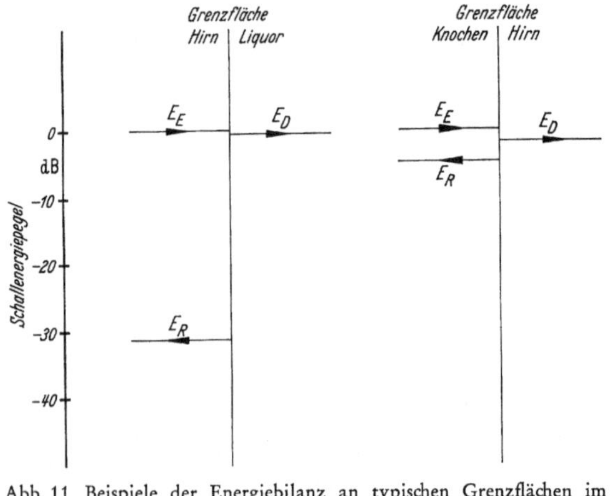

Blut/Gehirn	$6{,}9 \cdot 10^{-4}$
Knochen/Blut	$0{,}35$
Knochen/Gehirn	$0{,}36$
Gehirn/Liquor	$9{,}7 \cdot 10^{-4}$

Um die Übersicht zu vereinfachen, ist es zweckmäßig, nicht das Verhältnis E_R/E_E zu bilden, sondern den Schallenergiepegel zu betrachten, den wir auf die an der Grenzfläche ankommende Energie E_E beziehen. Er ist

$$10 \log E_R/E_E \ (\text{dB}).$$

Für die typischen Schichtungen ergeben sich dann die folgenden Werte, um die der Schallpegel der Echointensität gegenüber dem an der Grenzfläche angekommenen Schallenergiepegel vermindert wird.

Abb. 11. Beispiele der Energiebilanz an typischen Grenzflächen im Schädel

Gehirn/Liquor	-32 dB
Knochen/Gehirn	$-4{,}5$ dB
Knochen/Blut	$-4{,}4$ dB
Blut/Gehirn	-30 dB

Anstelle der in Abb. 5 gezeigten Ordinate mit dem Maßstab ⁰/₀ benutzen wir jetzt diese Schallpegeldifferenz (dB) (vgl. Abb. 11).

Durch die Grenzschicht flutet eine Energie E_D, die die Differenz aus angekommener Energie und Echoenergie ist:

$$E_D = E_E - E_R$$

$$\frac{E_D}{E_E} = 1 - \frac{E_R}{E_E} \, .$$

Bilden wir auch hier den Schallenergiepegel

$$10 \log \frac{E_D}{E_E} \, ,$$

so wird der durchgelassene Schallpegel gegenüber dem an der Grenzfläche ankommenden Schallenergiepegel um die folgenden, für die typischen Schichtungen errechneten Werte vermindert:

Gehirn/Liquor	≈ 0	dB
Knochen/Gehirn	$-1,9$	dB
Knochen/Blut	$-1,9$	dB
Blut/Gehirn	≈ 0	dB

Zur Abschätzung der Echointensitäten müssen wir weiterhin die Schwächung in den verschiedenen Medien berücksichtigen. Dabei hat die im Knochen auftretende Absorption eine außerordentlich große Bedeutung. Weil wir den intakten Schädel voraussetzen und den Schallimpuls durch seine äußere Knochenschicht schicken wollen, haben wir bereits mit einer erheblichen Schwächung zu rechnen, bevor wir überhaupt das Innere des Schädels erreichen. Diese Schwächung ist einerseits von der Anatomie, also der Knochendicke abhängig, die etwa zwischen 3 und 8 mm variieren kann, und von der benutzten Frequenz, weil die Schwächung proportional dem Quadrat der Frequenz ansteigt.

Betrachten wir dazu in Abb. 12 ein Diagramm mit den Koordinaten Schwächung in dB und Knochendicke in mm. Die eingezeichneten Kurven gelten für die in der Echo-Encephalographie üblicherweise benutzten Frequenzen 1, 2, 4 und 6 MHz. Mit wachsender Knochendicke nimmt die Schwächung zu, und sie ist bei gleicher Knochendicke z. B. mit doppelt so hoher Frequenz viermal so groß usw.

Fernerhin ist in diesem Diagramm die nutzbare Schwächung angedeutet, die der Verstärker eines Echo-Impulsgerätes ausgleichen kann. Die Grenze dieser nutzbaren Schwächung liegt etwa bei 120 dB und ist hier bei 60 dB eingezeichnet, weil der Schallimpuls die Knochendicke hin und zurück durchläuft, ehe er ein Empfangssignal auslöst.

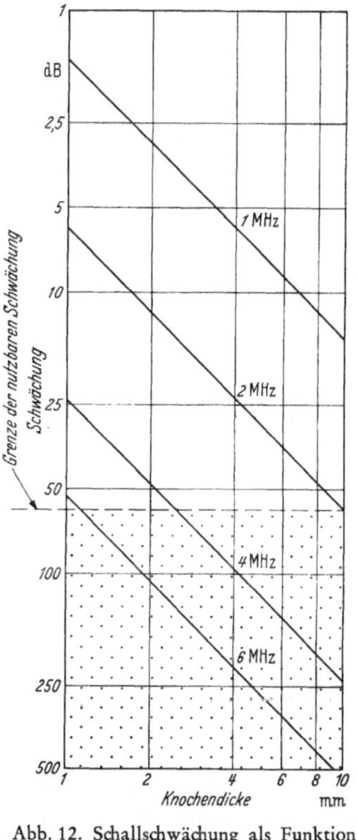

Abb. 12. Schallschwächung als Funktion der Knochendicke für die typischen Prüffrequenzen, 1, 2, 4 und 6 MHz

Wir sehen, daß die Kurven, die die Schwächungen als Funktion der Knochendicke für 4 und 6 MHz festlegen, diese Grenzkurve schneiden, und zwar für eine Frequenz von 4 MHz bei einer Knochendicke größer als 3 mm und für die Frequenz von 6 MHz schon ab etwa 1,5 mm. Hier kann also kein Echoempfang mehr erwartet werden, weil die Rücklaufsignale kleiner als das Eigenrauschen des Verstärkers sind.

Die Anwendung des Echo-Impulsverfahrens hat also bei hohen Frequenzen nur Chancen, wenn die Schädelknochen relativ dünn oder wie bei Kindern noch nicht fertig entwickelt sind. Bei alten Leuten mit stark kalkhaltiger und dicker Knochenschale werden wir also ein

Frequenzgebiet von 1 bis 2 MHz benutzen müssen, wenn wir auswertbare Echos erhalten wollen.

Eine Frequenz von 2 MHz ist optimal, solange die Dicke der Schädelkalotte nicht zu groß wird.

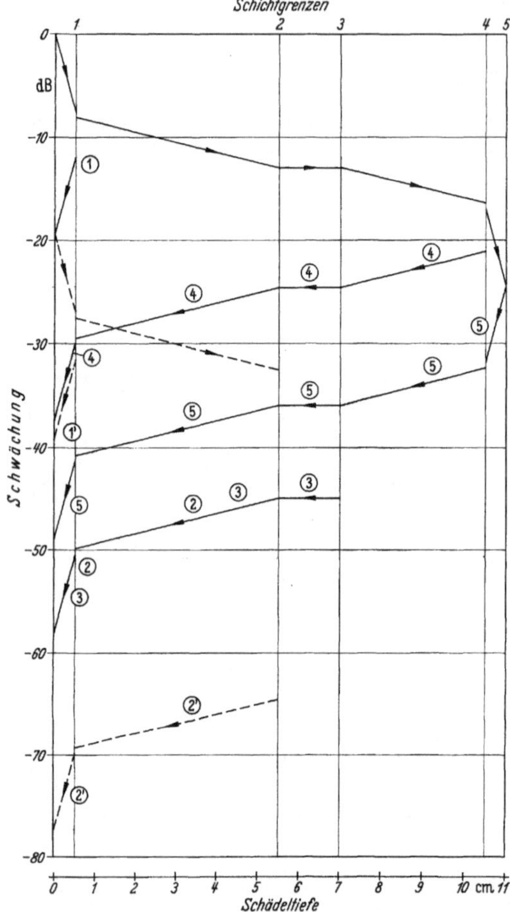

Abb. 13. Energiebilanz der Echos (Frequenz 1 MHz) bei einer typischen Schichtung der Strukturen im Schädel

Berücksichtigt sind hierbei noch nicht die Schwächung in den im Schädel eingebetteten Schichten und die Durchlässigkeitsverluste an den Schichtgrenzen.

Um uns ein Bild zu machen, wie etwa die Energiebilanz der Echos von der Struktur des Schädelinneren aussieht, wollen wir eine Schichtung von Knochen, Hirn, Liquor, Hirn, Knochen betrachten und die Energieverluste auf dem Weg der Schallwelle mit einer Frequenz von 1 MHz anhand von Abb. 13 verfolgen. Die Frequenzwahl wirkt sich nur auf die Schallschwächung, nicht jedoch auf Reflexionen und Durchlässigkeiten der Schichten aus. In diesem Bild sind die Grenzflächen beziffert und die zugeordneten Echos haben die gleiche Markierung: ein Echo von der Grenzfläche 2 (Hirn — Liquor) ist also mit ② ausgewiesen. Die Einstrahlung des Schallimpulses beginnt im Diagramm links. Eine 5 mm dicke Knochenschicht schwächt die eingestrahlte Energie. Das an der Grenzfläche 1 (Knochen/Hirn) entstehende Echo — mit ① markiert — erreicht den Empfangsort um etwa 20 dB unter dem Sendepegel. Die durch die Grenzfläche 1 (Knochen/Hirn) gelaufene Welle wird dagegen im Hirn wenig geschwächt und erreicht nach 5 cm Laufweg die Begrenzung des Ventrikels. Diese Grenzfläche reflektiert nur einen sehr kleinen Teil — ② —. Der von dort zurücklaufende Energiebetrag kommt mit einem Verlust von etwa 60 dB an der Schädeloberfläche an. Das Echo ③ von der Grenzfläche 3 (Liquor/Hirn) hat praktisch die gleiche Energie wie das Echo an der Schichtgrenze 2, weil die Schwächung innerhalb der 1,5 cm langen Liquorstrecke vernachlässigbar klein ist.

Der Schallstrahl setzt seinen Weg durch eine Hirnschicht von 3,5 cm Tiefe fort und wird am Knochen 4 reflektiert. Der von dort kommende Schallrückwurf — ④ — erreicht die Empfangsstelle mit knapp 40 dB Verlust.

Schließlich kommt noch eine Totalreflexion an der äußeren Knochenschichtgrenze 5 zustande, die ein Echo — ⑤ — auslöst. Es ist am Empfangsort gegenüber der eingestrahlten Energie um etwa 50 dB geschwächt. In zeitlicher Reihenfolge erscheinen bei dieser Schichtung also folgende Echointensitäten

von 1	− 20 dB
von 2	− 58 dB
von 3	− 58 dB
von 4	− 37 dB
von 5	− 49 dB

Die zum Sendeort zurückgelaufene Energie kann natürlich auch Mehrfachechos auslösen. Im Bild sind die ersten durch Strichelung angedeutet: das erste, an der Grenzfläche Knochen/Hirn entstandene, mit ① bezeichnete, erreicht den Empfangsort um etwa 40 dB geschwächt, es tritt zeitlich unmittelbar hinter dem Echo ① auf. Das von der Grenzfläche Hirn/Liquor stammende Mehrfachecho, mit ② gekennzeichnet, ist aber bereits merklich schwächer als alle anderen. Es wird zeitlich zwischen dem Echo ② und ③ , aber in seiner Intensität kaum erkennbar, abgebildet.

Wir sehen, daß wir es bei diesem Beispiel mit nutzbaren Echopegeln zu tun haben, die gegenüber der ursprünglich eingestrahlten Energie bis 60 dB niedriger liegen können. Da der Verstärker Schwächungen bis 120 dB ausgleichen kann, liefert diese Frequenz Signale mit hohem Nutz-Störschallpegelabstand. Bei höheren Frequenzen sind die Echointensitäten infolge der erhöhten Absorption kleiner. Die Benutzung einer höheren Frequenz hat nur Aussicht auf Erfolg, wenn sich die Echosignale aus dem Rauschen des Verstärkers hervorheben.

Die tatsächlich auftretenden Werte können noch geringer sein, wenn Ankopplungsfehler zwischen dem Prüfkopf und der Schädeloberfläche gemacht werden und wenn die für die Rechnung zugrunde gelegten reflektierenden Flächen keine ebene Oberflächenstruktur haben und so das Echo nicht gebündelt zurückwerfen oder streuen. Bei Kindern, deren Schädelknochen noch nicht fest sind, fällt die Schallschwächung dagegen wesentlich geringer aus.

Wir wollen schließlich noch die Energie der Echos bei einem Hämatom abschätzen:

Als Schichtung benutzen wir Knochen/Blut/Hirn und vergleichen dazu eine Schichtung Knochen/Hirn/Liquor.

Abb. 14 zeigt die Einzelheiten: über der Schichtdicke ist die Schwächung aufgetragen. Der Vergleich der beiden nebeneinander gestellten Schichtungen zeigt, daß die Echointensität von der Schichtgrenze Blut/Hirn, also der Hämatomtiefe, bei der Frequenz von 1 MHz größer als bei der Schichtung Hirn/Liquor mit gleicher räumlicher Geometrie ist. Die Differenzen werden noch größer, wenn wir eine höhere Prüffrequenz wählen. Hier besteht also die Möglichkeit, die Höhe der Intensität für die Diagnostik mit heranzuziehen.

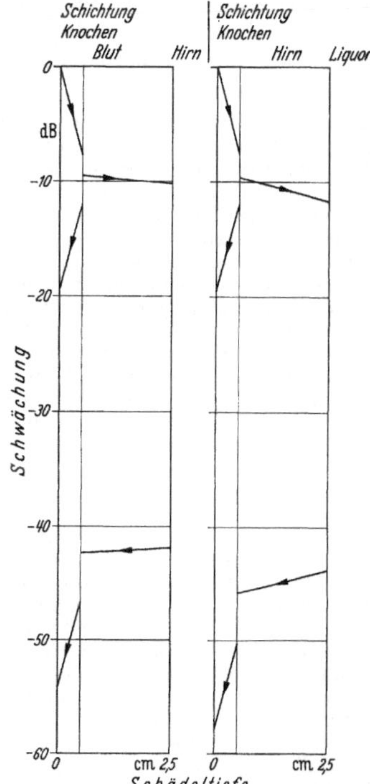

Abb. 14. Energiebilanz der Echos (Frequenz 1 MHz) bei typischer Schichtung Hämatom und Hirn/Liquor

E. Gewebsreaktionen bei Ultraschall-Einstrahlung

Bereits seit Einführung des Ultraschalls in die Medizin zu therapeutischen Zwecken sind mehrfach Untersuchungen über die *Schädigungsmöglichkeiten* angestellt worden. Man unterscheidet thermische (durch Absorption des Ultraschalls), mechanische (durch Kavitation) und chemische Auswirkungen. Die Ultraschalltherapiegeräte arbeiten mit einer Energie von maximal 3 W/cm². Bei dieser Intensität treten unter den üblichen Anwendungsbedingungen keine nachweisbaren Gewebsschädigungen auf.

Die ersten experimentellen Untersuchungen, die darauf abzielten, solche Energiedosen anzuwenden, die nachweisbare Gewebsschädigungen verursachten, stammen von LYNN und PUTNAM (1944). An 3 Hunden, 30 Katzen und 4 Affen haben die Autoren durch fokussierte Beschallung mit Maximaldosen für die Dauer von 5 bis 15 min in Großhirn, Kleinhirn und Rückenmark der Versuchstiere zum Teil irreversible Schäden hervorgerufen. Bei allen Tieren stellten sich in mehr oder weniger langem Zeitabstand von der Ultraschalleinwirkung klinische Ausfallserscheinungen ein, die sich in einem Teil der Fälle nach einigen Tagen zurückbildeten. Es fanden sich bei der Sektion stets keilförmige Nekrosen, wobei die Spitze des Keils zum Marklager zeigte. Hier lag auch eine totale Gewebsnekrose vor, während sich im umgebenden Gebiet nur eine „elektive Parenchymnekrose" fand. Die Nervenzellen waren ausgefallen, die Glia jedoch funktionstüchtig geblieben.

BARTH und BÜLOW (1949) unternahmen eine Reihe von Tierexperimenten an jungen Hunden mit Dauerschall einer Frequenz von 0,8 MHz. Wachsender Knochen wurde bei einer Intensität von 2,5 W/cm² bis zu 15 min der Beschallung ausgesetzt. Abgesehen von einer Weichteilschwellung wurde keine Gewebsläsion festgestellt. Bei einer Intensität von 3,25 W/cm² trat eine deutliche Schmerzreaktion auf. Eine Bestrahlungszeit von 5 min führte zu einer leichten Gewebszerstörung, während eine Beschallungsdauer von 15 min eine massive Knochenschädigung verursachte. Die Autoren betonen, daß eine Schmerzreaktion bereits bei einer Dosis eintritt, die noch nicht zu einer Gewebsschädigung führt. Die Schädigungsschwelle für Dauerschall liegt nach diesen Autoren bei 2,5 W/cm² und 5 min.

BRÜSCHKE (1955) unternahm ähnliche Untersuchungen an Ratten, wobei Organe, die man als besonders empfindlich gegenüber Ultraschall ansah, der Beschallung ausgesetzt wurden: Testes, Ovar und gravider Uterus. Er verwendete Dauerschall einer Frequenz von 1 MHz mit einer Intensität von 3,5 W/cm² bei einer Expositionszeit von 5 min; die Bestrahlung wurde jeden zweiten Tag 5- bis 6mal mit der gleichen Dosis wiederholt. In einigen Fällen dehnte man die Beschallungsdauer auf 15 min aus. Die Funktion der genannten Organe konnte nicht unterbrochen werden. In den Testes war eine fleckförmige Degeneration zu beobachten, ohne daß eine eindeutige Funktionsbeeinträchtigung vorlag. Eine Gravidität ließ sich nur durch außergewöhnlich hohe Ultraschalldosen schädigen.

Ausgedehnte Untersuchungen zur Frage der Ultraschallschädigung des Zentralnervensystems führte PETERS (1949) durch. Die Versuchstiere waren Meerschweinchen. Die Frequenz lag bei 1 MHz. Der Ultraschall wurde entweder so verabreicht, daß der Schallkopf unter Zwischenschaltung einer Ölschicht in der Scheitelgegend der Tiere hin- und herbewegt wurde oder die Versuchstiere mit dem Kopf in den Kegel eines Wassersprudels hineingehalten wurden. Die Beschallungsintensität lag bei Ölkontakt zwischen 4 bis 6 W/cm² und bei Wassersprudelkontakt zwischen 3 bis 6 W/cm². Die Beschallungsdauer betrug 5 bis 12,5 min. Die geringsten auf diese Weise erzielten Veränderungen bestanden in einer Erweiterung der Gefäße des Subarachnoidealraumes und der Hirnrindencapillaren in einem umschriebenen, der Beschallung entsprechenden Bezirk. Als nächster Grad der Veränderung fanden sich Subarachnoidalblutungen, die in einzelnen Fällen zu einer Tamponade der basalen Zisternen geführt hatten. Alle Tiere, die mit einer Intensität von mehr als 4,8 W/cm² über eine Zeit von 5 bis 12,5 min beschallt worden waren, zeigten deutliche morphologische Veränderungen am Hirngewebe selbst. Es wurden je nach Überlebensdauer Blutungen, Nekrosen des Hirngewebes oder beginnende Vernarbung festgestellt. Die Nekrosenherde hatten stets Keilform. PETERS fand eine weitgehende Übereinstimmung der Hirngewebsläsionen nach Ultraschalleinwirkung und Schädeltrauma und stellte einen gleichen Entstehungsmechanismus für beide Veränderungen zur Diskussion: „Wir können uns die besondere Form der traumatischen Herde nur durch den Verlauf der Stoßwellen, also rein mechanisch bedingt, vorstellen. Dafür spricht auch das momentane Eintreten gewisser Gewebsläsionen (Gefäßzerreißungen) noch während der Gewalteinwirkung. Eine gleiche mechanische Wirkungsweise nehmen auch zahlreiche Autoren, vor allem Physiker (PÄTZOLD, POHLMAN, u. a.) beim Ultraschall an. Die beiden Autoren haben nachgewiesen, daß bei einer Schalldichte von 4 W/cm² durch Schwingungen im menschlichen Gewebe infolge der nur geringen Kompressibilität erhebliche Druck- und Zugwirkungen auftreten" (PETERS).

BALLANTINE, BOLT, HUETER und LUDWIG (1951) setzten zwei Hunde Dauerschall einer Frequenz von 2,4 MHz aus. Ein Hund wurde 11,5 min mit einer Intensität von 3 W/cm² beschallt, der andere mit 1,5 W/cm² 15 min lang. Keines der beiden Tiere wies bei der histologischen Untersuchung Hirngewebsläsionen auf. In gleicher Weise wurde eine Katze 15 min einer Beschallung von 15 W/cm² bei 0,8 MHz ausgesetzt und gleichzeitig eine Hirnstromkurve abgeleitet. Es zeigten sich dabei keinerlei EEG-Veränderungen. An der Haut kam es zu Verbrennungserscheinungen; neurologische Ausfälle, die eine Hirnschädigung vermuten ließen, konnten nicht beobachtet werden. Zwei menschliche Versuchspersonen wurden ebenfalls mit Dauerschall — direkt am Schädel appliziert — mit einer Frequenz von 0,8 MHz und einer Intensität von 2 W/cm² für 9 s unter gleichzeitiger EEG-Ableitung bestrahlt. Während das EEG keine Veränderungen erkennen ließ, klagten die Versuchspersonen über leichte Schmerzen im beschallten Hautgebiet.

Weitere Untersuchungen zu diesem Thema stammen von HUETER (1954), FRENCH, WILD und REID (1951, 1952) sowie von BALDES, HERRICK und STROEBEL (1958).

Aus den aufgeführten Untersuchungsergebnissen geht hervor, daß für die Erzeugung einer Gewebsläsion Dauerschall einer Intensität von einigen Watt über einen Zeitraum von mehreren Minuten appliziert werden muß. Dazwischen liegender Knochen erhöht die Schädigungsschwelle.

Die bei der diagnostischen Anwendung des Ultraschalls in Form der Echo-Encephalographie gebräuchlichen Ultraschallintensitäten liegen aber um mehrere Größenordnungen unter den oben genannten Werten. Die maximal zur Verfügung stehende Ultraschallenergie beträgt bei einem Prüfkopf von 24 mm Durchmesser $1 \cdot 10^{-3}$ W/cm² und bei 10 mm Durchmesser $5 \cdot 10^{-3}$ W/cm². Zu berücksichtigen ist auch noch, daß durch die Ultraschallabsorption im Knochen die in das Gehirn eindringende Intensität um eine weitere Größenordnung herabgesetzt wird, also nur Bruchteile von $1 \cdot 10^{-3}$ W/cm² zur Wirkung kommen können, d. h. praktisch weniger als ein Zehntausendstel der experimentell gefundenen Schädigungsschwelle. Es kann demnach als gesichert angenommen werden, daß *auch bei langandauernder Ultraschalluntersuchung keine Gewebsschädigungen möglich sind* (vgl. auch GORDON, 1959; JEPPSSON 1961; TAYLOR et al., 1961). Bei Kindern ist zwar die Ultraschallabsorption durch den dünneren und weniger calcifizierten Schädelknochen deutlich geringer, man arbeitet aber hier mit wesentlich herabgeminderten Schallintensitäten, die dann immer noch zu ausreichend hohen Echos führen.

F. Anwendung des Ultraschalls in der medizinischen Diagnostik

Die diagnostische Anwendung des Ultraschalls in der Medizin geht auf K. TH. DUSSIK zurück. Im Jahre 1937 unternahmen die Gebrüder DUSSIK erstmalig Versuche, mittels Absorptionsdarstellung ein Bild der Hirnkammern zu erhalten. In den Jahren 1941 bis 1947 entwickelten sie hieraus die sogenannte *„Hyperphonographie des Gehirns"*. Dabei handelt es sich um eine *Durchschallungsmethode*, wobei durch rasterförmige Abtastung des Schädels von der Seite oder auch von vorne versucht wurde, die Hirnkammern darzustellen (siehe Abb. 15). Die Methode ging von der Voraussetzung aus, daß im Liquor nur eine geringe Abschwächung des Ultraschalls, im Hirngewebe dagegen eine größere Dämpfung erfolgt. Die auf diese Weise registrierten Schwächungsdifferenzen wurden von den Gebrüdern DUSSIK als Abbilder der Ventrikel gedeutet. 1952 berichtete DUSSIK zuletzt über seine Ergebnisse mit diesem Verfahren.

In Amerika haben BALLANTINE, BOLT, HUETER, LUDWIG und andere seit 1950 eingehende Untersuchungen mit dem Dussikschen Verfahren durchgeführt. Sie kamen zunächst zu der Auffassung, daß die Durchschallung eine Darstellung des Ventrikelsystems auch ohne Luftfüllung gestatte. Nach Ansicht dieser Autoren genügten die Schwächungsdifferenzen zwischen Hirnkammersystem und umgebendem Hirngewebe für eine Registrierung. Auch bestimmte Arten von Hirntumoren sollten sich so nachweisen lassen. HUETER berichtete 1952 über Ultraschalluntersuchungen in sagittalem Strahlengang, wobei sich Ventrikelverlagerungen ergaben, die in guter Übereinstimmung mit der operativ festgestellten Lage eines Tumors standen. Die in der a-p-Richtung erzeugten Ultrasonogramme waren nach Ansicht dieses Autors wegen der Symmetrie leichter zu deuten als seitliche Bilder.

Bei Nachprüfung der Dussikschen Ultraschallabbildungsmethode der Ventrikel am lebenden Gehirn gelangten Güttner, Fiedler und Pätzold 1952 zu der Feststellung, daß bereits die Dickenschwankungen des Schädelknochens ein stark struktuiertes Bild erzeugen (s. Abb.

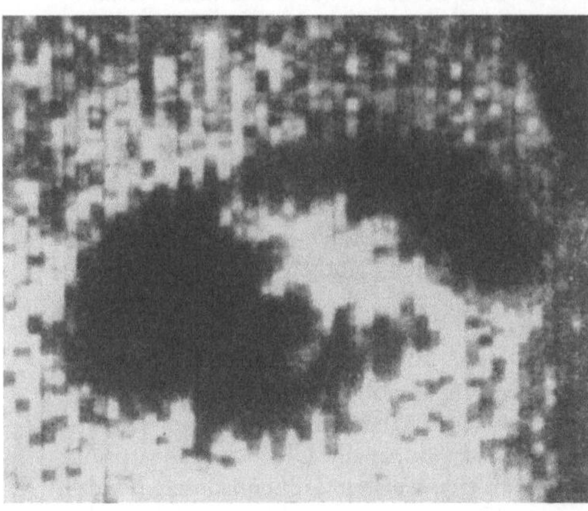

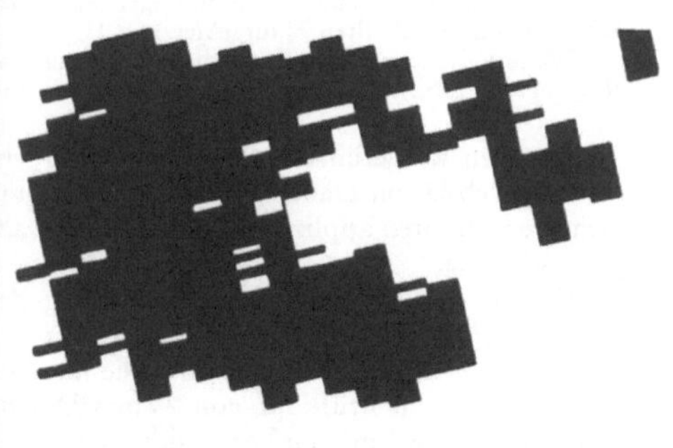

Abb. 15   Abb. 16

Abb. 15. Hyperphonogramm nach Dussik (aus K. Th. Dussik in: Der Ultraschall in der Medizin, Zürich: Hirzel, 1949)

Abb. 16. Ultraschallabbildung des menschlichen Schädelknochens. Das Bild zeigt, daß die von Dussik als Abbild der Seitenventrikel gedeuteten Ultraschall-Schwächungsdifferenzen in Wirklichkeit durch die Dickenschwankungen des Schädelknochens hervorgerufen werden (aus Güttner, Fiedler und Pätzold, Acustica 2, 148—156, 1958)

16). Die von den Ventrikeln herrührenden Ultraschallabschwächungen seien daher nicht mehr erkennbar und eine formgetreue Ventrikeldarstellung mittels der Dussikschen Schattenwurfmethode nicht möglich. Wesentlich zu den Fehlinterpretationen habe die Tatsache beigetragen, daß der Schädelknochen im Bereich der Temporalschuppe dünner sei als an anderen Stellen und hierdurch ein Bild der Seitenventrikel vorgetäuscht wurde. Man hat dann zunächst versucht, durch Eliminierung dieser Fehlerquelle auf elektronischem Wege die tatsächlichen Schwächungsunterschiede zwischen Liquorräumen und Hirngewebe zu registrieren. Die Ergebnisse waren aber unbefriedigend, und die Güttnerschen Einwände führten schließlich dazu, daß im Jahre 1954 auch die amerikanische Forschergruppe unter Ballantine, Hueter und Bolt die Versuche mit dem Durchschallungsverfahren aufgab.

Eigenartigerweise hat man lange Zeit die Möglichkeiten des *Ultraschall-Echoverfahrens* für wenig erfolgversprechend angesehen. Das Prinzip des Echolotes wurde in diesem Zusammenhang zwar von Schliephake (1940), Gohr und Wedekind (1940) diskutiert, diagnostische Ergebnisse sind aber nicht bekannt geworden. Gegen die Brauchbarkeit dieser Methode schien zu sprechen, daß die akustischen Wellenwiderstände von Hirngewebe und Liquor nur wenig unterschiedlich sind und nur minimale Energiemengen reflektiert werden. Bei den komplizierten Form- und Schichtverhältnissen im Schädel waren außerdem derartig unübersichtliche Reflexionsbedingungen zu erwarten, daß man die klinische Anwendbarkeit bezweifelte. Keidel hat 1947 dem Echolotverfahren zwar nicht jede diagnostische Anwendbarkeit am Menschen abgesprochen, glaubte aber, daß bei dem sehr starken Schallenergieverlust und dem dadurch bedingten außerordentlichen technischen Aufwand die diagnostischen Möglichkeiten kaum lohnend seien. Auch Güttner et al. (1952) hielten die Aussichten, das Echo-Impulsverfahren am intakten Schädel mit Erfolg anzuwenden, für sehr gering, da die Echos bei den noch zulässigen Größen des Senders sich nicht mehr vom Störpegel abheben würden. In einer Veröffentlichung kam schließlich im Jahre 1955 die *US Atomic Energy Commission*

zu dem Schluß, daß das Ultraschall-Echoverfahren am menschlichen Schädel für die Tumor-
auffindung ungeeignet sei und empfahl, die Methode an anderen Körperregionen zu erproben.

Die zum Teil nur vermuteten Schwierigkeiten lassen sich natürlich dadurch überwinden,
daß man das Echo-Impulsverfahren ohne Behinderung durch den Schädelknochen am
operativ freigelegten Gehirn anwendet (FRENCH, WILD, NEAL, REID, 1950, 1952; KIKUCHI,
UCHIDA et al., 1957). Der Umfang derartiger Untersuchungen ist aber von vornherein sehr
beschränkt, und die diagnostischen Möglichkeiten betreffen nur Einzelfälle. So benutzen heute
vorwiegend japanische und nordamerikanische Neurochirurgen diese Methode für die Lokalisation tiefsitzender Tumoren (TANAKA et al., 1961—1967; WALKER und UEMATSU, 1967;
DYCK et al., 1967) oder von Massenblutungen bei Hypertonie (MITSUNO et al., 1966).

Es ist das große Verdienst von LEKSELL, eine Ultraschalluntersuchungsmethode am intakten Schädel entwickelt zu haben, die erstmalig brauchbare diagnostische Ergebnisse bei raumfordernden intrakraniellen Prozessen brachte. Im gleichen Jahr, als die *US Atomic Energy
Commission* das Echo-Impulsverfahren am Schädel für wertlos erklärte, legte LEKSELL
(1955/56) seine erste Veröffentlichung über die „*Echo-Encephalographie*" vor, durch die es
möglich war, Komplikationen von Schädel-Hirnverletzungen aufzudecken. Er konnte feststellen, daß bei seitlicher Beschallung des Schädels regelmäßig bestimmte Echozacken auftraten, die von den Strukturen der Mittellinie des Schädelinhaltes stammten. Seit 1953 verwendete er dieses „*Mittellinienecho*" zur Seitenlokalisation von posttraumatischen Hirnblutungen. Weitere Veröffentlichungen LEKSELLS (1958) und seines Mitarbeiters JEPPSSON
(1960, 1961) befaßten sich mit der Herkunft des Mittellinienechos und den klinischen Ergebnissen. Die hierbei mitgeteilten Resultate wurden von einer Reihe von Autoren bestätigt, teilweise konnten auch weitergehende Möglichkeiten der echo-encephalographischen Diagnostik
ausgearbeitet werden (DE VLIEGER, RIDDER, GRANDIA, TER BRAAK, CREZZEE, 1959, 1961;
LITHANDER 1960, 1961; JEFFERSON 1959, 1961; TAYLOR, NEWELL und KARVOUNIS, 1961;
SCHIEFER, KAZNER, BRÜCKNER, KUNZE 1963, 1964, 1965, 1966). Inzwischen wird das
Verfahren in allen Teilen der Welt angewendet und gehört bereits zur Routine-Dia-
gnostik.

Neben dem eindimensionalen wurden auch verschiedene *zweidimensionale Untersuchungsverfahren* am Schädel erprobt. Sie befinden sich aber noch in der Entwicklung,
und die bisher erzielten Resultate entwerten die einfache Zeit-Amplituden-Methode keineswegs.

Das Echo-Impulsverfahren hat auch in die Diagnostik anderer medizinischer Fachgebiete
Eingang gefunden. WILD und REID (1952, 1954) sowie HOWRY, STOTT und BLISS (1954)
zogen als erste den Ultraschall zur Diagnose von Mammatumoren heran. Einen Fortschritt
in der Herzfehlerdiagnostik, speziell der Erkennung und Beurteilung der Mitralstenose,
brachte die Einführung der sogenannten Ultraschall-Kardiographie durch EDLER und HERTZ
(1954). Weitere Arbeiten über diese spezielle Anwendungsmöglichkeit stammen von EFFERT,
ERKENS und GROSSE-BROCKHOFF (1957), EFFERT und DOMANIG (1959) sowie SCHMITT und
BRAUN (1960). Untersuchungen am Abdomen wurden zuerst von DONALD, MACVICAR und
BROWN (1958) durchgeführt. In der Geburtshilfe hat die Ultraschalldiagnostik zur Schädel-
größenbestimmung des Fetus Bedeutung erlangt (THOMPSON, HOLMES, GOTTESFELD und
TAYLOR, 1964, 1965). Erst kürzlich wurden von HOFMANN, HOLLÄNDER und WEISER (1966)
sehr eindrucksvolle Ultraschalltomogramme von Ovarialtumoren, Cysten, normalen kind-
lichen Schädeln und Mehrlingsschwangerschaften gezeigt.

Zur Diagnostik von Augenkrankheiten ist der Ultraschall erstmalig von MUNDT und
HUGHES (1956) sowie von OKSALA und LEHTINEN (1957) benutzt worden. Das Auge eignet
sich für Ultraschall-Untersuchungen besonders gut, da dessen Funktionsteile durch klare
Grenzflächen voneinander getrennt und in sich akustisch relativ homogen sind. Mit dieser
Methode (Echo-Ophthalmographie) lassen sich vor allem intraoculare Fremdkörper und
Netzhautablösungen nachweisen. Auch Tumoren können damit diagnostiziert werden. Eine
weitere Möglichkeit besteht in der Achsenlängenmessung des Auges (vgl. u. a. OKSALA und

LEHTINEN, 1957—1962; BAUM und GREENWOOD, 1958, 1960; NOVER und STALLKAMP, 1960, 1962; LÖPPING, 1962, NOVER, 1963 und BUSCHMANN, 1964).

Daneben haben sich vor allem japanische Autoren mit der Ultraschalldiagnostik von Leber-, Nieren- und Prostataerkrankungen befaßt.

G. Das Echo-Impulsverfahren am Schädel

1. Prinzip des Verfahrens

Das Prinzip des Verfahrens können wir uns so vorstellen, als ob wir eine Nadel etwa von einer Schläfe zur anderen durch den Schädel führen und die jeweiligen Widerstände, die wir beim Durchstoßen einer Schichtgrenze empfinden, auf ihr anzeichnen, wobei die Markierungen entsprechend dem Widerstand kräftiger oder schwächer ausfallen. Die herausgezogene Nadel enthält eine eindimensionale Aussage über den Zustand des Weges, den die Nadel durch den Schädel zurückgelegt hat. Verwirklicht wird dieses Prinzip, indem ein Schallimpuls als ebenes Wellenpaket wie eine Nadel durch den Schädel geführt wird. Trifft der Impuls auf Grenzflächen, so werden sie dem Schall einen Widerstand entgegensetzen und ihn teilweise reflektieren. Die rückgelaufenen Schallechos werden einem Anzeigegerät zugeführt, das die Zeitunterschiede zwischen Sendeimpuls und empfangenem Echo in eine Längenanzeige transformiert, somit also eine eindimensionale Abbildung schafft (A-scan).

2. Aufbau und Wirkungsweise des Echo-Impulsgerätes

Ein moderner Echo-Encephalograph hat praktisch das Aussehen eines von der Meßtechnik her bekannten Oszillographen (vgl. Abb. 17). In ihm werden alle Baugruppen zusammengefaßt, die das Verfahren zu seiner Funktion benötigt. Die Prüfköpfe sind mit diesem Gerät über Kabelleitungen gekoppelt und können zum Zwecke optimaler Anpassung an die Diagnostik ausgewechselt werden.

Ein Prüfkopf mit einem elektroakustischen Wandler, der elektrisch erregt wird, dient zur Erzeugung des Schallimpulses. Der gleiche Prüfkopf wird nach der Auslösung des Sendeimpulses für den Empfang des Echos benutzt. Gemessen werden die Echointensität und die Laufzeit vom Prüfkopf zu den verschiedenen Schichtgrenzen im Schädel und zurück. Auf dem Schirm eines Kathodenstrahlrohres wird das Meßergebnis in Form einer Kurve abgebildet, deren Abszisse die Laufzeit und deren Ordinate die Echointensität ist. Der Abstand auf der Zeitachse kann in Längeneinheiten, die der Schallgeschwindigkeit in Hirn entsprechen, kalibriert werden, so daß die Schichtgrenzentiefe unmittelbar abzulesen ist. Um die Beobachtung zu erleichtern, wird die Messung so oft rhythmisch wiederholt, bis ein stehendes Bild auf dem Schirm entsteht, das zum Zeitpunkt der Abgabe des Sendeimpulses an der linken Kante des Bildschirmes beginnt. Hierfür sind die folgenden Voraussetzungen erforderlich: Die Impulsfolge muß so langsam sein, daß das letzte zu erwartende Echo für die untersuchte Tiefe bestimmt noch vor dem nächstfolgenden Sendeimpuls eintrifft. Der Sendeimpuls und die horizontale Ablenkung auf dem Schirm müssen synchronisiert sein. Zur Bestimmung der Schichtgrenzentiefe muß die horizontale Ablenkungsgeschwindigkeit konstant bleiben.

Wir wollen uns den Aufbau eines solchen Echo-Impulsgerätes anhand eines Blockschaltbildes veranschaulichen (vgl. Abb. 18).

Für die Erzeugung des Schallimpulses sind zwei Generatoren erforderlich. Der eine erzeugt die hochfrequente Schwingung des Ultraschallimpulses und der andere die niederfrequente Impulsfolgefrequenz.

Der Hochfrequenzgenerator ☐1 kann eine Reihe von verschiedenen Frequenzen von 1 bis 6 MHz erzeugen, die für eine optimale Anpassung der Ultraschallfrequenz an die Absorption und die verschiedenen pathologischen Störungen im Schädel benötigt werden. Seine Energie ist regelbar und wird an den Prüfkopf [15] abgegeben. Sie läßt sich soweit steigern, daß die mittlere akustische Leistung bis in die Größenordnung 10^{-3} W/cm² angehoben werden kann. Die niederfrequente Impulsfolgefrequenz, die in einem weiteren Generator [2] erzeugt wird, steuert den Hochfrequenzimpuls. Die Zeit zwischen zwei Impulsen beträgt bei einer Impulsfolgefrequenz von 500 Hz, die im allgemeinen gewählt wird, 2 ms. Das entspricht einer Laufstrecke im Hirngewebe von 2,8 m, also einer Untersuchungstiefe von 1,4 m. Die von einem Ultraschallimpuls an den Grenzflächen entstandenen Echos sind also bei dieser Impulsfolgefrequenz sicher völlig abgeklungen, ehe der nächste Sendeimpuls ausgelöst wird.

Der Niederfrequenzgenerator [2] liefert auch die elektrische Spannung für die waagerechte Ablenkung [3] auf dem Schirm des Braunschen Rohres, die der Laufzeit entspricht. Ebenso wird der Elektronenstrahl während der Empfangsphase hell und in der

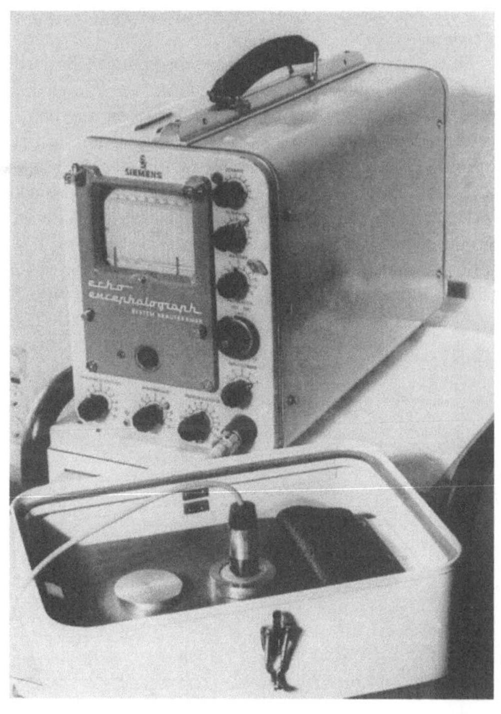

Abb. 17. Tragbares Ultraschall-Untersuchungsgerät (Echo-Encephalograph System Krautkrämer, Siemens AG). Im Vordergrund ist ein Prüfkopf zur Eichung des Gerätes auf dem Phantom aufgesetzt

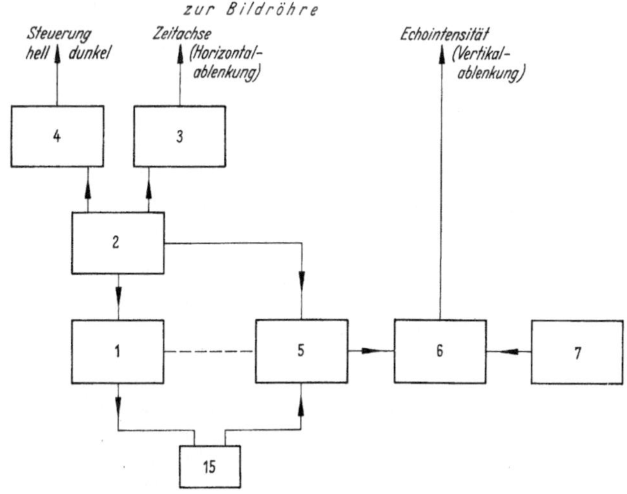

Abb. 18. Blockschaltbild eines Echo-Impulsgerätes

Zeit, in der er zum Startpunkt am linken Rand des Schirmes zurückgeführt wird, dunkel
gesteuert [4].

Das vom Prüfkopf [15] aufgenommene Schallecho wird als elektrischer Impuls an einen
Verstärker [5] gegeben. Die Eigenschaften dieses Gerätes enthalten einen Kompromiß zwischen Frequenzbandbreite und Verstärkerrauschen. Überträgt der Verstärker nämlich einen
breiten Frequenzbereich, könnte er zwar für alle Frequenzen benutzt werden, und die aufgenommenen Impulse würden praktisch keine linearen Verzerrungen aufweisen. Nachteilig
wird dann aber, daß die Echosignale vom Verstärkerrauschen verdeckt werden können, die
Verstärkerdynamik also eingeengt wäre. Deshalb ist der Verstärker auf den Frequenzbereich
von 0,5 bis 6 MHz angepaßt. Seine Verstärkung kann geregelt werden. Es hat sich als zweckmäßig erwiesen, die Verstärkung nach Abgabe des Sendeimpulses logarithmisch ansteigen zu
lassen. Damit läßt sich ein Tiefenausgleich infolge Absorption geschwächter Echoimpulse aus
größeren Gewebetiefen erzielen. Für
den Start des Verstärkungsanstiegs
ist auch hier der Impulsfolgefre-
quenzgenerator zuständig.

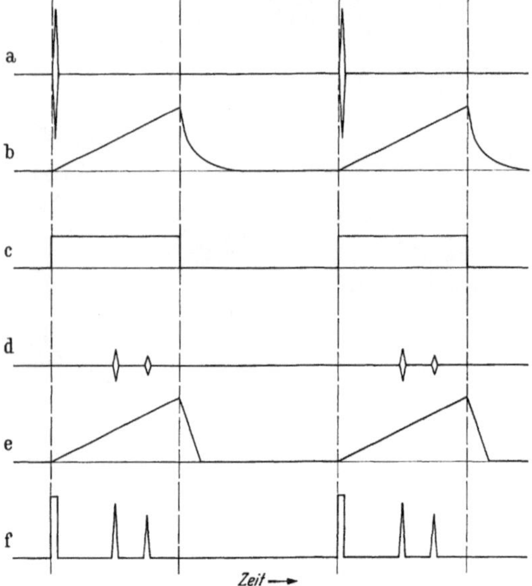

Abb. 19. Funktionsschemata einzelner Baugruppen am Echo-
Impulsgerät

Die Echoimpulse werden zweckmäßigerweise gleichgerichtet [6]. Auf
dem Leuchtschirm des Gerätes werden der Sendeimpuls und das Echo
als Zacken abgebildet. Der Abstand
zwischen den Zacken entspricht der
Strecke, die der Ultraschall im Hirn
durchlaufen hat.

Ein Schwellwertregler [7] dient
zur Unterdrückung kleiner Störechos.

Die Funktion der Teile des Echo-
Impulsgerätes sind in Abb. 19 als
Zeitdiagramm zusammengestellt.

Der Sendeimpuls wird im Rhythmus der Impulsfolgefrequenz wiederholt (a). Kurz vor dem Start des Sendeimpulses wird dem Elektronenstrahl, sichtbar als Leuchtpunkt auf
dem Schirm, durch eine mit der Zeit
proportionale Spannung an den horizontalen Steuerelektroden des Braunschen Rohres ebenfalls horizontale

Auslenkung erteilt (b). Hat der Leuchtpunkt den rechten Rand des Bildschirmes nach dem Ende
der Beobachtung erreicht, wird die Spannung abgebaut, so daß der Leuchtpunkt wieder am linken Rand erscheint. Arbeitsphase und Pause wechseln einander ab. Der Rücklauf eines sichtbaren
Bildpunktes wäre störend, deshalb steuert der Generator der Impulsfolgefrequenz die Helligkeit
durch eine in der Arbeitsphase konstante elektrische Spannung hell und in der Pause dunkel (c).

Der Wandler empfängt die Echos (d) und gibt sie an den Verstärker als elektrische Impulse
ab. Während der Arbeitsphase steigt der Verstärkerpegel proportional mit der Zeit an (e),
so daß die aus wachsender Tiefe kommenden Echoenergiebeträge am Ausgang des Gerätes
angehoben werden. Die gleichgerichtete Spannung wird dem senkrechten Plattenpaar der
Braunschen Röhre zugeführt (f). Sie lenkt den Leuchtpunkt senkrecht zur Horizontalen ab
und gibt die bekannten Zacken. Der Informationsinhalt des Bildes enthält neben den Echos
auch die stark unterdrückte bzw. übersteuerte Anzeige des Sendeimpulses.

Für das Durchschallungsverfahren können auch zwei Prüfköpfe angeschlossen werden,
wobei der eine als Sender und der andere als Empfänger dient (s. Abb. 25). Dies ist für die
Festlegung der theoretischen Mittellinie des Schädels von Bedeutung.

3. Prüfköpfe

Die in den Prüfköpfen eingebauten elektroakustischen Wandler arbeiten nach dem piezoelektrischen Prinzip. Die Zufuhr elektrischer Energie erzeugt Kräfte, die die benutzte Substanz im Rhythmus der aufgeprägten Schwingung verformen. Diese mechanische Deformation

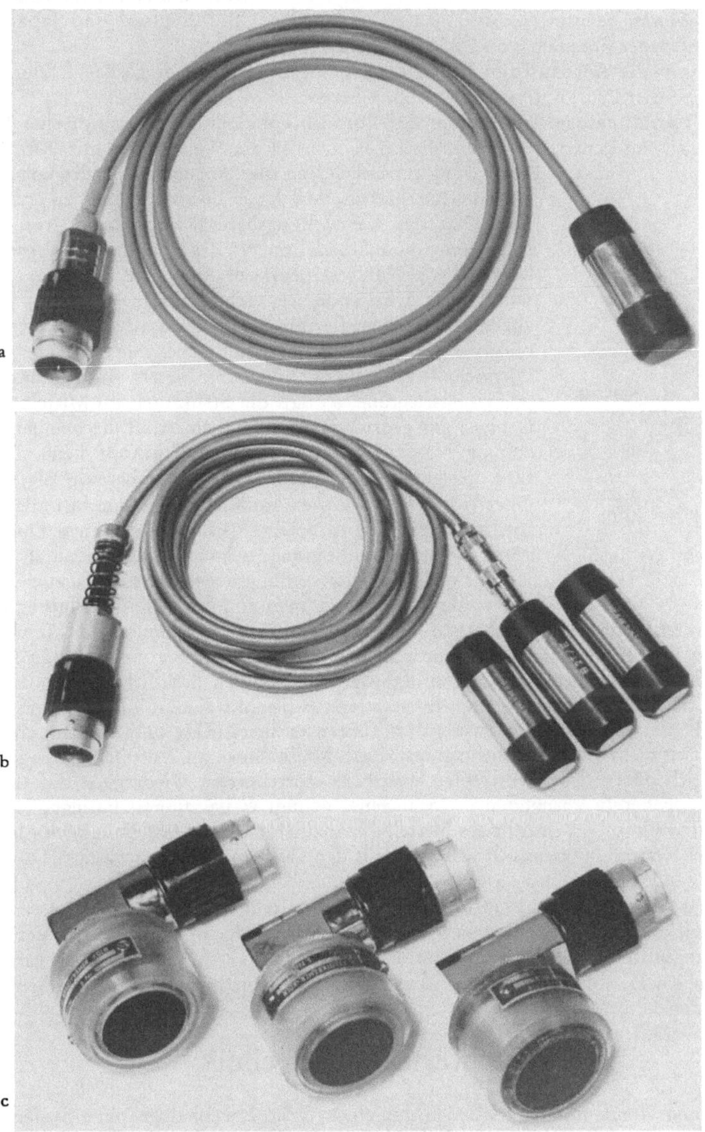

Abb. 20. a) Universalprüfkopf mit elektroakustischem Wandler von 15 mm Durchmesser und einer Frequenz
von 2 MHz. b) Auswechselbare Prüfköpfe 1, 2 und 4 MHz, 15 mm Durchmesser. c) Auswechselbare Prüfköpfe
1, 2 und 4 MHz, 24 mm Durchmesser

löst die akustische Abstrahlung von Ultraschall aus. Die gleichen Wandler arbeiten reziprok, d. h. unter dem Einfluß von mechanischen Kräften geben sie elektrische Energie ab.

Als bevorzugtes Material hat sich Bariumtitanat erwiesen. Der Bau eines Prüfkopfes ist der Verwendung angepaßt: er läßt sich so stark dämpfen, daß die erzeugten Ultraschallimpulse praktisch nur aus einem einzigen Schwingungszug bestehen können.

Prüfköpfe werden mit Frequenzen von 1, 2, 4 und 6 MHz und einem Durchmesser von 10, 15 und 24 mm benutzt (s. Abb. 20 a bis c). In den USA, England und Japan werden Prüfköpfe mit einer Frequenz von 2,25 oder 2,5 MHz bevorzugt.

Der prinzipielle Aufbau eines Prüfkopfes ist in Abb. 21 wiedergegeben. Die Nahfeldausdehnung solcher Prüfköpfe geht aus Abb. 4 hervor.

Für die routinemäßige Anwendung der Echo-Encephalographie hat sich eine Frequenz von 2 MHz als am günstigsten erwiesen. Im Gehirn ist die Wellenlänge mit 0,75 mm kurz genug, um ausreichend genaue Angaben über die Lage der einzelnen Grenzflächen, von denen Echos kommen, zu ermöglichen. Ferner ist der Verstärkungsbereich hinreichend groß, um alle Reflexionen vom Schädelinneren des Erwachsenen aufnehmen zu können. Als Universalprüfkopf kann der mit einer Frequenz von 2 MHz arbeitende, der einen Durchmesser von 15 mm hat, angesehen werden, da mit ihm nahezu alle echo-encephalographischen Aufgaben zu lösen sind. Dieser erzeugt ein paralleles Ultraschallstrahlenbündel von etwa 80 mm Ausdehnung in Fortpflanzungsrichtung, so daß die Strukturen im Mittelbereich des Gehirns gut geortet werden können. Auch die manuelle Handhabung bietet bei diesem leichten Prüfkopf keine Probleme. Eine geeignete Ansatzstelle im Schläfenbereich, an der seine Oberfläche völlig anliegen kann, findet sich bei fast allen Patienten, im Gegensatz zu einem Prüfkopf mit einem Durchmesser von 24 mm, der Ankopplungsschwierigkeiten bereitet.

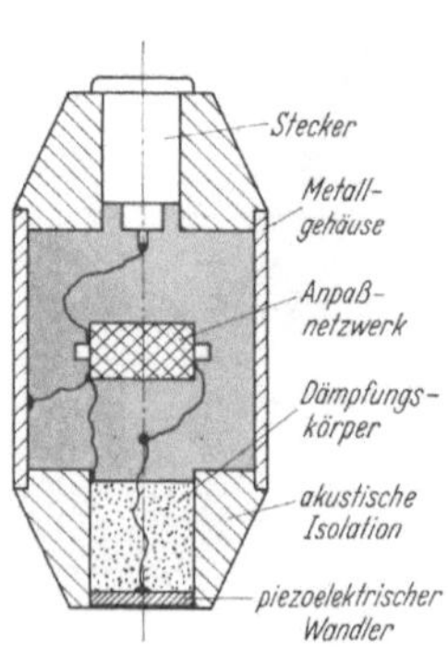

Abb. 21. Prinzip des Innenaufbaus eines Prüfkopfes

Für spezielle Untersuchungsaufgaben, so z. B. zum Nachweis von epiduralen Hämatomen von der Seite der Blutung aus oder beim kindlichen Hydrocephalus, hat sich ein Schallkopf mit der Frequenz 4 MHz und einem Durchmesser von 10 mm als sehr brauchbar erwiesen, da hier nur eine geringe Eindringtiefe des Ultraschalls erwünscht und infolge der viel höheren Schallschwächung auch gegeben ist. Das Schädelinnere bis hin zum Entstehungsort des Mittelechos kann sehr gut beurteilt werden, weil hier das Initialecho wesentlich kürzer als bei 2 MHz und die bei den anderen Prüfköpfen mit niedrigeren Frequenzen erst durch Maßnahmen am Verstärker wie geänderter Tiefenausgleich oder Schwellwertregler erzielbare störechofreie Wiedergabe auf dem Bildschirm von vornherein vorhanden ist. Manchmal gelingt es bei älteren Patienten nicht, mit dem Normalprüfkopf ein eindeutiges Mittelecho abzuleiten. Diese Schwierigkeiten lassen sich oft durch die Verwendung eines Prüfkopfes mit der Frequenz 1 MHz und dem Durchmesser 10 mm überwinden.

Für einen einwandfreien Empfang der Ultraschallreflexionen wird ein guter Kontakt zwischen Prüfkopf und Kopfhaut benötigt. Dieser läßt sich am besten durch Verwendung von Kopplungsmitteln wie Wasser, Paraffin, Vaseline, Polyäthylenglykol oder verschiedene Gelees erzeugen. Luftblasen zwischen Schallkopf und Kopfschwarte müssen unbedingt vermieden werden.

H. Untersuchungstechnik

Die eigenen Untersuchungen wurden mit einem Echo-Encephalographen System Krautkrämer der Siemens-AG durchgeführt[1] (s. Abb. 17). Dabei handelt es sich um ein modifiziertes Ultraschall-Impuls-Gerät, Typ USM 1, wie es in der Industrie zur zerstörungsfreien Werkstoffprüfung verwendet wird. Von den Modellen USIP 9 und USIP 10, die von anderen Untersuchern (DREESE und NETZKY, JEPPSSON; KRAMER; LEKSELL; LITHANDER u. a.) vielfach benutzt wurden, unterscheidet sich dieses Gerät im wesentlichen nur durch den engeren Frequenzbereich.

1. Eichung des Gerätes

Den meisten Ultraschall-Diagnostik-Geräten sind *Phantome* beigegeben, die einer bestimmten Gewebsdicke entsprechen. Im Falle des von uns verwendeten Gerätes handelt es sich um ein Phantom, das 2,5 cm Gewebsdicke gleichkommt. Die zugrunde gelegte Schallgeschwindigkeit stellt einen Mittelwert der Schallgeschwindigkeiten der verschiedenen bei der Echo-Encephalographie beschallten Medien dar (etwa 1550 m/s bei Körpertemperatur). Nach Einstellung des Maßstabes auf 18 cm Gewebe wird der Nullpunkt genau einreguliert. Hierzu ist es erforderlich, das Gerät einige Minuten warmlaufen zu lassen, da sich der Nullpunkt in den ersten Minuten immer etwas nach links zu verschiebt. Hat man nun den Nullpunkt, der durch den ersten Anstieg des Sendeimpulses markiert wird, mit dem Beginn der Zentimeterskala in Übereinstimmung gebracht und fixiert (vgl. Abb. 31), dann wird der Prüfkopf unter Verwendung eines Kopplungsmittels auf das Phantom aufgesetzt (s. Abb. 17). Man sieht nun auf dem Bildschirm der Kathodenstrahlröhre zahl-

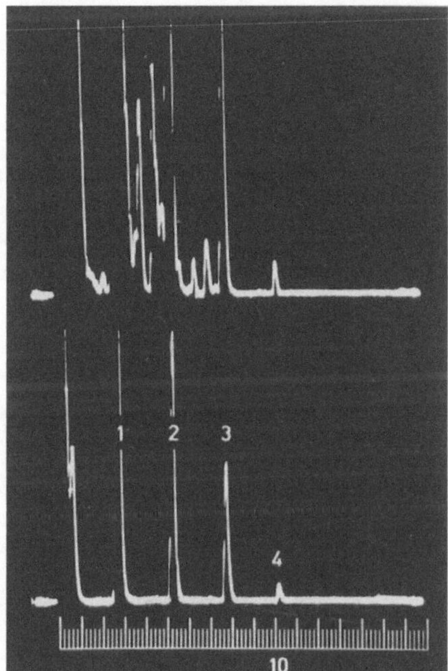

Abb. 22. Eichung des Laufzeitbildes. Nach Aufsetzen des Prüfkopfes auf das Phantom, das 2,5 cm Hirngewebe entspricht, erscheint zunächst ein unübersichtliches Bild (oben). Erst durch Einschalten des Tiefenausgleichs kommen die wesentlichen Reflexionen klar zur Darstellung (unten). Das Echo 1 entsteht an der Rückwand des Phantoms, der Anstieg des 3. Mehrfachechos (Reflexion 4) muß auf die Marke 10 cm eingestellt werden

reiche Reflexionen, die zunächst unübersichtlich erscheinen (s. Abb. 22 oben). Durch Einschalten des sogenannten Tiefenausgleichs (Stufe 4 bis 5) können die Störechos ausgeblendet werden. Man erkennt jetzt mehrere Echos, die in regelmäßigen Abständen stehen und deren

---

[1] Mit der Herstellung von Ultraschall-Diagnostik-Geräten befassen sich vorwiegend die folgenden Firmen: Alvar Elektronic, Montreuil-Paris, Frankreich; Kretz, Zipf, Oberösterreich; Hoffrel Instruments Inc., South Norwalk, Conn., USA; Japan Radio Co. Ltd., Tokyo, Japan; Kelvin & Hughes, Glasgow, Schottland; Metrix Inc., Denver, Colorado, USA; Physionics Ing. Inc., Longmont, Colorado, USA; Siemens-AG, Wernerwerk für Medizinische Technik, Erlangen; Smith-Kline Instrument Co., Philadelphia, Pa., USA; Sonomedic Corporation, Westwood, New Jersey, USA.

Amplitude nach rechts zu immer kleiner wird. Bei diesen Reflexionen handelt es sich um Mehrfachechos von der Rückwand des Phantoms. Das 3. Mehrfachecho — also die 4. Reflexion — wird nun durch Drehung des Maßstabreglers auf der Zentimeterskala so eingestellt, daß sein Anstieg genau bei 10 cm liegt (vgl. Abb. 22 unten). Diese Einstellung des Gerätes fixiert man. Nach einigen Monaten ist eine Eichkontrolle zweckmäßig.

Die Einführung einer Zentimeterskala haben wir gewählt, weil sich damit zeitraubende Umrechnungen vermeiden lassen und die Weite von Ventrikelabschnitten, Dicke des Hirnmantels, Durchmesser von Hämatomen sofort genau in Millimetern abgelesen werden können. Der Einwand KRAMERS (1964), eine Eichung in Zentimetern oder Millimetern Gewebe sei ungenau, kann außer acht gelassen werden. Der maximale Fehler, der dadurch zustandekommt, daß der Ultraschall neben Hirngewebe und Liquor, die sich in bezug auf die Schallgeschwindigkeit nur wenig unterscheiden, auch Knochen durchläuft, liegt bei einer Gesamtstrecke von 15 cm bei 1,0 bis 3,0 mm, also bei etwa 1 bis 2%. Dieser Fehler ist für das diagnostische Verfahren der Echo-Encephalographie bedeutungslos. Einige amerikanische Geräte blenden auf elektronischem Weg eine Zentimeter- bzw. Millimeterskala in den Kathodenstrahl ein.

2. Untersuchungstechnik und Bedienung des Gerätes

Der erste Schritt der Untersuchung besteht in der *Lagerung des Patienten*. Es hat sich bewährt, gehfähige Patienten in einem mit einer Kopfstütze versehenen Stuhl mit dem Gesicht zum Arzt zu untersuchen (s. Abb. 25). Andere Autoren bevorzugen eine Position hinter dem Patienten. Unter der Voraussetzung, daß der Untersucher Rechtshänder ist, werden liegende Kranke am besten von der rechten Seite des Patienten aus mit dem Blick auf diesen beschallt (s. Abb. 23). Der besondere Vorteil dieser Lagerung des Patienten besteht darin, daß der

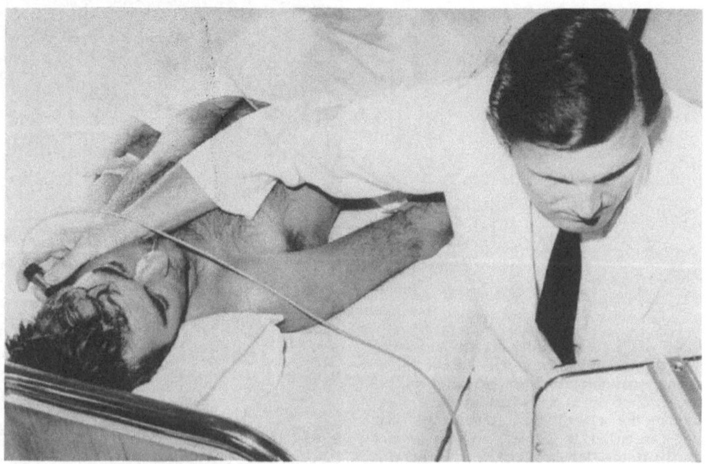

Abb. 23. Untersuchung eines liegenden Patienten am Krankenbett

Arzt den Prüfkopf immer mit der rechten Hand benutzen und sich mit dem kleinen Finger und dem Kleinfingerballen am Kopf des Patienten in der Jochbeingegend bzw. hinter dem Ohr abstützen kann, wodurch eine ruhige Haltung des Prüfkopfes ermöglicht wird (Abb. 24). Dies trifft besonders für unruhige Patienten zu (Kleinkinder, motorisch unruhige Schädel-Hirn-Verletzte), bei denen dann ein müheloses Mitgehen mit der aufgelegten Hand erfolgen kann. Die linke Hand bleibt dabei frei für die Bedienung des Gerätes und der Kamera. Die Verwendung von zwei Prüfköpfen, die gleichzeitig an beide Schläfen des Patienten gehalten werden, bereitet unseres Erachtens nur Schwierigkeiten und bietet keinerlei Vorteile.

Nach Lagerung des Patienten muß die *theoretische Mittellinie* des Kopfes des Patienten ermittelt werden. Dies kann auf dem Wege des *Transmissionsverfahrens* (= Durchschallungs-

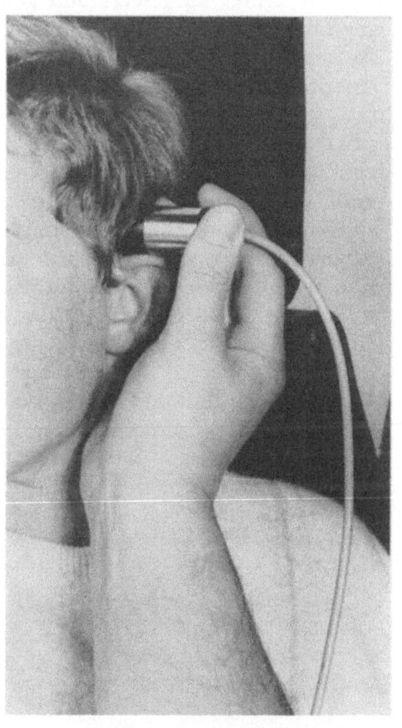
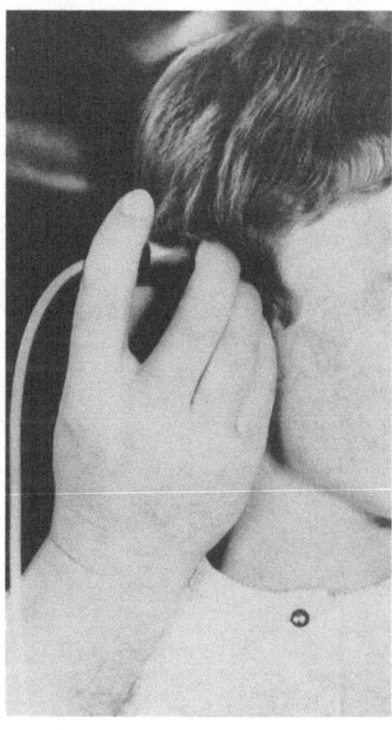

a   b

Abb. 24. Durch Abstützen mit dem Kleinfinger und Kleinfingerballen am Kopf des Patienten wird eine konstante Haltung des Prüfkopfes ermöglicht. a) Untersuchung von links, b) Untersuchung von rechts

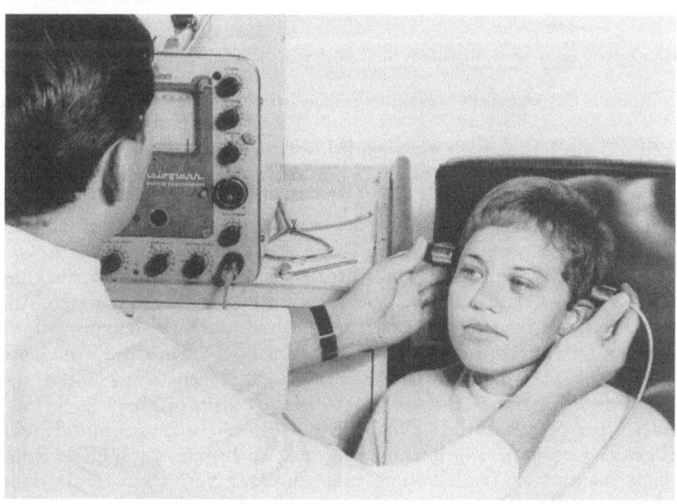

Abb. 25. Feststellung der theoretischen Mittellinie mit Hilfe des Durchschallungsverfahrens

oder Durchstrahlungsverfahren) geschehen. Hierzu sind eine Umschaltung des Gerätes und ein zweiter Prüfkopf erforderlich. Nach Aufbringen eines Kontaktmittels auf die Prüfköpfe werden diese in beiden Schläfenregionen etwas oberhalb des Ohres aufgesetzt und genau

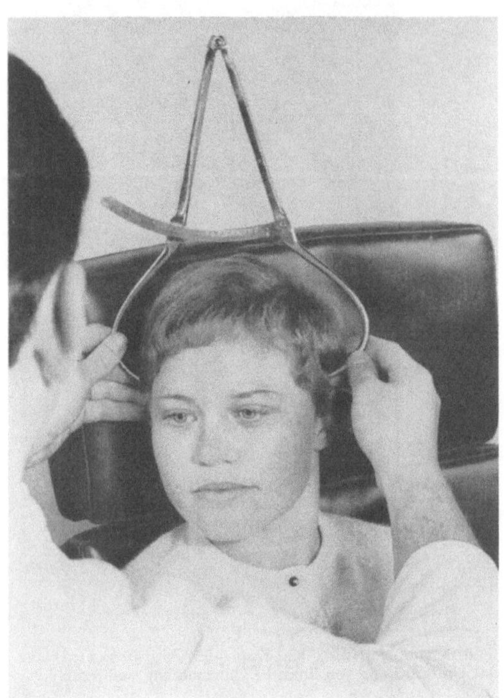

gegeneinander gerichtet (Abb. 25). Auf dem Bildschirm erscheint dann an der Stelle des halben Kopfdurchmessers eine einzelne Zacke, da der Ultraschall den Weg von einem Prüfkopf zum anderen nur einmal zurücklegen muß (T-Echo in Abb. 29). Die zweite, einfachere Möglichkeit, die von uns bevorzugt wird, besteht darin, daß man den bitemporalen Kopfdurchmesser mit einem *Tasterzirkel* (s. Abb. 26) mißt und durch Halbierung des so erhaltenen Wertes die theoretische Mittellinie bestimmt. Dann wird im Bereich der Temporalregion *ein Prüfkopf* angelegt und durch ein Kopplungsmittel am unrasierten Kopf ein ausreichender Kontakt hergestellt.

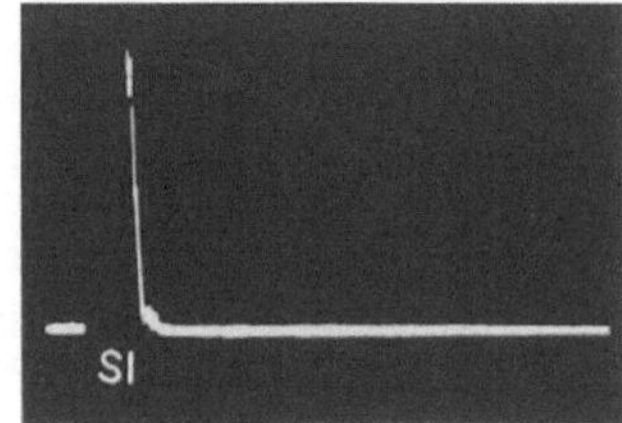

Abb. 26Abb. 27

Abb. 26. Feststellung der theoretischen Mittellinie durch Messung des bitemporalen Kopfdurchmessers mit einem Tasterzirkel

Abb. 27. Der Sendeimpuls (SI) wird nach Einschalten des Gerätes am linken Rand des Laufzeitbildes sichtbar

Das Laufzeitbild des Ultraschalls auf dem Bildschirm der Kathodenstrahlröhre, das sogenannte Echogramm, zeigt auch ohne Aufsetzen des Prüfkopfes auf einen Körper einen hohen Ausschlag am linken Rand des Bildschirms, den bereits erwähnten Sendeimpuls (s. Abb. 27). Die elektrischen Potentialschwankungen, die den Kristall anregen, sind für diesen Ausschlag verantwortlich. Dem Sendeimpuls folgt dann eine glatte Nullinie. Reflektierte, vom elektroakustischen Wandler empfangene Ultraschallenergiemengen werden als Auslenkungen dieser Nullinie — d. h. Echos — aufgezeichnet. Dabei gilt für alle Messungen der erste Anstieg eines Echos als Bezugspunkt, nicht jedoch die Spitze der Kathodenstrahlauslenkung.

Nach Aufsetzen des Prüfkopfes erscheinen auf dem Bildschirm der Kathodenstrahlröhre nun die verschiedenen unten näher zu erläuternden Reflexionen. Die Höhe der Amplitude der einzelnen Echos läßt sich durch *Änderung der Impulsintensität* stufenweise im Sendeteil des Gerätes verändern (s. Abb. 28 a bis d). Eine zweite Möglichkeit der Amplitudenveränderung besteht in der *Verstärkerregulierung* im Empfangsteil. Zu Beginn der Untersuchung arbeiten wir zunächst mit maximaler Sendeleistung und Empfangsverstärkung, die dann je nach Echohöhe verringert werden. Der nächste Schritt besteht in der *Einschaltung des sogenannten Tiefenausgleichs,* wodurch erreicht wird, daß die Reflexionen über den gesamten Bereich des

Echogramms etwa eine gleichhohe Amplitude aufweisen. Der Tiefenausgleich arbeitet so, daß die Reflexionen von prüfkopfnahen Strukturen stark, von prüfkopffernen Strukturen immer weniger herabgemindert werden (vgl. Abb. 28 e). Eine weitere Möglichkeit, das Echogramm

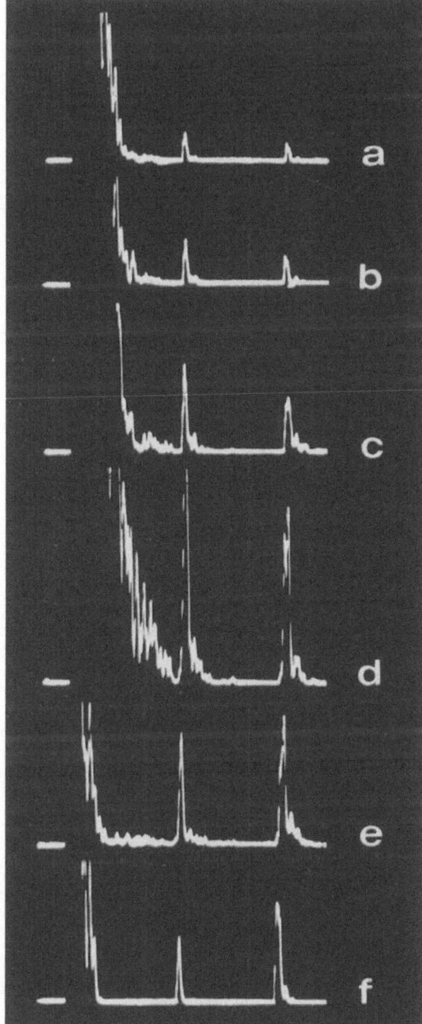

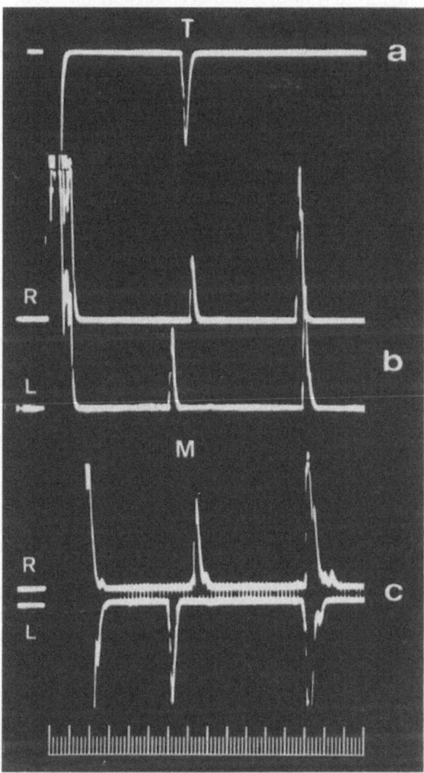

Abb. 29. Photographische Dokumentation des Schirmbildes. a) Transmissionsimpuls T (= theoretisches Mittelecho). b) Abbildung der Echogramme bei Beschallung von rechts (R) und von links (L) übereinander unter *Anheben* des Kathodenstrahls mit Doppelbelichtung. c) Abbildung der Echogramme bei Beschallung von rechts (R) und von links (L) unter *Kippen* des Kathodenstrahlbildes nach unten mit Doppelbelichtung

Abb. 28. Einfluß von Impulsstärke, Tiefenausgleich und Schwellwertregler auf das Kathodenstrahlbild (= Echogramm). a) bis d) Stufenweise Erhöhung der Impulsintensität: Alle Echos werden größer. Das Initialecho dehnt sich bei hoher Impulsstärke bis zum Mittelecho hin aus. e) Durch Einschalten des Tiefenausgleichs erfolgt eine Dämpfung der Reflexionen von prüfkopfnahen Strukturen. f) Durch Einschalten des Schwellwertreglers können kleinere Reflexionen (Störechos) abgeschnitten werden („cut the grass")

übersichtlicher zu gestalten, bietet der *Schwellwertregler*. Durch ihn können die kleineren Störechos ausgeschaltet werden („cut the grass"). Abb. 28 e/f zeigt zwei Echogramme vom gleichen Patienten, einmal mit und einmal ohne Einschaltung des Schwellwertreglers.

Die Beschallung wird zunächst von der linken Schläfe aus durchgeführt, dann von der rechten Seite her. Ist durch Bewegen des Prüfkopfes und Einregulierung des Kathodenstrahlbildes eine übersichtliche Kurve entstanden, so kann durch eine Polaroid-Land-Camera das Schirmbild photographiert werden (s. Abb. 30). Es hat sich als zweckmäßig erwiesen, die

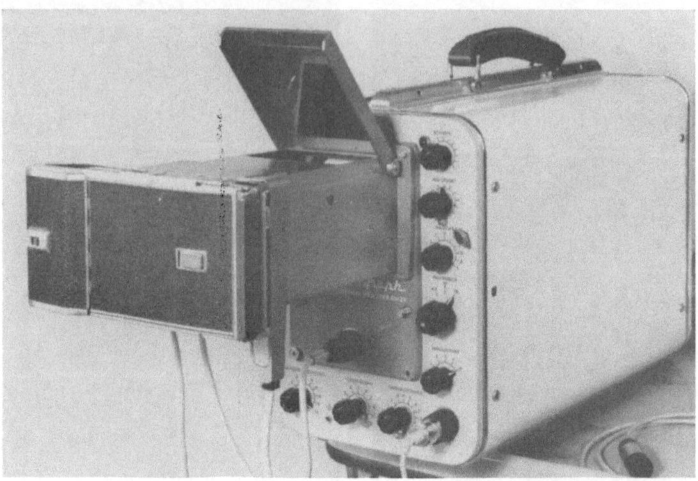

Abb. 30. Echo-Encephalograph mit aufgesetzter Photoeinrichtung (Oscillophot Steinheil mit Polaroid-Kassette)

von links und von rechts erhaltenen Echogramme durch Doppelbelichtung auf einem einzigen Film festzuhalten. Dabei kann entweder durch Anhebung des Kathodenstrahls ein Bild mit beiden Ableitungen erzielt werden (s. Abb. 29 b), oder man stellt den Kathodenstrahl von

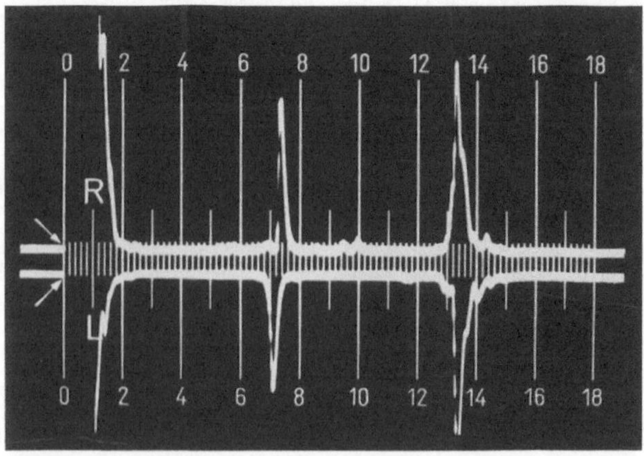

Abb. 31. Normales Echo-Encephalogramm. Einstellung des Nullpunktes: die erste Unterbrechung des Kathodenstrahles muß mit dem Beginn der Zentimeterskala übereinstimmen (Pfeile)

vorneherein auf die Mitte der Kathodenstrahlröhre ein und kippt für die zweite Kurve den Kathodenstrahl einfach nach unten (s. Abb. 29 c und 31). Die letztere Methode hat den Vorteil, daß Verlagerungen des Mittellinienechos leichter erkannt werden können, andererseits den

Nachteil, daß die Amplitude einer Reflexion, die bei der Beurteilung ebenfalls oft eine Rolle spielt, weniger gut zu beobachten ist, da nur die halbe Höhe des Bildschirms zur Verfügung steht. Wir bevorzugen die Registrierung beider Kurven übereinander. Die Anhebung der Nullinie erfolgt dabei mittels eines Fußschalters. Die Dokumentation des Schirmbildes kann mit oder ohne eingeblendete Zentimeterskala durchgeführt werden.

Als *Filmmaterial* wurde Polascope-Film Type 410 verwendet. Dieses Aufnahmematerial gestattet sehr kurze Belichtungszeiten, da die Empfindlichkeit bei etwa 41° DIN bzw. 10 000 ASA liegt. Bereits 10 sec nach der Exposition kann das fertige Echogramm aus der Kamera gezogen werden. Polascope-Film Type 47 erfordert eine viermal längere Belichtungszeit und ergibt nicht so kontrastreiche Aufnahmen.

Die Untersuchung dauert zur Bestimmung des Mittelechos beim Gesunden durchschnittlich nur 1 bis 2 min, bei pathologischen Befunden kann sie dagegen längere Zeit in Anspruch nehmen (4 bis 5 min, einschließlich Foto-Dokumentation, vgl. hierzu auch JEFFERSON, 1962). Ein derartiger Zeitaufwand ist sicher auch in ganz akuten Fällen zu verantworten, da nicht selten auf Grund des echo-encephalographischen Befundes ohne nachfolgende Kontrastmitteluntersuchungen trepaniert werden kann (vgl. Abschnitt über epidurale Hämatome).

Ausführlichere echo-encephalographische Untersuchungen mit Bestimmung der Weite des 3. Ventrikels, der Unterhörner oder Aufsuchen von Tumorreflexionen erfordern natürlich mehr Zeit (10 bis 20 min, manchmal auch länger).

Die Vornahme einer echo-encephalographischen Untersuchung nach einer Luftdarstellung der Hirnkammern ist nicht möglich, da an der Grenzfläche zwischen Hirngewebe und der eingebrachten Luft Totalreflexion eintritt. Dadurch entstehen derartig große Kathodenstrahlauslenkungen auf dem Bildschirm, daß eine Beurteilung unmöglich wird. Die Untersuchung kann erst dann wieder ordnungsgemäß durchgeführt werden, wenn alle Luft aus den Ventrikeln resorbiert ist, da selbst geringe Luftmengen im Beschallungsbereich hohe Echoausschläge hervorrufen.

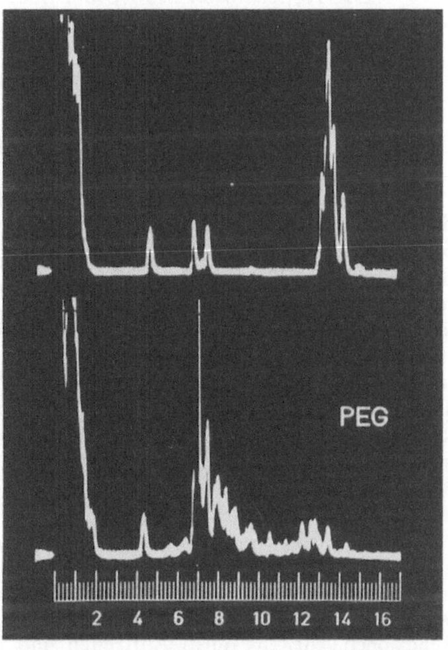

Abb. 32. Echo-encephalographische Untersuchung vor und während Durchführung einer Pneumencephalographie. Oben: Doppelecho von den Wänden der 3. Hirnkammer. Unten: Bei Eintritt von Luft in den 3. Ventrikel kommt es zu einer Totalreflexion an der Grenzfläche Ventrikelwand — Luft (PEG)

FORD und AMBROSE (1963) benutzten diese Tatsache, um sich während einer Pneumencephalographie vom Eindringen der Luft in den 3. Ventrikel zu überzeugen. Abb. 32 zeigt Echo-Encephalogramme vor und während des Eintritts der Luft in den 3. Ventrikel bei dieser Untersuchung. TANAKA hat über ähnliche Beobachtungen beim posttraumatischen Pneumocephalus berichtet.

Teil II. Allgemeine Echo-Encephalographie

Die Reflexionen des Echo-Encephalogramms und deren Herkunft

A. Das normale Echo-Encephalogramm

1. Initialecho

Bei der temporalen Beschallung des Schädels kommt eine ganze Reihe von Echos zustande, die im folgenden einzeln besprochen werden sollen. Nach Anlegen des Prüfkopfes an den Schädel wird der Sendeimpuls ausgelöscht durch die multiplen Reflexionen, die an den Grenzflächen zwischen Kopfschwarte, Muskelfaszie und Knochen direkt unter dem Prüfkopf entstehen. Diesen ganzen Komplex bezeichnet man als „Initialecho" (vgl. Abb. 33). Die Länge des Initialechos ist abhängig von der Sendestärke, der Dicke der prüfkopfnahen Kopfwand (Haut, Muskel und Knochen) und eventuellen pathologischen Veränderungen in der Kopfschwarte (Kopfschwartenhämatome, s. dort). Außerdem läßt sich durch Regulierung mit dem Tiefenausgleich das Initialecho verkürzen, so daß in ausgewählten Fällen auch eine Beurteilung von Reflexionen, die kurz nach dem Initialecho auftreten, erfolgen kann. Das Initialecho befindet sich bei jeder Position des Prüfkopfes an der linken Seite des Bildschirms.

2. Endecho

Am rechten Rand des Bildschirms taucht bei der Beschallung des Schädels eine Reflexion hoher Amplitude auf (s. Abb. 33). Dieses Echo, oder besser dieser Echokomplex aus mehreren Reflexionen, entsteht durch Auftreffen und Reflexion von Ultraschallenergie an der dem Prüfkopf gegenüberliegenden Schädelseite. Das Endecho wurde eingehender von SMYTH (1964) untersucht. Er gibt an, daß sich der Endecho-Komplex im allgemeinen aus 3 oder 4 Einzelreflexionen zusammensetzt. Nach SMYTH kommt der erste Anstieg an der Grenzfläche Gehirn-Meningen zustande. Dann folgen zwei Reflexionen vom Schädelknochen (innere und äußere Oberfläche der Temporalschuppe) und schließlich eine Reflexion, die an der Grenze äußere Haut/Luft entsteht. Nach unseren eigenen klinischen Erfahrungen ist es nicht immer möglich, eine Aufgliederung des Endechos vorzunehmen, da in sehr vielen Fällen alle Reflexionen zu einem Echo mit breiter Basis zusammenschmelzen (vgl. die folgenden Echogramme). Richtig ist sicher, daß der *erste Anstieg des Endechos auf die Ultraschallreflexionen an der harten Hirnhaut zurückgeht* (s. auch OBERSCHULTE-BECKMANN und OTTO, 1967). Da jedoch die Dura im temporalen Bereich nach eigenen Messungen maximal eine Dicke von 0,3 bis 0,4 mm besitzt, kann die hier entstehende Reflexion nicht vom Knochenecho getrennt registriert werden. Bei der heute üblichen Registriertechnik, der verwendeten Impulslänge von 1 μs im Gehirn und der Bildschirmgröße müssen 2 Grenzflächen mindestens 0,75 mm auseinanderliegen, um 2 voneinander klar unterscheidbare Reflexionen hervorrufen zu können. Für die Beurteilung von Echogrammen kommt dem ersten Echoanstieg beim Endecho die größte Bedeutung zu. Diese Reflexion taucht auf dem Bildschirm immer beträchtlich vor der Stelle des Kopfdurchmessers auf, da der Ultraschall noch die ganze Strecke von Dura bis zur äußeren Kopfhaut zu durch-

laufen hat. Diese Strecke, von FEUER-
LEIN und DILLING (1965) als Kopfwanddicke bezeichnet, beträgt bei
Erwachsenen nach eigenen Untersuchungen 8 bis 15 mm (Frauen 8 bis
12 mm, Männer 10 bis 15 mm). Die
Kopfwanddicke bei Säuglingen und
Kindern ist in Abb. 34 graphisch
dargestellt. Es kann also zur Ermittlung des theoretischen Mittellinienechos nicht einfach der Strecke Initialecho—Endecho ein Betrag von 8
bis 9 mm hinzugezählt werden, um
dann den Gesamtwert zu halbieren,
wie dies FEUERLEIN und DILLING
(1965) vorschlagen, um das theoretische Mittelecho festzulegen. Durch
einen einfachen Handgriff, den DE
VLIEGER (1964) angegeben hat, läßt
sich aber das Schädelaustrittsecho
von den übrigen Reflexionen des
Endecho-Komplexes unterscheiden.
Bewegt man die dem Prüfkopf gegenüberliegende Kopfschwarte mit
dem Finger hin und her, so sieht
man auf dem Bildschirm Amplitu-
denschwankungen des tatsächlichen
Schädelaustrittsechos, während die
anderen Ausschläge des Endechos
unverändert bleiben.

Normalerweise soll bei Ableitung
von links und von rechts das Endecho an der gleichen Stelle auf dem
Bildschirm erscheinen. Ist dies nicht
der Fall, so kommen folgende Möglichkeiten in Betracht:

1. unterschiedliche Ansatzstelle
des Prüfkopfes,

2. unterschiedliche Richtung des
Ultraschallstrahlenbündels und

3. unterschiedliche Kopfwanddicke.

Die beiden erstgenannten Fehler-
quellen können rasch überprüft und
ausgeschaltet werden. Falls hierdurch
keine Kongruenz der Position des
Endechos zu erzielen ist, so liegt eine
unterschiedlich dicke Kopfwand vor.
Dies kann auf einer Schädelasymmetrie beruhen, wobei auf einer Seite
der Knochen deutlich verdickt ist
(sehr selten). Häufiger kommt dieser
Befund durch Verdickungen der

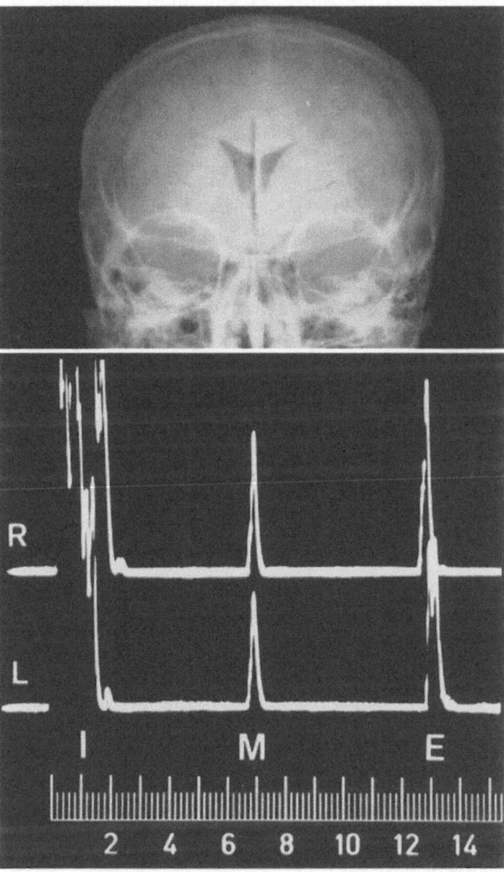

Abb. 33. Normales Echo-Encephalogramm und Hirnkammerluft-
bild des gleichen Patienten. Untere Kurve Beschallung von links
temporal, obere Kurve von rechts temporal. I = Initialecho,
M = Mittelecho, E = Endecho

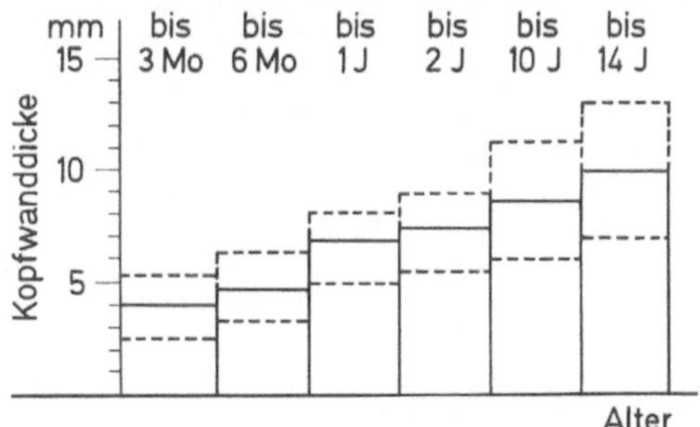

Abb. 34. Kopfwanddicke bei Kindern bis zu 14 Jahren. Ultraschallmessungen bei 549 Probanden

Kopfschwarte einschließlich Muskulatur zustande, wenn beispielsweise nach einem Schädeltrauma ein einseitiges Kopfschwartenhämatom vorliegt. Die Erkennung einer solchen Veränderung ist für die Beurteilung von Echo-Encephalogrammen speziell bei Schädel-Hirn-
verletzten von Wichtigkeit, da hierdurch Massenverschiebungen vorgetäuscht werden können.
Eine ausführliche Besprechung mit Bildbeispielen erfolgt auf den Seiten 116 u. 117.

3. Mittellinienecho

Das entscheidende Kriterium für die Beurteilung eines Echo-Encephalogramms stellt das
sogenannte „Mittellinienecho", kurz Mittelecho dar. Diese Reflexion taucht mit großer Regelmäßigkeit im mittleren Bereich des Echogramms auf. Normalerweise erscheint dieses Echo
bei Beschallung von links und von rechts an gleicher Stelle auf dem Bildschirm (vgl. Abb. 33);
d. h. die Wegstrecke Initialecho—Mittelecho ist bei Beschallung von beiden Seiten aus im Nor-
malfalle gleich lang. Dasselbe trifft auch für die Distanz Mittelecho—Endecho zu, die jedoch
gegenüber der zuerst genannten Strecke um den Betrag der Kopfwanddicke kürzer ist
(s. Abb. 36).

Über die Entstehung des Mittelechos gehen die Meinungen noch immer auseinander, obwohl seit 1961 keine wesentlichen neuen Gesichtspunkte mehr in die Debatte gebracht wurden.
Alle im Bereich der Medianebene des Gehirns gelegenen Strukturen wurden als Mittelechoquelle genannt.

a) Corpus pineale (LEKSELL, 1958; JEPPSSON, 1960, 1961)

LEKSELL kam durch klinische Untersuchungen und Experimente an Leichengehirnen zu der
Auffassung, daß die Hauptquelle für das Mittelecho die verkalkte Zirbeldrüse, ganz gleich ob
röntgenologisch sichtbar oder nicht, darstellt. Als Beweis für seine Behauptung sieht er an,
daß das Zirbeldrüsenecho als einzige Reflexion von beliebigen Beschallungspunkten aus
registriert werden kann. Bei Leichenexperimenten fand er, daß das Mittellinienecho nach Entfernung der Zirbeldrüse verschwand. Diese Untersuchungen wurden von GORDON (1959)
sowie TER BRAAK et al. (1961) wiederholt. Auch nach Entfernung der Epiphyse war im
Gegensatz zu den Leksellschen Ergebnissen noch immer ein Mittelecho vorhanden. JEPPSSON
(1961) legte in seiner Monographie über die Echo-Encephalographie seine eingehenden Untersuchungsergebnisse zu dieser Frage vor und kam zum gleichen Ergebnis wie LEKSELL. Er
führte vor allem die Kugelform der Epiphyse als Beweis dafür an, daß sie als einzige Struktur der Mittelebene des Gehirns in der Lage sei, Ultraschall nach allen Seiten in gleicher
Stärke zu reflektieren. Eigene Untersuchungen führten zu einer teilweisen Übereinstimmung
mit JEPPSSON bzw. LEKSELL, klärten aber auch die Widersprüche der verschiedenen Ergebnisse.
Während JEPPSSON die zu den Experimenten verwandten Leichengehirne in eine 10%ige
Invertzuckerlösung tauchte und diese damit völlig durchspülte, wurden die eigenen Untersuchungen an Gehirnen in physiologischer Kochsalzlösung vorgenommen. Es zeigte sich
nämlich bei Vorversuchen, daß 10%ige Invertose mit einem spezifischen Gewicht von
1037 kg/m³ bei 22° C und einer Schallgeschwindigkeit von 1532 m/s eine akustische Impedanz
von $1,588 \cdot 10^6$ Ns/m³ besitzt. Das ist fast genau der Wert, der auch für frisches Hirngewebe
ermittelt werden konnte ($1,585 \cdot 10^6$ Ns/m³). Bei der von JEPPSSON angegebenen Versuchsanordnung war es daher nicht möglich, eindeutige Reflexionen von den Ventrikelwänden zu erhalten,
da durch die Auffüllung der Hirnkammern mit Invertzuckerlösung die normalerweise zwischen Hirngewebe und Liquor vorhandenen Unterschiede in der akustischen Impedanz praktisch völlig verwischt wurden. Das einzige hohe Echo im Mittelbereich war folglich dasjenige
der verkalkten Epiphyse.

Bei den eigenen Experimenten an Leichengehirnen konnte auch nach vorsichtigem Heraus-
präparieren der Zirbeldrüse noch ein eindeutiges Mittelecho abgeleitet werden. Die Form des
M-Echos hatte sich aber entscheidend verändert. Während das von der verkalkten Epiphyse
stammende M-Echo eine große Zacke mit breiter Basis darstellte, ließ sich nach Entfernung

des Corpus pineale ein Doppelecho geringerer Amplitude registrieren, das von den Wänden des hinteren Teils des 3. Ventrikels hervorgerufen worden sein dürfte. Bei der Ableitung von vorne war nach dieser Manipulation kein M-Echo mehr zu erkennen. *Dieses Resultat zeigt bereits, daß es keine alleinige Quelle des Mittellinienechos gibt, sondern daß verschiedene Strukturen im Bereich der Mittelebene des Gehirns Ultraschall reflektieren können.*

BRYLSKI und IZENSTARK (1965) haben eine interessante Methode zur genauen Lokalisation der das Mittelecho verursachenden Strukturen am Lebenden angegeben. Mit Hilfe einer halbbogenförmigen Schablone werden dabei die Punkte am Schädel mit Metallmarken gekennzeichnet, an denen der Ultraschallstrahl durch den Schädel tritt. Die Markierung erfolgt, wenn das M-Echo die größte Amplitude erreicht. Dieses Verfahren wird von beiden Seiten aus durchgeführt. Dann werden Röntgenaufnahmen des Schädels in verschiedenen Projektionen angefertigt. Bei einem Teil der Patienten lag eine verkalkte Epiphyse vor, bei einigen anderen, ohne eine solche Verkalkung, wurde nach der Markierung eine Luftfüllung der Ventrikel vorgenommen. Bei Verbindung der auf den Röntgenaufnahmen sichtbaren Marken trafen sich die beiden Trajekten stets im Bereich der verkalkten oder nicht verkalkten Epiphyse bzw. im Recessus suprapinealis. Zu ähnlichen Ergebnissen gelangte auch FISHER (1966). LITHANDER (1961) negierte die Bedeutung der Zirbeldrüse als Mittelechoquelle und argumentierte, daß die verkalkte Epiphyse wegen ihrer runden Form wesentlich schlechtere Reflexionsbedingungen biete als plane Flächen, z. B. die Wände des 3. Ventrikels. Es ist jedoch zu bemerken, daß der Unterschied der akustischen Impedanzen zwischen Hirngewebe und Kalk rund 50mal höher ist als derjenige zwischen Hirngewebe und Liquor. Da die Epiphyse aus einem Konglomerat von kleineren Verkalkungsherden besteht, trifft das Ultraschallstrahlenbündel immer kleine Grenzflächen, die senkrecht zur Beschallungsrichtung stehen und den Ultraschall zum Prüfkopf zurück reflektieren.

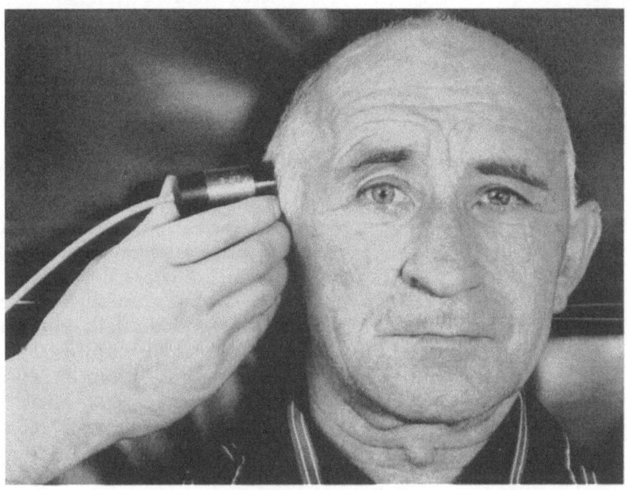

Abb. 35. Beschallung der Epiphyse: Der Prüfkopf wird etwas oberhalb und hinter dem Ohransatz angelegt und gering nach oben gekippt

Die eigene Beobachtung, wonach sowohl Plexusverkalkungen (vgl. Abb. 43) als auch Kalkherde in Hirngeschwülsten außergewöhnlich hohe Echos erzeugen, spricht ebenfalls für die Annahme, daß die verkalkte Zirbeldrüse eine sehr wichtige Quelle des Mittellinienechos darstellt.

Alle Autoren, die die verkalkte Epiphyse als M-Echoquelle ansehen, sind sich darüber einig, daß für das Zustandekommen eines signifikanten Mittelechos eine röntgenologisch sichtbare Calcifikation nicht erforderlich ist. Auf der anderen Seite kommt die Epiphyse erst dann als M-Echoquelle in Betracht, wenn der Verkalkungsprozeß ein gewisses Ausmaß erreicht hat. Nach Jeppsson beginnt dieser frühestens gegen Ende des 1. Lebensjahrzehnts. Bei Kindern und Jugendlichen müssen also andere Mittelechoquellen vorhanden sein, die aber auch bei Erwachsenen bedeutungsvoll sein können.

Zur Untersuchungstechnik ist zu sagen, daß das von der Zirbeldrüse stammende Echo am leichtesten abzuleiten ist, wenn der Prüfkopf etwas oberhalb und hinter dem Ohransatz angelegt und leicht nach oben gekippt wird (s. Abb. 35).

b) Septum pellucidum (Gordon, 1958, 1959; Lithander, 1961; Taylor, Newell und Karvounis, 1961; Jeffersson, 1962)

Nach Gordon wird das Mittelecho vom Septum pellucidum hervorgerufen. Eine Reihe weiterer Autoren ist mit ihm dieser Auffassung (Lithander, 1961, Taylor, Newell und Karvounis, 1961, Jeffersson, 1962). Von diesen werden jedoch noch andere Strukturen als Quelle des Mittelechos erwähnt.

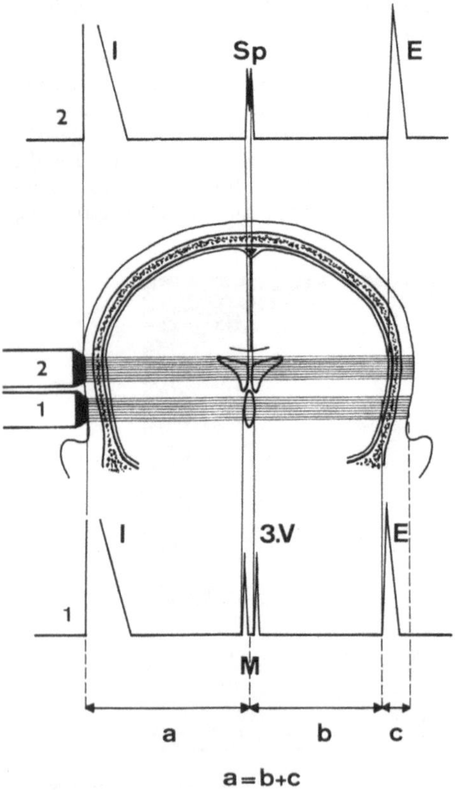

Bei der üblichen Applikation des Prüfkopfes am Schädel direkt oberhalb des Ohransatzes liegt das Septum pellucidum nicht im Beschallungsbereich (s. Abb. 36). Lediglich, wenn der Prüfkopf 2 cm höher und etwas vor dem Ohr aufgesetzt wird, ist damit zu rechnen, daß die Wände des Septum pellucidum den Ultraschall reflektieren können (s. Abb. 36). (Schiefer, Kazner und Brückner, 1963; Kazner und Schiefer, 1966). Dies hat eine gewisse Bedeutung bei Vorliegen eines Hydrocephalus internus, wie weiter unten noch besprochen wird.

c) Interhemisphärenspalt (de Vlieger und Ridder, 1959)

Nach de Vlieger und Ridder stellt die Fissura longitudinalis die Hauptquelle des M-Echos dar. Die Fissur, die die beiden Großhirnhemisphären unterteilt und Liquor enthält, fällt zusammen mit der Mittelebene des Gehirns. Die Autoren begründen ihre Ansicht mit einer Reihe von Beobachtungen. Das Mittelecho sei von verschiedenen Punkten des Schädels aus zu erhalten, es müsse also eine größere Fläche als Mittelechoquelle vorliegen. Häufig sehe man eine Doppelung des Mittelechos, die dadurch zustande käme, daß die beiden Oberflächen im Mittelspalt etwas voneinander getrennt seien. Als wichtiges Argument wird die Tatsache angeführt, daß nicht selten eine Pulsation des Mittelechos bzw. der beiden Mittelreflexionen zu beobachten sei. Diese Pulsation geht synchron mit dem Herzschlag, und die beiden Reflexionen pulsieren in einer 180° entgegengesetzten Phase. Dies komme dadurch zustande,

Abb. 36. Schematische Darstellung zur Entstehung der Reflexionen von den Wänden des 3. Ventrikels (1) und des Septum pellucidum (2) bei *nicht* verlagertem Ventrikelsystem. Die Strecke Initialecho/Mittelecho (a) ist um den Betrag der Kopfwanddicke (c) länger als die Strecke Mittelecho/Endecho (b)

daß das Hirnvolumen während der ankommenden Pulswelle sich jeweils vergrößere und eine Oberflächenveränderung im Sinne einer verstärkten Konkavität bzw. Konvexität hervorrufe.

Bei allen Überlegungen wird aber die Tatsache außer acht gelassen, daß die Falx cerebri die Fissura interhemisphaerica nahezu völlig ausfüllt und diese starre Membran Massenverschiebungen nur in einem relativ geringen Ausmaß mitmacht. Die Verlagerungserscheinungen finden im wesentlichen im Bereich unterhalb der Falx statt (3. Ventrikel, Epiphyse!). Außerdem liegt die Fissura interhemisphaerica so hoch, daß sie von dem üblichen Beschallungspunkt aus nicht senkrecht getroffen werden kann. Bei planen Flächen oder weitgehend glatten Oberflächen ist aber das senkrechte Auftreffen eine Voraussetzung für die Entstehung eines verwertbaren Echos. Lediglich bei einem weiter frontal oder occipital gelegenen Ansatzpunkt erscheint es theoretisch möglich, ein Mittelecho vom Interhemisphärenspalt ableiten zu können.

d) Falx cerebri (LITHANDER, 1961)

Die Falx cerebri ergibt, wie durch Leichenexperimente bewiesen, ebenfalls ein Mittelecho (JEPPSSON, 1961; LITHANDER, 1961). Für die klinische Untersuchung ist dieses Echo jedoch ohne große Bedeutung, da bei der üblichen bitemporalen Ultraschalluntersuchung diese Struktur außerhalb des erfaßbaren Bereiches liegt (GORDON, 1959; DE VLIEGER und RIDDER, 1959). Beim Erwachsenen gelingt es kaum, von einem Ansatzpunkt, der senkrecht zur Falx cerebri steht, Echos von dieser Membran aufzufangen. Der dicke Schädelknochen absorbiert im oberen Bereich der Temporalschuppe und des Scheitelbeins den Ultraschall nahezu völlig,

so daß keine verwertbaren Reflexionen mehr zu registrieren sind. Bei Säuglingen mit Hydrocephalus zeigt diese Reflexion oft ein eigenartiges Fibrillieren.

JEPPSSON hat bei seinen Untersuchungen über die Herkunft des Mittelechos auch die Bedeutung der Falx cerebri ausführlich untersucht. Er schreibt: „Die Dura ist vom ultraschallphysikalischen Standpunkt sehr interessant, besonders die Falx cerebri, eine stark fibröse Struktur aus einer Duraduplikatur in der Medianebene des Gehirns. Die spezielle Untersuchung der Rolle, die die Falx cerebri als Quelle des Mittellinienechos spielt, zeigt, daß sie den Ultraschall stark reflektiert." JEPPSSON (1961) untersuchte im Wassertank Gehirne mit der intakten Falx echo-encephalographisch. Es ließ sich dabei eine Fläche herausstellen, die der Ausdehnung der Falx entsprach, in deren Bereich ein scharfes Echo hoher Amplitude auftrat. Nach Entfernung der Falx verschwand dieses Echo, oder es war nur noch eine wenige Millimeter hohe Reflexion zu sehen, die vom Interhemisphärenspalt stammte.

Diese zweifellos sehr bedeutungsvolle Beobachtung läßt sich klinisch vor allem bei Kin-

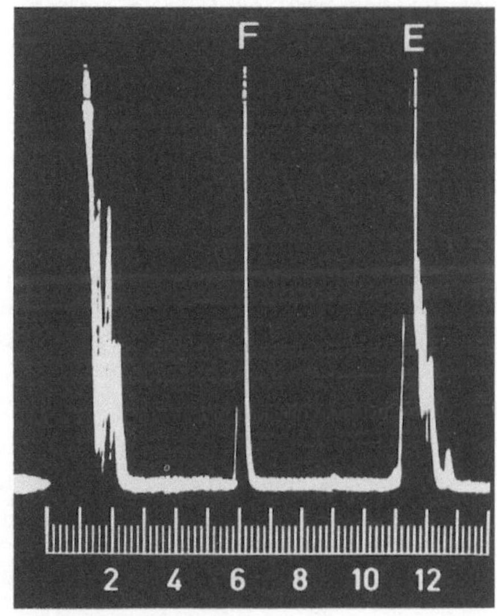

Abb. 37. Von der Falx cerebri stammendes Mittelecho (F) bei einem Kind. Die Reflexion ist nur zu registrieren, wenn der Prüfkopf entsprechend hoch in der Temporo-Parietal-Region angelegt wird

dern immer wieder bestätigen. Setzt man nämlich den Prüfkopf etwa 3 cm höher an als an der normalen Beschallungsstelle direkt über dem Ohr, so wird die Falx cerebri vom Ultraschall erfaßt, und auf dem Bildschirm schießt ein Echo empor, das alle anderen Reflexionen an Höhe bei weitem übersteigt (s. Abb. 37) (KAZNER, KUNZE, SCHIEFER, 1965). Dies stimmt sehr gut mit Beobachtungen anderer Untersucher überein (EDLER und HERTZ, 1945; WILD und REID, 1953), die zeigen, daß fibröse Oberflächen, wie das Endokard oder Muskelfaszien, unerwartet starke Ultraschallreflexionen hervorrufen.

e) 3. Ventrikel (GORDON, 1959; DE VLIEGER und RIDDER, 1959; LITHANDER, 1961)

Nach GORDON (1959) kommt neben dem Septum pellucidum den seitlichen Wänden des 3. Ventrikels die größte Bedeutung bei der Entstehung des Mittellinienechos zu. Der gleichen Ansicht sind LITHANDER (1961), JEFFERSON (1962), TAYLOR, NEWELL und KARVOUNIS (1961). DE VLIEGER und RIDDER (1959), sowie GORDON (1959) sahen im mittleren Bereich des Echo-Encephalogramms ein Doppelecho auf dem Bildschirm, von dem sie annahmen, daß es an den seitlichen Wänden des 3. Ventrikels entsteht; LITHANDER berichtete 1961 erstmals über durch

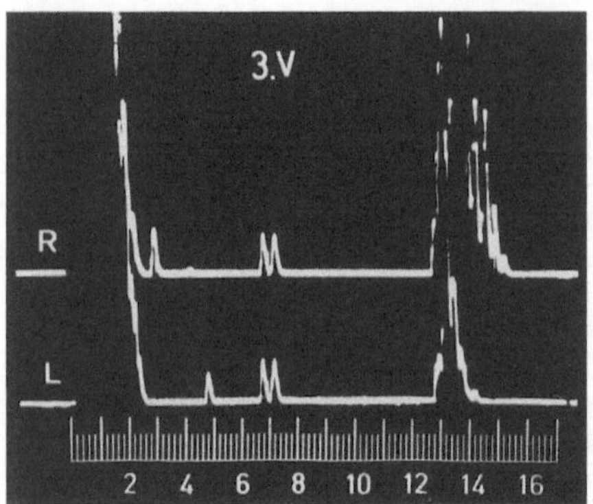

solche Doppelechos und Seitenventrikelreflexionen mittels Ultraschall diagnostizierte Ventrikelerweiterungen bei Kindern mit Hydrocephalus. Auch bei gesunden Vergleichspersonen konnte die Weite des 3. Ventrikels bestimmt werden. JEPPSSON (1961) glaubte auf Grund physikalischer Berechnungen, daß es bei den meisten Erwachsenen wegen der weitgehenden Absorption des Ultraschalls durch den Schädelknochen unmöglich sei, Reflexionen von Ventrikelwänden zu erhalten. Dies gelte nicht für Kinder und Erwachsene mit einem außergewöhnlich dünnen Schädelknochen.

SCHIEFER, KAZNER und BRÜCKNER (1963) konnten bei einer größeren Serie von Gesunden aller Altersstufen anhand eines charakteristischen Doppelechos die Weite des 3. Ventrikels messen. Bei 129 Personen lag der Querdurchmesser der 3. Hirnkammer zwischen 3 und 6 mm. Das typische echo-en-

Abb. 38. Echo-Encephalogramm mit gedoppeltem Mittelecho, das von den Seitenwänden des 3. Ventrikels hervorgerufen wird. Die Weite dieser Hirnkammer kann dadurch bestimmt werden. Sie beträgt im vorliegenden Falle 4 mm. Pat. S. W., 7 Jahre, Echo-Nr. 626/63

cephalographische Bild eines 3. Ventrikels zeigt Abb. 38. Inzwischen wurde von uns die Weite des 3. Ventrikels in allen Altersstufen gemessen. Die hierbei gefundenen Werte sind in der Abb. 39 wiedergegeben. Daraus läßt sich folgern, daß ein 3. Ventrikel von mehr als 7 mm

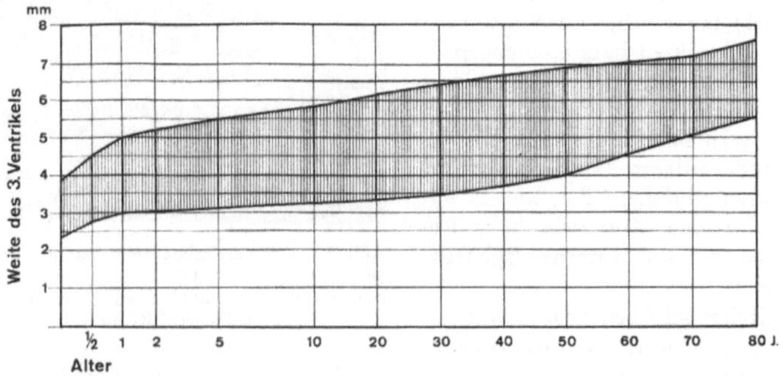

Abb. 39. Echo-encephalographische Messungen der Weite des 3. Ventrikels bei 280 Gesunden (144 Kinder, 136 Erwachsene). Die gefundenen Werte liegen innerhalb des schraffierten Bereichs. In den ersten Lebensjahren nimmt die Weite des 3. Ventrikels rasch zu. Vor dem 60. Lebensjahr muß ein Wert von mehr als 7,0 mm als pathologisch angesehen werden

beim Erwachsenen als pathologisch anzusehen ist. Bei Kindern liegen die oberen Grenzwerte noch viel niedriger.

Zu ähnlichen Ergebnissen kamen FEUERLEIN und DILLING (1967) anhand echo-encephalographischer Untersuchungen von 300 gesunden Probanden verschiedener Altersgruppen. Lediglich bei Personen über 70 Jahren beobachteten die Autoren eine erhebliche Zunahme der Weite des 3. Ventrikels (bis 11 mm) in einem Teil der Fälle. Wahrscheinlich lag aber hier ein klinisch nicht manifester Hirnprozeß mit Erweiterung des Ventrikelsystems vor.

Hinsichtlich der normalen Weite des 3. Ventrikels im Pneumencephalogramm gehen die Ansichten in der Literatur dagegen teilweise erheblich auseinander. Von SCHIERSMANN, FROWEIN und HARRER, SCHMIEDER sowie GÖLLNITZ werden 5,0 mm Breite der 3. Hirnkammer als oberer Grenzwert betrachtet. DAVIDOFF und DYKE errechneten bei 53 zugrunde gelegten Fällen 2,0 bis 8,0 mm als normale Schwankungsbreite. NÜRNBERGER und SCHALTENBRAND fanden bei 32 normalen Pneumencephalogrammen unter Anwendung des Spaltblendenverfahrens Werte zwischen 3,0 und 6,0 mm in Abhängigkeit von der Schädelbreite. HUBER hält Werte bis zu 5,9 mm für normal, Breiten von 6,0 bis 7,9 mm für leicht, von 8,0 bis 9,9 mm für mäßig, von 10,0 bis 11,9 mm für erheblich und Werte von mehr als 12,0 mm für hochgradig erweitert. Höhere Werte als 8,0 mm sieht er dabei ebenso wie DAVIDOFF und DYKE, sowie ENGESET und SKRAASTAD als sicher pathologisch an. Tabelle 1 zeigt noch einmal die von den einzelnen Autoren angegebenen Grenzwerte.

Tabelle 1. *Normale Weite des 3. Ventrikels im Pneumencephalogramm nach Angaben in der Literatur*

Autor	Jahr	normale Weite des 3. Ventrikels (mm)
LARSBY u. LINDGREN	1940	4,5
SCHIERSMANN	1942	bis 5,0
DAVIDOFF u. DYKE	1943	2,0 bis 8,0
FROWEIN u. HARRER	1948	bis 5,0
SCHMIEDER	1948	bis 5,0
GÖLLNITZ	1951	bis 5,0
SCHIFFER	1951	bis 5,0
HUBER	1953	bis 5,9
NÜRNBERGER u. SCHALTENBRAND	1955	3,0 bis 6,0
ROBERTSON	1957	3,0 bis 9,0
ENGESET u. SKRAASTAD	1964	bis 8,0
TAVERAS u. WOOD	1964	3,0 bis 7,0

In einer früheren Veröffentlichung (KAZNER und SCHIEFER, 1966) haben wir Vergleichsuntersuchungen zwischen echo-encephalographischen und pneumencephalographischen Meßwerten der Breite des 3. Ventrikels angestellt und dabei unter Berücksichtigung der durch die Divergenz der Röntgenstrahlen bedingten Vergrößerung eine völlige Übereinstimmung beider Meßmethoden gefunden (vgl. auch S. 106).

Die Messung des 3. Ventrikels im Echo-Encephalogramm ist inzwischen weit verbreitet (DREESE und NETSKY, 1963; AMBROSE, 1964; CALATAYUD-MALDONADO, GELETNEKY und LORENZ, 1965; LAPAYOWKER und CHRISTEN, 1965; FORD, 1966; GROSSMAN, 1966 u. v. a.).

Nach Ansicht der japanischen Ultraschallforschungsgruppe unter TANAKA wird das Mittelecho in der Hauptsache vom 3. Ventrikel hervorgerufen. Untersuchungen von SIMON, MIKOL und HAZEMANN (1965) bestätigen ebenfalls die Hypothese, daß das Mittelecho vom hinteren Teil des 3. Ventrikels abgestrahlt werden kann.

Die Untersuchungstechnik zur Darstellung des Doppelechos von den Seitenwänden des 3. Ventrikels ist auf Seite 50 ausführlich beschrieben (vgl. hierzu auch Abb. 36 und 56).

Auf Grund experimenteller Untersuchungen an Leichengehirnen kam LITHANDER (1962) zu der Auffassung, daß auch vom Anfangsteil des *Aquädukts* Ultraschall reflektiert werden könne. Bei der üblichen temporalen Beschallung liegt diese Struktur sicher im Ultraschallstrahlenkegel, so daß die Registrierung von Echos des Aquädukts möglich erscheint. Diagnostische Bedeutung haben aber derartige Reflexionen bisher nicht erlangt.

Die Aufzählung der verschiedenen Strukturen, welche als Mittelechoquellen angegeben werden, und der Überblick über die klinischen und experimentellen Untersuchungen zur Frage des Mittellinienechos lassen den Schluß zu, daß nicht eine Struktur allein als der Ursprungsort dieses Echos angesehen werden kann. Die *wichtigsten M-Echo-Quellen* stellen zweifellos der *hintere Teil des 3. Ventrikels und die verkalkte Epiphyse* dar. In sehr vielen Fällen können je nach Beschallungsrichtung von den verschiedenen Mittellinienstrukturen Reflexionen aufgefangen werden. Die Verhältnisse ändern sich jedoch ganz erheblich, wenn es zu einer Verlagerung der Mittelstrukturen des Gehirns durch einen raumfordernden supratentoriellen Prozeß gekommen ist. Die dann vorliegenden Reflexionsbedingungen und zu erwartenden Ergebnisse werden im Teil über das pathologische Echo-Encephalogramm besprochen.

4. Die lateralen Reflexionen

Neben dem Initial-, Mittel- und Endechokomplex tritt noch eine Reihe weiterer Reflexionen im Echo-Encephalogramm auf, die als laterale Echos bezeichnet werden. Da sie zu Irrtümern Anlaß geben können, andererseits aber oft eine exaktere Auswertung des Echo-Encephalogramms ermöglichen, halten wir die Kenntnis der lateralen Reflexionen für sehr bedeutsam.

a) Seitenventrikelechos

Bei Reflexionen, die von den Seitenventrikeln stammen, ist zwischen Echos aus dem Cella-media-Bereich und Reflexionen von den Wänden des Temporalhorns zu unterscheiden. TER BRAAK, CREZÉE, GRANDIA und DE VLIEGER haben 1961 eine Methode zur Identifizierung der Seitenventrikelechos angegeben. Die Autoren leiteten während der Pneumencephalographie Echogramme ab, wobei die Richtung des Ultraschallstrahls auf dem Röntgenbild markiert wurde. Die luftgefüllten Ventrikel erzeugten natürlich wesentlich höhere Ausschläge auf dem Bildschirm, da an der Grenzfläche Hirngewebe/Luft praktisch Totalreflexion erfolgt. Die nach Resorption der Luft angefertigten Echo-Encephalogramme zeigten dann aber an den Stellen der Totalreflexion bei gleicher Untersuchungsrichtung deutliche Auslenkungen des Kathodenstrahls. Die einzelnen Echozacken ließen sich auf diese Weise bestimmten Ventrikelabschnitten zuordnen.

Echos aus dem *Bereich der Cella media* liegen normalerweise — umgerechnet auf Gewebe — etwa 1,0 bis 1,5 cm neben dem Mittelecho. Die hierzu erforderliche Untersuchungstechnik ist in Abb. 40 schematisch wiedergegeben. Manchmal gelingt es gleichzeitig vom linken und vom rechten Seitenventrikel eine Reflexion neben dem M-Echo aufzuzeichnen (vgl. Abb. 41). AMBROSE (1964) berechnete aus der Lage der Seitenventrikelechos einen Ventrikelindex, der mit dem SCHIERSMANNschen Ventrikelindex in der Pneumencephalographie vergleichbar ist. Mit echo-encephalographischen Seitenventrikel-

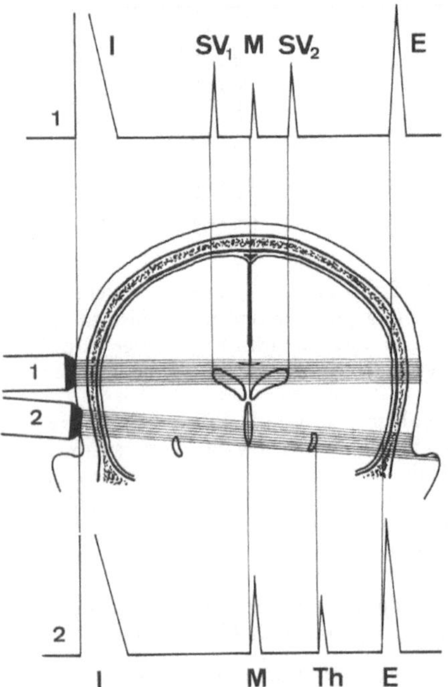

Abb. 40. Schematische Darstellung zur Entstehung der Reflexionen von den Wänden der Seitenventrikel (1) und des Temporalhorns (2)

messungen befaßten sich daneben vor allem SJÖGREN (1965, 1967), FORD und McRAE (1966), UEMATSU (1966) sowie FORD (1967). Die Berechnung des Ventrikelindex bewährt sich vor allem beim kindlichen Hydrocephalus, worauf später noch eingegangen wird (s. auch UMBACH und KLEY, 1965).

Reflexionen aus dem *Temporalhornabschnitt* tauchen auf dem Bildschirm auf, wenn der Prüfkopf einen Querfinger oberhalb des Ohransatzes angelegt und das Ultraschallstrahlenbündel etwas nach abwärts und oft leicht nach hinten gerichtet wird (vgl. Abb. 40).

Normalerweise liegt das Temporalhornecho auf halbem Wege zwischen Mittel- und Endecho (vgl. Abb. 42). Im wesentlichen handelt es sich dabei um Ultraschallreflexionen von der lateralen Wand des prüfkopffernen Unterhorns. Aus der Position dieses Echos haben SCHIEFER, KAZNER und KUNZE (1965) einen echo-encephalographischen Hirnmantelindex

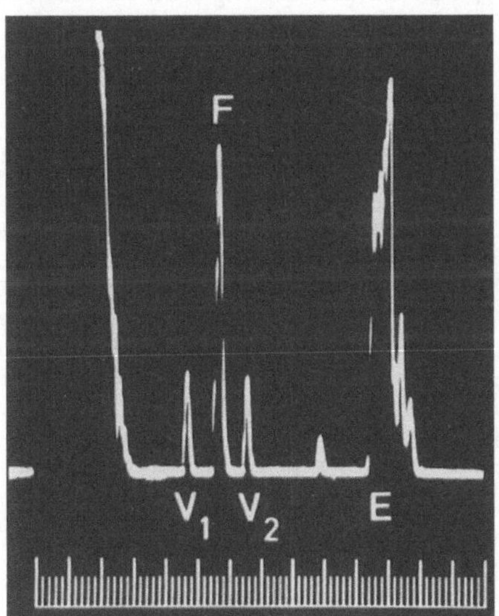

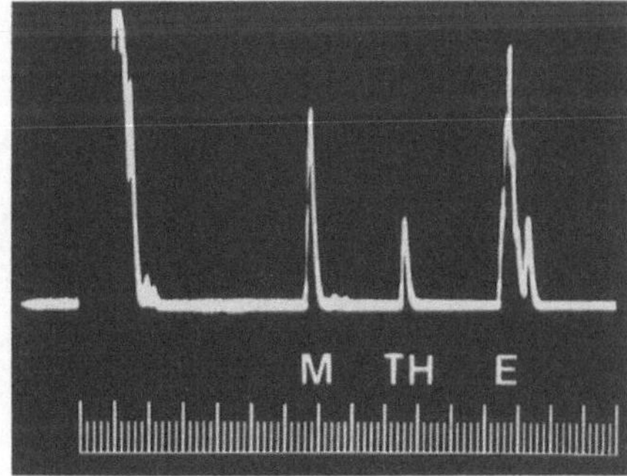

Abb. 41   Abb. 42

Abb. 41. Registrierung von Ventrikelwandechos bei einem gesunden Säugling. Bei Ansatz des Prüfkopfes hoch temporo-frontal tauchen aus dem Bereich der Cella media beiderseits neben dem Falxecho (F) Ventrikelwandreflexionen (V_1 und V_2) auf. A. H., 1 J., Echo-Nr. 2889/67

Abb. 42. Normales Echogramm mit Reflexion der Temporalhornaußenwand (TH) auf der prüfkopffernen Seite. Normalerweise liegt diese Reflexion in der Mitte zwischen Mittel- und Endecho

(HMI) berechnet, der sich aus der Beziehung zwischen Mittelecho—Endecho und Temporalhornecho—Endecho ergibt. Abb. 59 zeigt schematisch die Berechnung dieses Index. Der Normalwert schwankt zwischen 2,0 und 2,2. Werte ab 2,4 zeigen eine Ventrikelerweiterung im Bereich der seitlichen Hirnkammern an (s. auch S. 60). Die Weite des Unterhorns echoencephalographisch zu bestimmen, gelingt in den meisten Fällen nicht mit der notwendigen Sicherheit. Lediglich bei Ventrikelerweiterungen kann hier oft eine zuverlässige Messung erfolgen.

Die Registrierbarkeit von Seitenventrikelechos beschränkt sich im allgemeinen auf Kinder und Erwachsene mit einem relativ dünnen Schädelknochen, da bei einer dicken Temporalschuppe die geringen Ultraschallenergiemengen, die an den Seitenventrikelwänden reflektiert werden, durch Absorption im Knochen untergehen. Dies gilt jedoch nicht bei Vorliegen einer Erweiterung des Ventrikelsystems; durch Vergrößerung der reflektierenden Oberflächen ergeben sich hier wesentlich günstigere Bedingungen für das Zustandekommen solcher Echos.

b) Reflexionen am Plexus chorioideus der Seitenventrikel

Von einem Beschallungspunkt etwas oberhalb und hinter dem Ohr, von dem aus auch die Epiphyse sehr gut zu erfassen ist, gelingt es in vielen Fällen, ein Echo mit einer breiten Basis aufzufangen, das nach unseren Untersuchungen vom Plexus chorioideus der Seitenventrikel stammt. Es handelt sich meist um einen Komplex mehrerer nahe beieinander liegender Reflexionen, die im Falle einer Verkalkung des Plexus eine außergewöhnlich hohe Amplitude erreichen und sowohl vor als auch hinter dem Mittelecho registriert werden können (s. Abb. 43 a bis c). Die Tatsache, daß der *verkalkte* Seitenventrikelplexus besonders hohe Ultraschallreflexionen verursacht, darf als weiterer Beweis für die LEKSELLsche Mittelecho-Theorie gewertet werden. Die diagnostische Bedeutung dieser Echozacke ist jedoch nur gering.

c) Reflexionen aus dem Bereich der Fissura Sylvii

Bei horizontaler Beschallung von einem temporalen Ansatzpunkt aus lassen sich mit großer Regelmäßigkeit Reflexionen aus der Fissura Sylvii auffangen (LITHANDER, 1961; TAYLOR et al., 1961; JEFFERSON, 1962; SCHIEFER et al., 1963). Es handelt sich meist um mehrere nahe beieinander liegende Echozacken etwa 2 bis 2,5 cm vor dem Endecho (s. Abb. 44). Oft ist eine Pulsation einer oder mehrerer dieser Reflexionen zu erkennen, die auf die Arteria cerebri media bzw. die in der Fissur aufsteigenden Mediaäste zurückzuführen ist (s. auch S. 48).

d) Reflexionen von den subarachnoidalen Räumen

Nicht selten sind vor dem Endecho kleinere Echozacken zu registrieren, deren Ursprungsort an Grenzflächen im Bereich der subarachnoidalen Liquorräume zu suchen ist. Besonders bei Kindern und

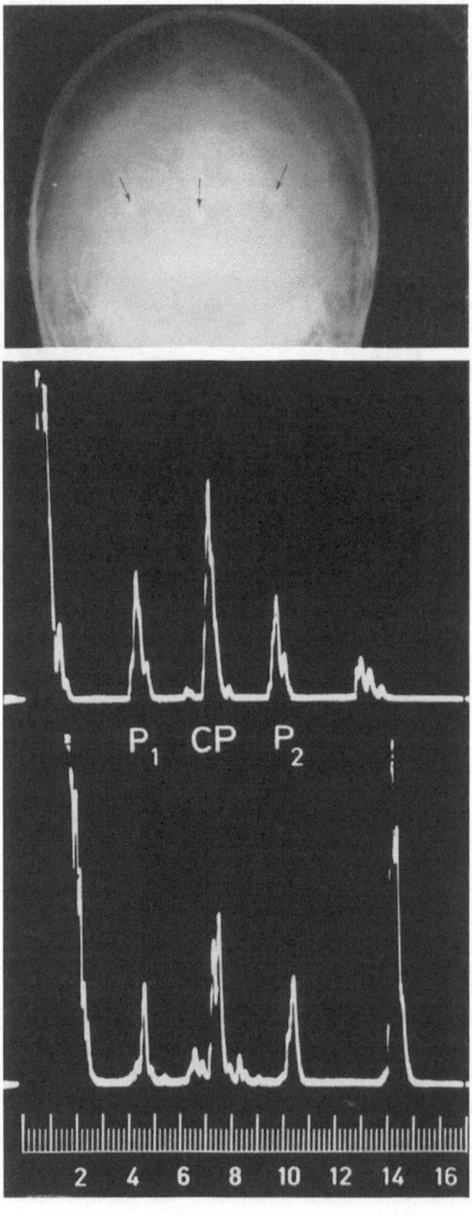

Abb. 43. Reflexionen am Plexus chorioideus der Seitenventrikel. a) Auf der Schädelübersichtsaufnahme sind beiderseits neben der Zirbeldrüse Verkalkungen des Plexus chor. zu erkennen. b) Echogramm des gleichen Patienten: neben dem Echo vom Corpus pineale (CP) hohe Reflexionen mit breiter Basis von den Plexusverkalkungen (P₁ und P₂). Infolge der starken Absorption des Ultraschalls durch den Kalk nur noch kleines Endecho. Pat. G. P., 57 J., Echo-Nr. 2598/66. c) Ultraschallbild eines 20jährigen Mannes mit Reflexionen vom Plexus chor. der Seitenventrikel ohne deutlich erkennbare Kalkeinlagerungen auf dem Röntgenbild. Pat. W. N., Echo-Nr. 2025/65

Säuglingen können derartige Reflexionen häufig beobachtet werden (vgl. DISTEL und KASPER, 1967). Auch bei älteren Menschen mit hirnatrophischen Prozessen treten sie verstärkt in Erscheinung (s. Abb. 45).

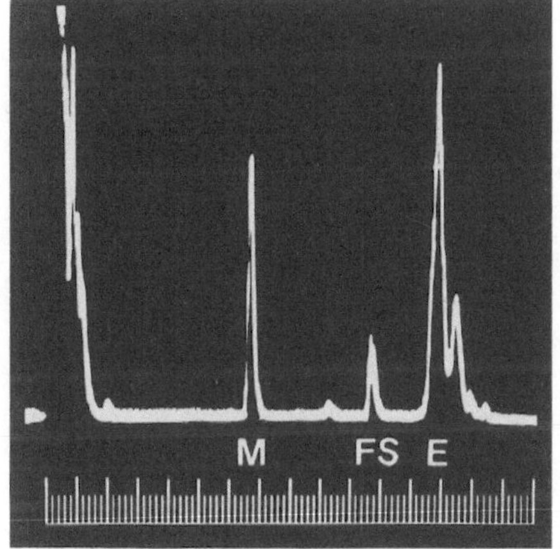

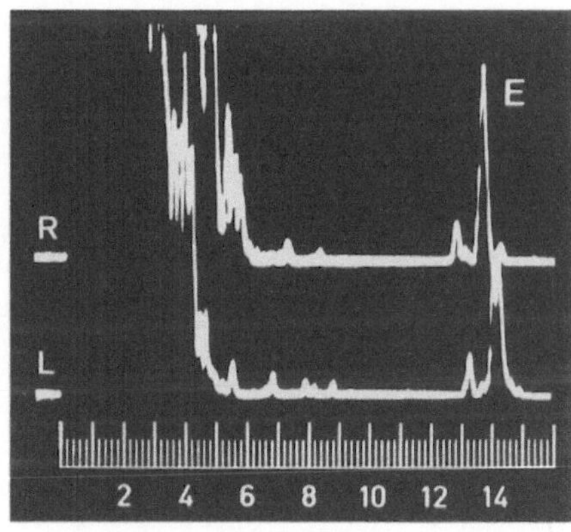

Abb. 44   Abb. 45

Abb. 44. Normales Echogramm mit Reflexionen aus dem Bereich der Fiss. Sylvii (FS)

Abb. 45. Reflexionen von den subarachnoidalen Räumen in Form kleiner Zacken vor dem Endecho bei einem älteren Mann

e) Sonstige laterale Reflexionen

Neben den oben beschriebenen lateralen Reflexionen, die alle an Grenzflächen zwischen Hirngewebe und Liquor oder an Gefäßen und Verkalkungen entstehen, tritt nach LITHANDER (1961) unter optimalen Bedingungen auch zwischen weißer und grauer Substanz (Thalamus, Capsula interna und externa) eine Reflexion von Ultraschall ein. Die Versuche wurden aber an formalingehärteten Leichengehirnen durchgeführt, wodurch veränderte Reflexionsverhältnisse zustande kommen. Wir sind daher mit JEPPSSON der Ansicht, daß unter den normalen Untersuchungsbedingungen derartige Reflexionen keine diagnostisch einwandfrei zu verwertende Amplitude erreichen. Auch die von DREESE und NETSKY (1964) gezeigten lateralen Reflexionen zwischen weißer und grauer Substanz sind unter mit der Klinik nicht vergleichbaren Bedingungen entstanden. Die Autoren haben etwa 1 cm dicke, in einem mit 10%iger Formalinlösung gefüllten Plastikbeutel aufbewahrte Gehirnscheiben, die eine erhebliche Deformierung aufweisen, beschallt und die so erhaltenen Echogramme über Photographien der Gehirnpräparate gelegt. So glaubten sie, eine Zuordnung der einzelnen Reflexionen zu bestimmten cerebralen Strukturen vornehmen zu können.

GROSSMAN (1966) hat bei experimentellen Untersuchungen von formalingehärteten Leichengehirnen ebenfalls Reflexionen im Bereich der inneren Kapsel an der Grenze zum Thalamus und zum Nucleus lentiformis gefunden. Er nimmt an, daß diese Reflexionen auch beim Lebenden dargestellt werden können.

5. Echopulsationen

Schon TER BRAAK, CREZÉE, GRANDIA und DE VLIEGER haben 1961 ein gegenläufiges Pulsieren der beiden Echoausschläge von den Wänden des 3. Ventrikels beschrieben und eine fortlaufende Registrierung durchgeführt. Wahrscheinlich beruht dieses Pulsieren auf einer

Krümmungsänderung der Wände der 3. Hirnkammer während des Ankommens der Pulswelle, wodurch veränderte Reflexionsbedingungen entstehen und die Echozacken entsprechend
größer oder kleiner werden. Eine Theorie zur Erklärung dieses Phänomens soll Abb. 46
geben, die in Anlehnung an Deutungsversuche DE VLIEGERs entstanden ist.

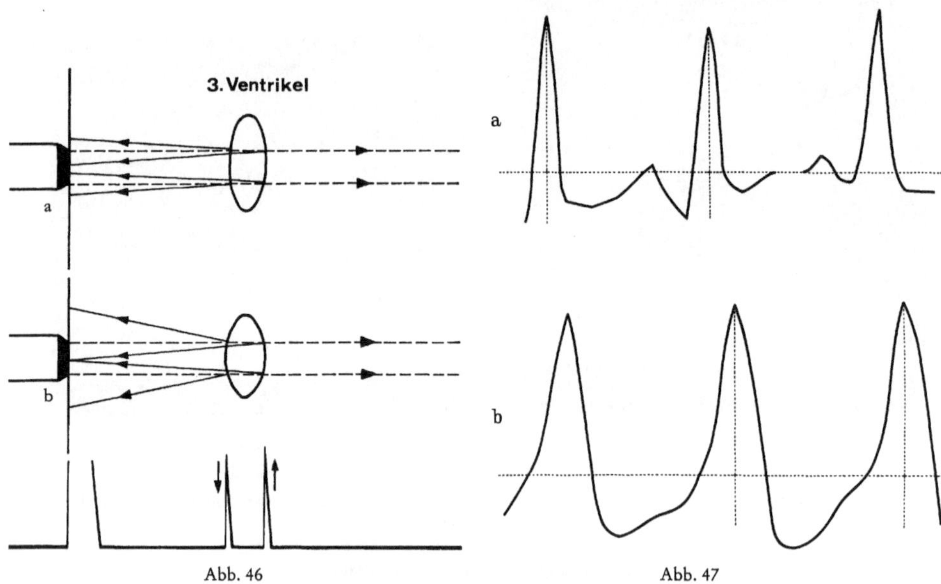

Abb. 46					Abb. 47

Abb. 46. Schema zur Entstehung von Pulsationen der Ventrikelwandechos. Unter dem Einfluß der Pulswelle
ändert sich die Krümmung der Wände des 3. Ventrikels. Dadurch wird auf jeder Seite der Ultraschall unterschiedlich stark zum Prüfkopf zurückgeworfen, wodurch eine gegenläufige Pulsation der Ventrikelwandechos
entsteht

Abb. 47. Fortlaufende Registrierung der Echopulsationen bei einem Patienten mit gesteigertem intrakraniellen
Druck a) vor, b) nach Infusion von Harnstofflösung. Nach Drucksenkung kommt es zu einer Verlängerung der
Anstiegszeit (aus JEPPSSON, St.: Acta chir. scand. 128, 218, 1964)

JEPPSSON (1964 und 1967) sowie TER BRAAK und DE VLIEGER (1965) haben eine echo-
encephalographische Technik zur *Messung des intrakraniellen Druckes* angegeben, die sich
der soeben beschriebenen Pulsationen bedient. Nach diesen Autoren können aus der Steilheit
des Anstiegs der fortlaufend geschriebenen Pulsationskurve Rückschlüsse auf die intrakraniellen Druckverhältnisse gezogen werden. Bei einer Erhöhung des Schädelinnendruckes tritt eine
Verkürzung der Anstiegszeit ein, der Anstiegswinkel wird steiler und umgekehrt (vgl. hierzu
Abb. 47). Möglicherweise läßt sich hieraus eine Methode zur absoluten Druckmessung am
intakten Schädel entwickeln.

Während die genannten Pulsationen wahrscheinlich von Ventrikelwänden ausgehen,
können auch von einzelnen intracerebralen Gefäßen stark pulsierende Echos registriert werden. Bei der üblichen Beschallungstechnik erhält man am leichtesten pulsierende Echos von
der Arteria cerebri media bzw. der Sylviischen Gefäßgruppe. Derartige Pulsationen sind bei
Kindern deutlicher ausgeprägt als bei Erwachsenen. Nach FREUND (1965) können sie bei Gesunden und Patienten mit intakter arterieller Durchblutung des Gehirns bilateral etwa symmetrisch registriert werden. Bei einem einseitigen Carotisverschluß sollen die homolateralen
Pulsationen fehlen oder gegenüber der gesunden Seite stark vermindert sein. Versuche, die
arteriellen Pulsationen im Echo-Encephalogramm fortlaufend zu registrieren und hieraus eine
klinische Untersuchungsmethode zur Diagnose von Carotisthrombosen und Gefäßverschlüs-

sen sowie Stenosen größerer Gefäße zu entwickeln, sind zur Zeit noch nicht abgeschlossen (Freund, 1965, 1966; Freund, Kapp und Kendel, 1967).

Zur Diagnostik von Carotisthrombosen, die wegen der okulären Symptome und zur Ophthalmo-dynamometrie häufig die Mitwirkung des Ophthalmologen erfordern, wurde von Buschmann (1964) die „Carotisechographie" angegeben. Ein speziell für die ophthalmologische Ultraschalldiagnostik konstruiertes Ultraschall-Impulsgerät erwies sich mit den zugehörigen Miniaturprüfköpfen (10 MHz) auch dafür als gut geeignet. Prüfkopfnahe und prüfkopfferne Carotiswand geben Echos, welche mit ihren Pulsationsbewegungen am Bildschirm dargestellt und fortlaufend registriert werden können. Dadurch sind Änderungen der Lumenweite, der Wanddicke und der Pulsation sowie pathologische Einlagerungen im Gefäßvolumen nachweisbar.

B. Das pathologische Echo-Encephalogramm

Erkrankungen des Gehirns können im Echo-Encephalogramm eine Reihe von Veränderungen verursachen, die von diagnostischer Bedeutung sind:
1. Verlagerung des Mittellinienechos,
2. Auftreten abnormer Ventrikelechos,
3. Auftreten von Reflexionen bei Hirntumoren („Tumorechos"), bei Hämatomen („Hämatomecho"), bei Cysten und pathologischen Verkalkungen,
4. Auftreten abnormer Echopulsationen.

1. Nachweis einer supratentoriellen Massenverschiebung durch Verlagerung des Mittellinienechos

Die Mittelechoverlagerung stellt als Ausdruck einer supratentoriellen Mittellinienverschiebung den wichtigsten pathologischen echo-encephalographischen Befund dar.

Von einer Verlagerung des Mittelechos sprechen die meisten Autoren, wenn zwischen den beiden Messungen von rechts und von links eine Differenz von mindestens 4 mm (umgerechnet auf Gewebe) besteht. Die echte Abweichung des M-Echos von der theoretischen Mittellinie beträgt dann 2,0 mm, da das verlagerte Mittelecho einmal 2,0 mm links und einmal 2,0 mm rechts von der errechneten Mittelebene auf dem Bildschirm registriert wird (s. Schema in Abb. 48). Die tatsächliche Verlagerung der medianen Hirnstrukturen entspricht also der Hälfte der Differenz zwischen den beiden Mittelechomeßpunkten, vorausgesetzt, daß das Endecho bei Beschallung von rechts und von links an gleicher Stelle auf dem Bildschirm registriert wird. Zu diesem Grenzwert sind wir auf Grund eigener Untersuchungen an mehr als 2700 Personen gelangt. Hierbei wurde nur in 8 Fällen eine Abweichung des M-Echos um mehr als 1,5 mm gefunden, ohne daß bisher ein raumfordernder Prozeß verifiziert werden konnte. Zu einem Teil stehen diese Patienten noch heute in Beobachtung. Unter 149 gesunden Erwachsenen betrug die größte Abweichung des M-Echos von der theoretischen Mittelebene des Gehirns 1,5 mm (5 Fälle), durchschnittlich jedoch nur 0,28 mm (s. Tab. 6). Nach Jeppsson (1961) liegt bei einer Verlagerung des M-Echos um 2 mm bei Erwachsenen „mit 99%iger Wahrscheinlichkeit" ein raumfordernder intrakranieller Prozeß vor.

In einigen Veröffentlichungen wird dagegen ein Grenzwert von 3,0 mm angegeben (Lithander,1961; Kramer, 1967). Planiol et al. (1964) haben früher sogar erst eine Mittelechoverschiebung um 4 mm als signifikant bezeichnet, während Werte zwischen 2 und 4 mm als fraglich angesehen wurden. Eine so hohe Abweichung des M-Echos kann aber mit Sicherheit nicht mehr als normal betrachtet werden.

Wichtig für die Ultraschalluntersuchung bei geringen Mittelechoverlagerungen (2,0 bis 4,0 mm) ist auf jeden Fall die *gleichzeitige Bestimmung der Weite des 3. Ventrikels*, da sonst derartige Verlagerungen auch beim Gesunden vorgetäuscht werden können.

Mit der Echo-Encephalographie läßt sich, wie bereits erwähnt, in den meisten Fällen der Querdurchmesser des 3. Ventrikels bestimmen. Ausgenommen hiervon sind stärkere M-Echo-Verlagerungen und Prozesse, die zu einem Schrägstand der 3. Hirnkammer geführt haben, so daß der von den Wänden des 3. Ventrikels reflektierte Ultraschall nicht mehr den Prüfkopf erreicht. Bei Ansatz des Schallkopfes im Bereich der Temporalschuppe etwas vor und über dem Ohr kann der Ultraschall senkrecht auf die Seitenwände des 3. Ventrikels gerichtet werden, wobei dann auf dem Bildschirm der Kathodenstrahlröhre ein Doppelecho erscheint. Der Abstand der beiden Reflexionen entspricht, wie bereits ausgeführt, dem Querdurchmesser des 3. Ventrikels. Oft ist zwischen diesen beiden Reflexionen noch eine Zacke zu erkennen, die nicht selten einen kleinen Doppelgipfel besitzt und vom hinteren Teil des Septum pellucidum hervorgerufen wird (bei mittelständigem Ventrikelsystem und entsprechend hohem und etwas nach vorne verlagertem Ansatzpunkt des Prüfkopfes!) (s. Abb. 49). Diese Reflexion oder das weiter nach hinten erhältliche Echo der Zirbeldrüse stellt dann das tatsächliche Mittelecho dar. Man sollte daher in Grenzfällen immer bestrebt sein, diese drei bzw. vier Echos zu erhalten, um Meßfehler möglichst auszuschalten. Wird nämlich die gleiche Wand des 3. Ventrikels einmal von links und einmal von rechts registriert, so ergibt sich eine scheinbare Abweichung des Mittelechos, die dem halben Querdurchmesser der 3. Hirnkammer entspricht (s. Abb. 50). SCHIEFER, KAZNER und BRÜCKNER haben 1963 erstmals auf diese Gefahr aufmerksam gemacht. In den meisten Fällen wird dadurch eine Mittelechoverlagerung von 2,0

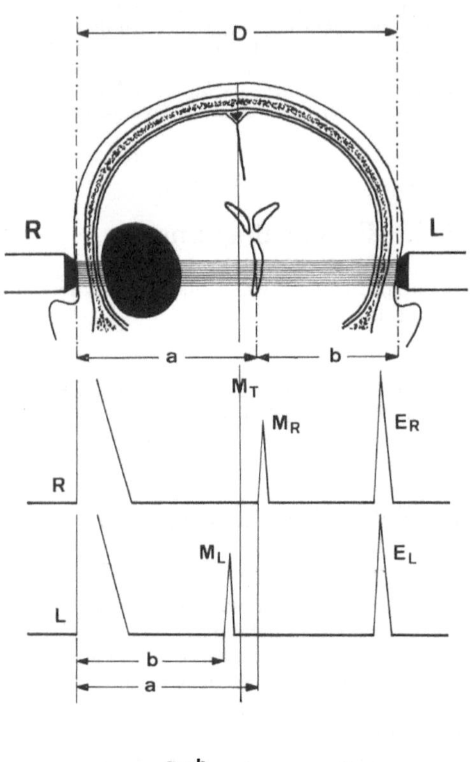

$$MV = \frac{a-b}{2} \qquad a+b=D$$

Abb. 48. Schematische Darstellung zur Berechnung der Mittelechoverlagerung (MV). D = bitemporaler Kopfdurchmesser, M_T = theoretisches Mittelecho, M_R = Mittelecho von rechts, M_L = Mittelecho von links. Die Mittelechoverlagerung (MV) entspricht der Hälfte der Differenz beider Mittelechomessungen

bis 3,0 mm vorgetäuscht, da beim Gesunden die durchschnittliche Ventrikelweite 4 bis 6 mm beträgt. Bei einem Hydrocephalus wirkt sich dieser Fehler dagegen wesentlich stärker aus (vgl. Abb. 50).

Der Grad der Mittelechoverlagerung hängt in starkem Maße von der Lokalisation eines raumfordernden Prozesses ab. Die echo-encephalographischen Messungen lassen sich am besten mit den pneumencephalographischen Untersuchungsergebnissen oder der Schädelleeraufnahme im sagittalen Strahlengang vergleichen, falls hier eine verkalkte Zirbeldrüse sichtbar ist. Bei der Echo-Encephalographie spielen ja für das Zustandekommen des M-Echos im wesentlichen der hintere Teil des 3. Ventrikels und die verkalkte Zirbeldrüse eine Rolle. Frontale, parasagittale, medio-basale und im oralen Hirnstamm gelegene raumfordernde Prozesse zeigen erwartungsgemäß die geringsten Seitenverschiebungen im Bereich des 3. Ventrikels und der Epiphyse (s. Abb. 76 und 79). Die stärksten Verlagerungen des Mittelechos verursachen temporale Raumforderungen, gefolgt von den occipitalen, bei denen die hochgradige Massenverschiebung daraus zu erklären ist, daß der Occipitallappen wegen des Einschlusses zwischen Falx und Tentorium einem sich ausdehnenden Prozeß nur eine Ausweichmöglichkeit nach vorne zu bietet (vgl. TÖNNIS und SCHIEFER, 1953).

Bei der üblichen temporalen Beschallung kommt nach unserer Ansicht das Septum pellucidum bei Vorliegen einer supratentoriellen Massenverschiebung in den meisten Fällen nicht als Mittelechoquelle in Frage. Zum Beweis werden die beiden folgenden Fälle angeführt.

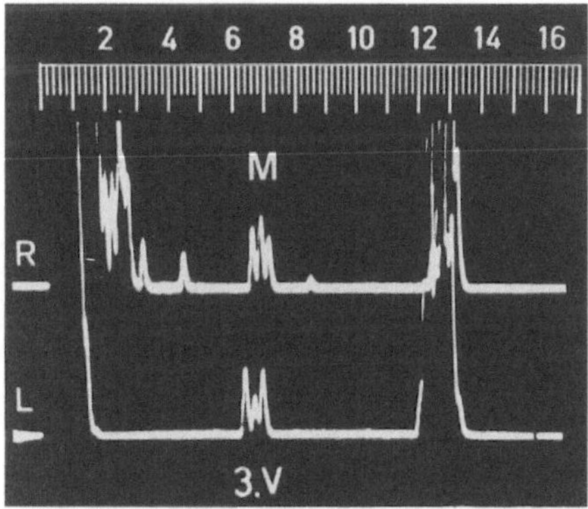

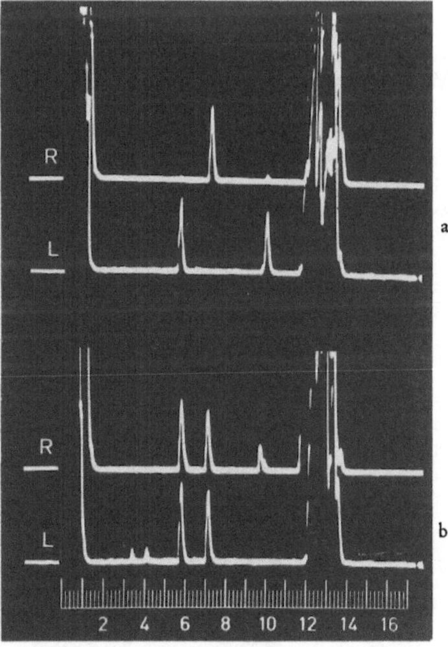

Abb. 49Abb. 50

Abb. 49. Echo-Encephalogramm eines hirngesunden 13jährigen Jungen mit Darstellung des 3. Ventrikels und des Mittellinienechos. Obere Kurve: das vom Septum pellucidum stammende Mittelecho (M) überragt die beiden Reflexionen von den Wänden des 5 mm breiten 3. Ventrikels. Untere Kurve: zwischen den Echos des 3. Ventrikels (3. V) taucht das Septum-pellucidum-Echo auf. Diese Reflexion besitzt manchmal einen kleinen Doppelgipfel. Pat. F. N., Echo-Nr. 2160/66

Abb. 50. Scheinbare Verlagerung des Mittelechos bei Vorliegen einer Ventrikelerweiterung. a) Von beiden Seiten aus wurde jeweils die gleiche Wand des erweiterten 3. Ventrikels beschallt und fälschlicherweise als Mittelecho angesehen, wodurch eine Mittelechoverlagerung vorgetäuscht wird. b) Das richtig abgeleitete Echo-Encephalogramm zeigt ein Doppelecho des auf 14,0 mm erweiterten 3. Ventrikels. Pat. Ch. G., 4 J., Echo-Nr. 1646/65

Fall 1: Helmut B., 29 J., Echo-Nr. 2399/66. Astrocytom links frontolateral. Im Echo-Encephalogramm findet sich eine Verlagerung des Mittelechos um etwa 2 mm. Das Pneumencephalogramm zeigt dagegen eine Verschiebung des Septum pellucidum von links nach rechts um 7 bis 8 mm. Auch bei mehrfachen Kontrollechogrammen ließ sich keine größere Mittelechoverlagerung nachweisen, so daß eine Fehlmessung ausscheidet (s. Abb. 51).

Fall 2: Heide Z., 2¹/₂ J., Echo-Nr. 1927/65. Astrocytom rechts temporal. Im Echo-Encephalogramm Verlagerung des M-Echos um 5 bis 6 mm nach links. Das Pneumencephalogramm zeigt einen schräggestellten und verlagerten 3. Ventrikel, das Septum pellucidum steht aber genau in der Mittellinie (s. Abb. 52).

Nach FORD (1967) gelingt es jedoch bei Wahl eines höher und weiter frontal gelegenen Prüfkopfansatzes auch im Falle einer Massenverschiebung Reflexionen vom Septum pellucidum aufzufangen, die besonders bei Stirnhirntumoren diagnostische Bedeutung haben können. Bei derartigen Geschwülsten ist das Echo des Septum pellucidum selbst dann verlagert, wenn das Echo des 3. Ventrikels bzw. der Epiphyse mittelständig bleibt.

Will man auch zwischen Angiogramm und Ultraschallmessung eine Übereinstimmung erzielen, so muß die Vena cerebri interna zum Vergleich herangezogen werden. Besonders bei frontalen raumfordernden Prozessen findet sich eine erhebliche Diskrepanz zwischen dem Verhalten des Mittelechos und der Verlagerung der A. cerebri anterior (s. Abb. 53). Umgekehrt fehlt nicht selten die Anterior-Verlagerung bei temporalen oder occipitalen Raumforderungen weitgehend, obwohl die Vena cerebri interna erheblich verlagert ist (s. Abb. 54 und 75). JEPPSSON (1961) und LITHANDER (1961) konnten durch Vergleichsuntersuchungen von Echo-Encephalogrammen und Carotisangiogrammen zeigen, daß bei Vorliegen einer Massenverschiebung der höchste Grad der Übereinstimmung zwischen Mittelechoverlagerung und Position der inneren Hirnvenen besteht.

Die eingehendste Untersuchung zur Frage der *Korrelation von Mittelecho und Mittellinienstrukturen des Gehirns im Röntgenbild* haben BRINKER, KING und TAVERAS (1965) an 287 Patienten durchgeführt, deren Ergebnis Tabelle 2 zeigt: Die geringste Differenz wurde zwischen verlagertem Mittelecho und verkalkter Zirbeldrüse (1,00 mm), hinterem Teil der Vena cerebri interna (1,09 mm) und hinterem Teil des 3. Ventrikels (1,20 mm) festgestellt.

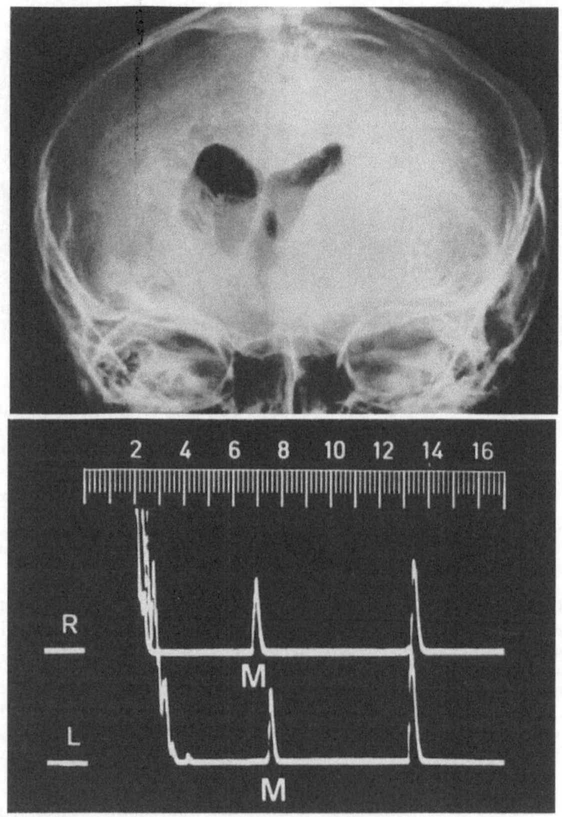

Abb. 51. Dissoziation zwischen Verlagerung des Septum pellucidum und des Mittelechos. Unten: Echo-Encephalogramm eines 29jährigen Mannes mit Verlagerung des Mittelechos um etwa 2 mm von links nach rechts bei Vorliegen eines Astrocytoms links frontolateral. Oben: Das Pneumencephalogramm des gleichen Patienten zeigt dagegen eine erhebliche Verschiebung des Septum pellucidum, während der 3. Ventrikel deutlich geringer verlagert ist. Pat. H. B., Echo-Nr. 2399/66

Die Unterschiede zwischen M-Echo-Position und vorderer Gehirnarterie, A. pericallosa und vorderem Teil des 3. Ventrikels waren dagegen zum Teil ganz beträchtlich. Diese Untersuchungen stellen einen weiteren Beweis für die Auffassung dar, daß das Mittellinienecho von der verkalkten Glandula pinealis und dem hinteren Teil des 3. Ventrikels reflektiert wird.

Tabelle 2. *Korrelation zwischen Mittellinien-Echo und Mittellinien-Strukturen* (nach BRINKER, KING u. TAVERAS, 1965)

Unterschied zwischen Mittelecho und	Mittelwert (mm)
Corpus pineale, hinterem Teil des 3. Ventrikels und hinterem Teil der Vena cerebri interna	1,15
Corpus pineale	1,00
hinterem Teil der Vena cerebri interna	1,09
hinterem Teil des 3. Ventrikels	1,20
vorderem Teil des 3. Ventrikels	2,55
vorderem Teil der Vena cerebri interna	2,65
Arteria cerebri anterior	3,43
Arteria pericallosa	3,83
Septum pellucidum	2,00

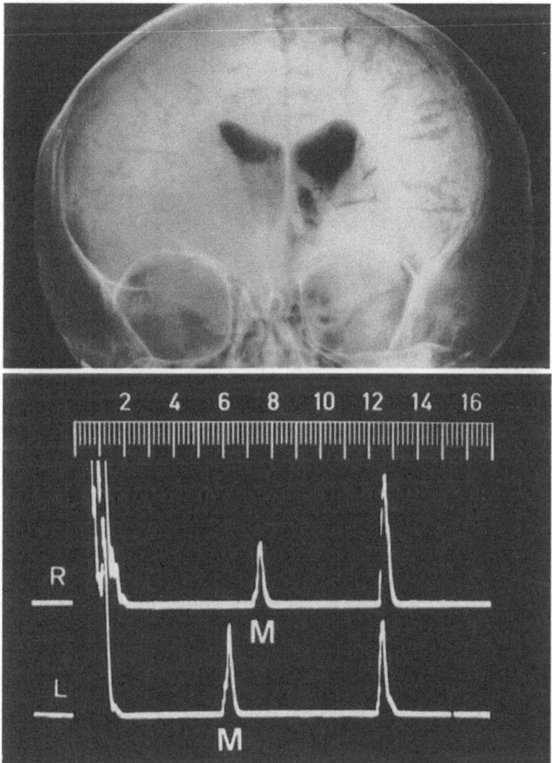

Abb. 52. Dissoziation zwischen Verlagerung des Septum pellucidum und Mittelechoverschiebung. Unten: Verlagerung des Mittelechos um 5 bis 6 mm von rechts nach links bei einem 2¹/₂jährigen Mädchen mit Astrocytom im rechten Schläfenlappen. Oben: Das Pneumencephalogramm des gleichen Kindes zeigt ein mittelständiges Septum pellucidum, während der 3. Ventrikel deutlich verlagert ist. Pat. H. Z., Echo-Nr. 1927/65

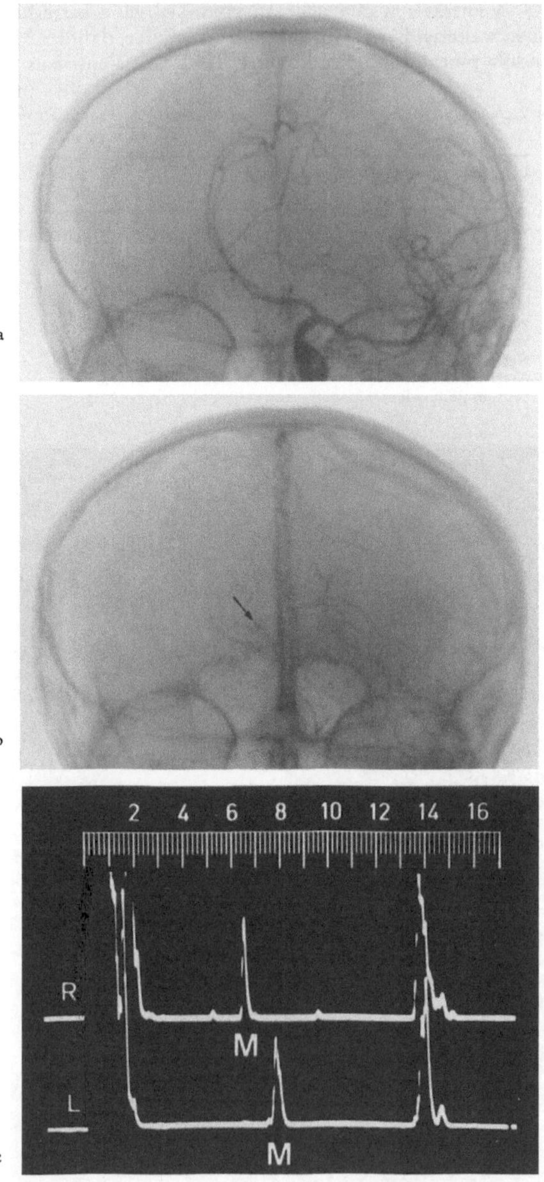

Abb. 53. Vergleich zwischen Angiogramm und Echo-Encephalogramm bei einem frontalen Tumor. a) bogen-
förmige Verlagerung der A. cerebri anterior um 2 cm nach rechts, b) die inneren Venen sind dagegen nur um
etwa 6 mm nach rechts verschoben (Pfeil); c) das Echo-Encephalogramm weist eine Verlagerung des Mittelechos um
gleichfalls 6 mm nach rechts auf, kann also nur mit dem Phlebogramm korreliert werden. Pat. J. P., 61 J.,
Echo-Nr. 1961/65

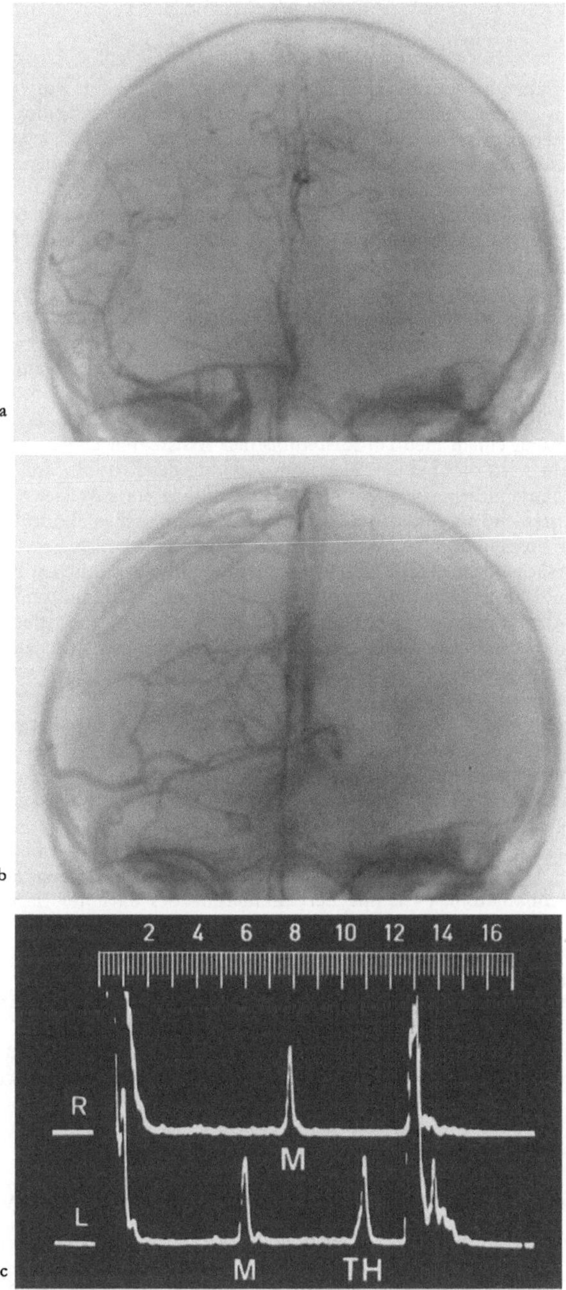

Abb. 54. Vergleich zwischen Angiogramm und Echo-Encephalogramm bei einem Tumor in der Tiefe des rechten Schläfenlappens. a) Fehlende Verlagerung der A. cerebri anterior, b) Verlagerung der inneren Venen um 10 mm nach links, c) in Übereinstimmung mit dem Phlebogramm zeigt das Echo-Encephalogramm eine Mittelecho-verschiebung um fast 10 mm. Pat. H. B., 29 J., Echo-Nr. 1726/65

Identifizierung des Mittelechos

In den meisten Fällen bereitet die Erkennung des Mittelechos keine Schwierigkeiten, da es die höchste und konstanteste Reflexion im Mittelbereich des Echo-Encephalogramms darstellt. Als zusätzliche Kriterien zur Identifizierung des M-Echos hat bereits LEKSELL (1955/56) die breite Basis, das pulssynchrone Auf und Ab sowie die Tatsache beschrieben, daß das Mittelecho oft mehrere Gipfel aufweist. Nach unserer eigenen Erfahrung fehlt aber die Mittelecho-Pulsation sehr oft, speziell bei Patienten mit verlagerten Mittelstrukturen, so daß dieses Zeichen nur wenig zur Feststellung des Mittelechos beitragen kann. Mit Hilfe der übrigen hier angeführten Kriterien gelingt aber die richtige Identifikation des Mittelechos einem erfahrenen Untersucher in rund 98% der Fälle. Die mit der Echo-Encephalographie zu erzielenden Ergebnisse hängen wie bei kaum einer anderen technischen Zusatzuntersuchung von der persönlichen Erfahrung des Untersuchers ab. Der Anfänger sollte daher versuchen, zu Beginn seiner Studien möglichst viele Echogramme auch bei Gesunden abzuleiten, um sich an die Deutung und Auswertung des Oszillogramms zu gewöhnen. WHITE (1964, 1965, 1966) hat immer wieder auf diesen Nachteil hingewiesen und versucht, das Verfahren zu standardisieren, damit die Untersuchung einem medizinisch-technischen Assistenten übertragen werden kann. Nach unserer Ansicht wird dies bei der Weiterentwicklung der Echo-Encephalographie kaum möglich sein, da es heute nicht mehr allein um die Feststellung einer Massenverschiebung geht. Es interessieren in steigendem Maße die echo-encephalographischen Befunde bei Ventrikelerweiterungen, Hämatomen und Tumoren. Um hier zu befriedigenden Ergebnissen zu gelangen, muß der Untersuchende an Hand der Vorgeschichte und der klinischen Befunde über das Gesamtkrankheitsbild unterrichtet sein und genaue pathologisch-anatomische Kenntnisse über die intrakraniellen Veränderungen bei raumfordernden oder atrophisierenden Prozessen besitzen. Bei einer medizinischen Hilfskraft kann dies nicht vorausgesetzt werden.

Falls sich bei der Ableitung des Mittelechos Schwierigkeiten ergeben, so ist an folgende Möglichkeiten zu denken:

1. Falsche Einstellung des Gerätes (zu geringe Impulsstärke, Umstellung von Reflexions- auf Transmissionsverfahren).

2. Falscher Ansatzpunkt des Prüfkopfes.

3. Schlechter Kontakt zwischen Prüfkopf und Kopfhaut durch zu wenig Kontaktmittel oder dazwischenliegende Haare.

4. Außergewöhnlich dicker Schädelknochen, evtl. mit Pneumatisation bis in die Schläfenbeinschuppen hinein, besonders bei alten Menschen. 1 MHz-Prüfkopf versuchen.

5. Kopfschwartenhämatom, evtl. mit Zertrümmerung des darunter liegenden Knochens und Hirngewebes. Ableitung dann oft nur von einer Seite her möglich.

6. Vorliegen eines raumfordernden Prozesses im Bereich des 3. Ventrikels, der Vierhügel-region, der Stammganglien oder des Clivus.

7. Vorliegen eines raumfordernden Prozesses im Schläfenlappen direkt unter dem Prüf-kopf. M-Echo dann meist von der Gegenseite aus leicht zu identifizieren.

8. Vorliegen eines Hydrocephalus internus, speziell bei Säuglingen und Kleinkindern. Echogramm imponiert durch außergewöhnlich zahlreiche und hohe Reflexionen.

2. Nachweis einer Erweiterung der Hirnkammern

a) Registrierung eines abnormen Doppelechos von den Wänden des 3. Ventrikels

Bei Gesunden nimmt die Weite des 3. Ventrikels im Echo-Encephalogramm im Laufe des Lebens langsam zu und erreicht im höheren Alter etwa 7 bis 7,5 mm. Dies entspricht im Luftbild bei der üblichen Aufnahmetechnik wegen der durch die Divergenz der Röntgenstrahlen bedingten Vergrößerung 9 bis 10 mm. Bei jüngeren Patienten (unter 40 Jahren) muß eine Breite der 3. Hirnkammer von 7,0 mm im Echo-Encephalogramm aber bereits als pathologisch angesehen werden (vgl. Abb. 39).

Findet man im Echo-Encephalogramm ein *Doppelecho* vom 3. Ventrikel, das einen Querdurchmesser dieser Hirnkammer von mehr als 7,0 mm anzeigt (s. Abb. 55), so liegt mit großer Wahrscheinlichkeit ein krankhafter intrakranieller Prozeß vor (Liquorpassage- oder -resorptionsstörung, Atrophie).

Die Untersuchungstechnik zur Darstellung des (normalen oder abnormen) Doppelechos von den Wänden des 3. Ventrikels ist in Abb. 56 schematisch wiedergegeben. Richtet man das Ultraschallstrahlenbündel von einem direkt über dem Ohransatz gelegenen Beschallungspunkt aus senkrecht oder leicht nach oben gekippt auf den 3. Ventrikel, so erhält man im Falle einer Erweiterung dieses Hirnkammerabschnittes zwei deutlich getrennte Reflexionen im Mittelbereich des Echo-Encephalogramms. Nach einiger Übung lassen sich die beiden Echos von den seitlichen Wänden der 3. Hirnkammer in den meisten Fällen ohne große Mühe innerhalb kurzer Zeit auf dem Bildschirm sichtbar machen. Der Abstand der beiden Reflexionen voneinander entspricht dem Querdurchmesser des 3. Ventrikels (s. Abb. 57). Manchmal sieht man eine gegenläufige Pulsation der beiden Echos, die durch Formänderungen der seitlichen Wände der 3. Hirnkammer während der ankommenden Pulswelle hervorgerufen wird (s. auch S. 48).

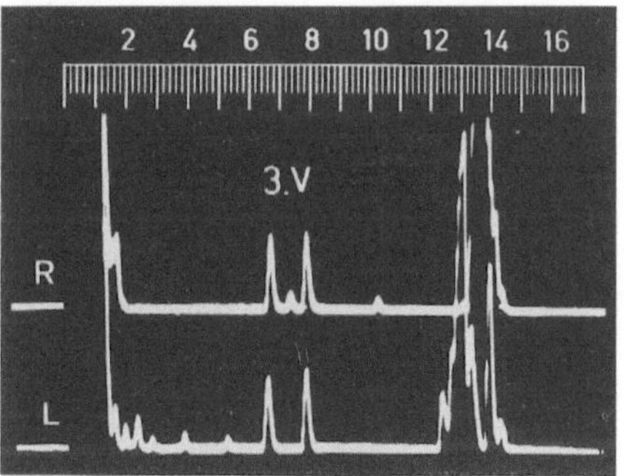

Abb. 55. Abnormes Doppelecho von den Wänden eines erweiterten 3. Ventrikels (3. V). Der Abstand der beiden Reflexionen voneinander entspricht der Breite dieser Hirnkammer und beträgt im vorliegenden Falle 13,0 mm. Pat. F. R., 10 J., Echo-Nr. 1440/64, Zustand nach tubercul. Meningitis

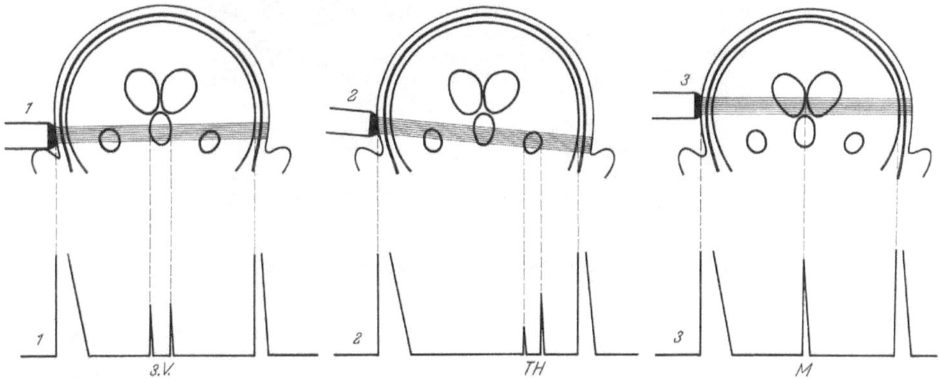

Abb. 56. Beschallungstechnik bei Vorliegen einer Ventrikelerweiterung. 1. Darstellung des Doppelechos von den Wänden des 3. Ventrikels (3. V). 2. Darstellung der Reflexionen von den Wänden des prüfkopffernen Unterhorns (TH). 3. Mittelecho vom Septum pellucidum. Der Prüfkopf muß hierzu höher und etwas weiter vorne als üblich angesetzt werden

Schwierigkeiten hat vor allem der Anfänger, *die beiden Reflexionen von den seitlichen Wänden des 3. Ventrikels zu identifizieren* und auf dem Bildschirm einwandfrei darzustellen. Entscheidend ist, überhaupt an die Möglichkeit zu denken, daß eine Ventrikelerweiterung vorliegt. Den ersten Hinweis hierauf sehen wir in der auffällig großen Zahl hoher Echos. Falls sich bei der Feststellung des Mittelechos eine weitgehende Symmetrie findet, sollte versucht werden, Reflexionen von den seitlichen Wänden des 3. Ventrikels aufzufangen. Bei langsamem Hin- und Herbewegen des Prüfkopfes und Veränderung der Beschallungsrich-

tung gelingt es dann fast immer, die nadelförmig scharfen Echozacken der Seitenwände des
3. Ventrikels darzustellen. Durch minimale Richtungsänderungen mit dem Prüfkopf kann
schließlich ein klares Echogramm des 3. Ventrikels erhalten werden. Die Reflexionen erreichen nicht selten auch beim Erwachsenen die Höhe des gesamten Bildschirms. Die Amplitude

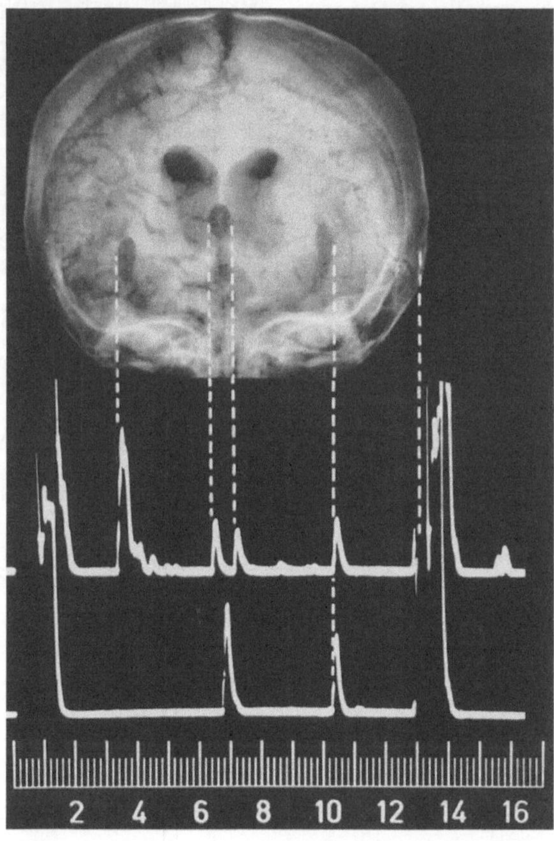

Abb. 57. Echo-Encephalogramm und Pneumencephalogramm eines 2jährigen Kindes mit leichter Ventrikelerweiterung nach Encephalitis. Völlige Übereinstimmung beider Methoden. Pat. U. W., Echo-Nr. 2091/66

der Echos vom 3. Ventrikel hängt einmal von der Kopfwanddicke ab, andererseits spielt die
Weite des 3. Ventrikels eine bedeutende Rolle. Bei einer Erweiterung der 3. Hirnkammer verbessern sich die Reflexionsbedingungen für den Ultraschall durch Vergrößerung der reflektierenden Oberfläche und Änderung des Krümmungsradius der seitlichen Wände dieses Ven-
trikelabschnittes.

Am sichersten gelingt die echo-encephalographische Darstellung bei einer Weite des
3. Ventrikels von 7,0 bis 20,0 mm. Bei schmälerem 3. Ventrikel können Fehlmessungen unter-
laufen; das gleiche gilt für extrem weite Hirnkammern.

Eingehend wurde die Frage überprüft, inwieweit tatsächlich eine *Übereinstimmung zwischen Ultraschallmessung des 3. Ventrikels und dem Luftbild besteht.* Bei 187 Patienten, die
im Echo-Encephalogramm ein Doppelecho im Mittelbereich aufwiesen, das nach unserer Ansicht von den seitlichen Wänden des 3. Ventrikels stammte, konnten Vergleichsuntersuchungen

mit Pneumencephalogrammen bzw. Ventrikulogrammen vorgenommen werden. In 183 Fällen fand sich eine sehr gute Übereinstimmung zwischen echo-encephalographischem und luftencephalographischem Meßwert des 3. Ventrikels unter Berücksichtigung der üblichen Vergrößerung auf den Röntgenbildern. Die Abweichung der mit beiden Verfahren erzielten Meßwerte bewegte sich in einem Bereich von maximal 1,5 mm. Lediglich bei 4 Patienten bestätigte sich die echo-encephalographisch gefundene Ventrikelweite nicht. Hier. wurden

offenbar Reflexionen von den Seitenventrikelwänden als Echos des 3. Ventrikels angesehen. Bemerkenswerterweise lag in 2 Fällen eine frische Subarachnoidalblutung vor. Bei diesem Krankheitsbild sieht man im Echo-Encephalogramm oft sehr viele Reflexionen auf dem Bildschirm, so daß Fehldeutungen zustande kommen können. Von wenigen Ausnahmen abgesehen, wurde die Pneumencephalographie durchschnittlich 1 bis 2 Tage nach der Ultraschallmessung vorgenommen. *Demnach kann die Echo-Encephalographie als eine zuverlässige Methode zur Bestimmung der Weite des 3. Ventrikels bezeichnet werden.* Mit einer Übereinstimmung von 97,8% wird hier fast ein ebenso hoher Zuverlässigkeitsgrad erreicht wie bei der Feststellung einer Massenverschiebung an Hand der Mittelechoverlagerung.

Auch bei Vergleichsuntersuchungen an einigen Sektionspräparaten von Patienten, die kurz vor dem Tode echo-encephalographisch untersucht worden waren, ließen sich die mittels Ultraschall erzielten Meßergebnisse voll bestätigen (s. Abb. 58); wir halten jedoch diesen Vergleich für weniger zuverlässig, da durch Auslaufen des Liquors bei

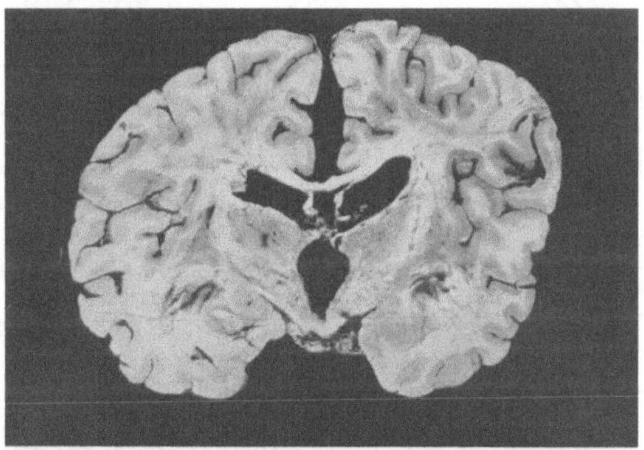
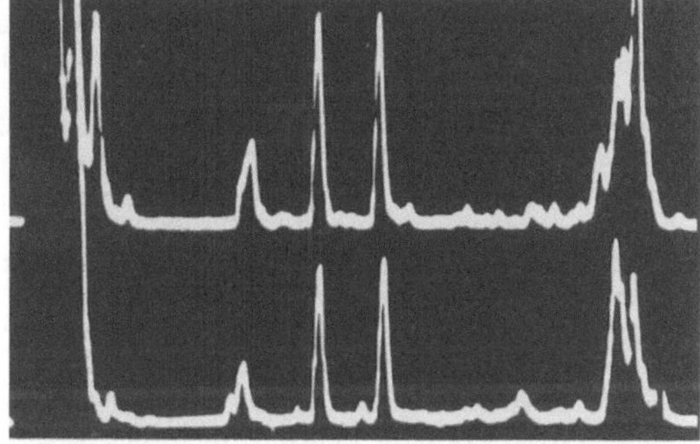

Abb. 58. Bestimmung der Breite des 3. Ventrikels. Übereinstimmung zwischen Echo-Encephalogramm und Sektionsbefund. Die hohe Reflexion vor dem Doppelecho des 3. Ventrikels stammt von der medialen Wand des prüfkopfnahen Unterhorns. Pat. A. L., 44 J., Echo-Nr. 1143/20/65

der Entnahme und die Fixation sicher nicht unbedeutende Veränderungen im Bereich des 3. Ventrikels auftreten. Dies gilt besonders für stärkere Ventrikelerweiterungen.

Zusammenfassend kann gesagt werden, daß sich die Echo-Encephalographie keineswegs in der Feststellung einer supratentoriellen Massenverschiebung erschöpft. Gerade die Möglichkeit, die Weite des 3. Ventrikels, speziell im Falle einer Erweiterung der Hirnkammern, routinemäßig innerhalb weniger Minuten exakt messen zu können, hat den Platz des Untersuchungsverfahrens in der Klinik gefestigt.

b) Registrierung abnorm lokalisierter Seitenventrikelechos — Echo-encephalographischer Hirnmantelindex

Neben dem Doppelecho des 3. Ventrikels interessieren im Falle einer Ventrikelerweiterung vor allem diejenigen Reflexionen, die am Temporalhorn der prüfkopffernen Hirnhälfte zustande kommen. Der Ansatzpunkt für den Schallkopf unterscheidet sich nur wenig von der Position zur Messung des 3. Ventrikels. Das Ultraschallstrahlenbündel muß aber etwas nach unten geneigt werden, da bei völlig horizontaler Beschallung das Temporalhorn in vielen Fällen nicht vom Ultraschall erfaßt werden kann. Die Richtung des Ultraschalls ist in der schematischen Darstellung der Untersuchungstechnik in Abb. 56 aufgezeichnet. Während beim Gesunden das Temporalhorn nur eine Reflexion geringer Amplitude darstellt und nicht selten sogar völlig fehlt, verbessern sich die Reflexionsverhältnisse mit zunehmender Ventrikelerweiterung. Infolge der zum Prüfkopf konkaven Krümmung der äußeren Wand des gegenüberliegenden Temporalhorns gelingt es, diese meist wesentlich einfacher im Echo-Encephalogramm zu registrieren (Hohlspiegeleffekt). Aus dem gleichen Grunde kann man häufig von der medialen Wand des gleichseitigen Schläfenhorns eine hohe Reflexion auffangen (s. Abb. 58). Die innere Wand des gegenüberliegenden Temporalhorns wird dagegen infolge des divergent reflektierten Ultraschalls nur selten eine so hohe Reflexion, wie z. B. bei dem Abb. 100 zugrunde liegenden Fall, hervorrufen. An Hand der *Position des Temporalhornaußenwandechos* wurde von uns 1965 ein *echo-encephalographischer Hirnmantelindex* angegeben (HMI). Die Berechnung des Index zeigt das Schema in Abb. 59. Die Strecken M-Echo–Endecho und Temporalhornaußenwandecho–Endecho werden zueinander in Beziehung gesetzt. Normalerweise ergibt sich ein Index von 2,0 bis 2,2 oder anders ausgedrückt, die Dicke des Hirnmantels im Bereich des Temporalhorns beträgt etwa die Hälfte des Hemisphärendurchmessers. Mit größer werdenden Seitenkammern wandert das Temporalhornecho in Richtung auf das Endecho zu, der Hirnmantelindex wird ebenfalls größer (s. Abb. 93). Hierzu ein Beispiel:

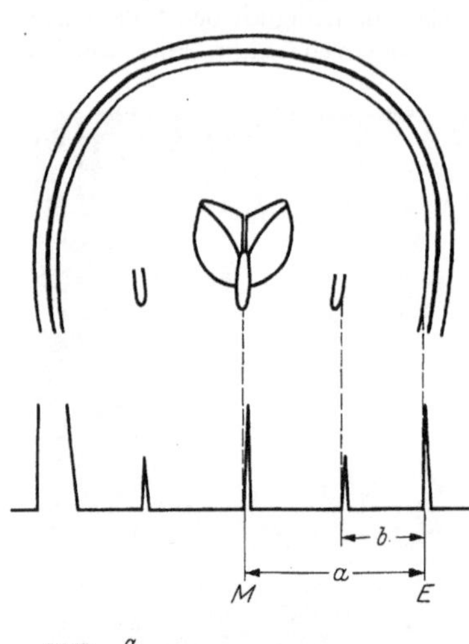

Abb. 59. Schematische Darstellung der Berechnung des echo-encephalographischen Hirnmantelindex (HMI). (SCHIEFER, KAZNER, KUNZE, 1965)

Abst. Mittelecho–Endecho von beiden Seiten	61,0 mm,
Abst. TH-Echo–Endecho von beiden Seiten	20,0 mm.

$$\text{HMI} = \frac{61}{20} = 3{,}05.$$

Ein solcher Wert weist auf eine starke Erweiterung der Seitenventrikel hin, wie sie meist bei Kleinhirntumoren gefunden wird (siehe dort). Es läßt sich aber auch getrennt für beide Temporalhörner der Hirnmantelindex bestimmen, so daß einseitige Ventrikelerweiterungen gut zu erfassen sind. Beispiel:

Abst. Mittelecho–Endecho von beiden Seiten	60,0 mm,
Abst. TH-Echo–Endecho von rechts	25,0 mm,
Abst. TH-Echo–Endecho von links	28,0 mm.

Hieraus errechnet sich für die rechte Seitenkammer ein HMI von 2,15, für die linke ein HMI von 2,4.

Es handelt sich hier also um eine leichte Erweiterung des linken Unterhorns. Derartige Befunde können beispielsweise bei Patienten nach einer Erweichung gelegentlich beobachtet werden.

In Verbindung mit der echo-encephalographisch bestimmten Weite des 3. Ventrikels erreicht man eine hohe Sicherheit bei der Beurteilung eines Hydrocephalus allein schon auf

Grund der Ultraschallmessung. Aus dem Hirnmantelindex kann aber auch eine Erweiterung der Seitenventrikel erkannt werden, wenn sich die Weite der 3. Hirnkammer nicht bestim-

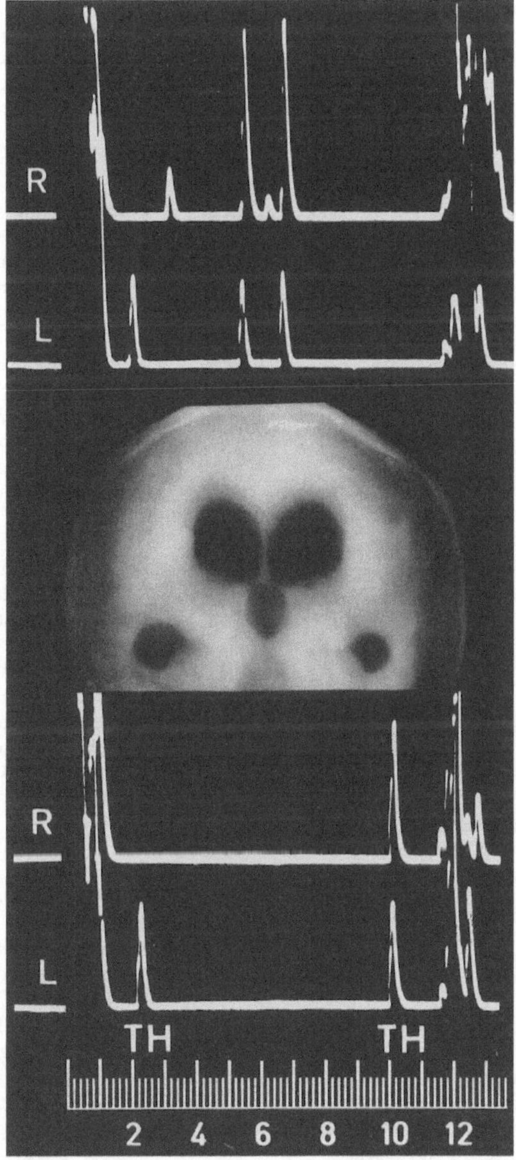

Abb. 60. Übereinstimmung zwischen echo-encephalographischen Befunden und Ventrikulotomographie. Oben: Doppelecho des 3. Ventrikels in 13,0 mm Abstand. Unten: Temporalhornaußenwandecho. Aus der Position dieser Reflexion läßt sich ein HMI von 3,2 berechnen, der eine starke Ventrikelerweiterung anzeigt. Pat. I. L., 9 J., Echo-Nr. 2438/66

men läßt. Dies hat besondere Bedeutung bei Tumoren, die den 3. Ventrikel ganz oder teilweise ausfüllen, wodurch die Mittelecho-Messung oft auf erhebliche Schwierigkeiten stößt. So gelingt es, bei den Gliomen des oralen Hirnstammes und den Kraniopharyngeomen durch Bestimmung der Position des Temporalhorns das Ausmaß der Ventrikelerweiterung ohne größere Schwierigkeiten festzustellen (s. Abschnitt über Tumoren des oralen Hirnstammes).

Außer den Echos vom 3. Ventrikel und vom Temporalhorn kann gelegentlich auch noch eine Reflexion von der lateralen Wand des Seitenventrikels im Cella-media-Bereich aufgefangen werden, wenn man den Prüfkopf etwa 2 bis 3 Querfinger oberhalb des Ohransatzes anlegt. In geeigneten Fällen läßt sich diese Reflexion beiderseits neben dem Mittelecho registrieren. Es handelt sich dabei vorwiegend um Säuglinge und Kleinkinder mit einem dünnen Schädelknochen, wo diese spezielle Untersuchung wertvoll erscheint. Abb. 40 zeigt die erforderliche Untersuchungstechnik. FORD und MCRAE (1966) sowie UEMATSU (1966) konnten auch bei Erwachsenen derartige Messungen mit Erfolg durchführen.

Die *Übereinstimmung der echoencephalographischen Untersuchungsergebnisse* bezüglich der Messung der *Temporalhornposition* mit den Resultaten von Hirnkammerluftfüllungen konnte von uns an 114 Pneumencephalogrammen und Ventrikulotomogrammen überprüft werden (vgl. Abb. 60). Dabei wurde unter Berücksichtigung der aufnahmetechnisch bedingten Vergrößerung auf dem Röntgenfilm in 111 Fällen eine weitgehende Befundgleichheit festgestellt (97⁰/₀). Dreimal lagen Fehlinterpretationen vor, d. h. eine andere Reflexion wurde als vom Temporalhorn stammend angesehen. Bei allen 3 Patienten bestand keine Ventrikelerweiterung, wie fälschlicherweise nach Auswertung des Echo-Encephalogramms angenommen worden war. Auch bei mehreren Sektionen konnten die Ultraschallmessungen bestätigt werden (vgl. Abb. 61).

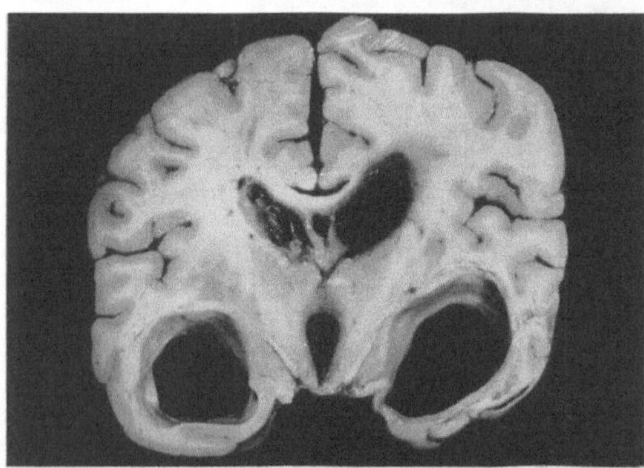
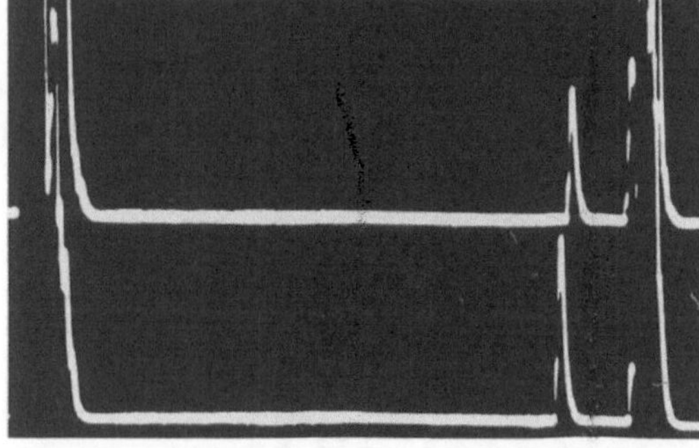

Abb. 61. Übereinstimmung zwischen echo-encephalographischer Messung der Position der Temporalhornaußenwand und Sektionsbefund. Das klare Oscillogramm kommt durch Einschaltung des Tiefenausgleichs (Stufe 6 bis 7) zustande. Die Echogramme wurden 1 Woche vor dem Tode registriert. Pat. S. N., 29 J., Echo-Nr. 1321/64

Die Zuverlässigkeit der Echo-Encephalographie bei der Bestimmung der Temporalhornposition in Fällen mit Ventrikelerweiterung scheint bei einer so niedrigen Fehlerquote eine routinemäßige Anwendung der Methode zu rechtfertigen. Wesentlich ist aber auch hier die persönliche Erfahrung des Untersuchers, da die Identifikation des Temporalhornechos auf Schwierigkeiten stoßen kann.

Die speziellen Untersuchungsmöglichkeiten beim kindlichen Hydrocephalus werden im klinischen Teil ausführlich besprochen.

3. Direkter Nachweis von Tumoren, Hämatomen und Cysten

a) Tumorreflexionen, Cystenwandechos

Das Echo-Impulsverfahren wurde bereits relativ früh zum direkten Hirntumornachweis herangezogen. Die in den ersten Arbeiten beschriebene Untersuchungstechnik war aber nur KIKUCHI et al., 1957). Sie findet heute vorwiegend in Japan (TANAKA; MITSUNO et al., 1966) am operativ freigelegten Gehirn durchzuführen (FRENCH, WILD, NEAL, REID, 1950, 1952; und CHINA (CH'EN und P'AN, 1964), in den letzten Jahren auch in Nordamerika (WALKER und UEMATSU, 1966; DYCK, BARROWS und KURZE, 1967) Anwendung und soll hier nicht näher beschrieben werden.

Dagegen interessieren alle Möglichkeiten, Hirngeschwülste durch den intakten Schädel mittels Ultraschalls an Hand besonderer Reflexionen direkt diagnostizieren zu können und nicht nur indirekt durch den Nachweis einer Massenverschiebung oder Ventrikelerweiterung.

Vor allem TANAKA u. Mitarb. berichten seit Jahren, daß es auch durch den Schädelknochen hindurch gelingen soll, Hirntumoren zu lokalisieren und nicht selten sogar deren histologischen Aufbau zu erkennen. Tabelle 3, die einer Veröffentlichung von TANAKA et al. aus dem

Tabelle 3. *Lokalisation von Hirngeschwülsten durch Ultraschalluntersuchung am intakten Schädel an Hand von Tumorreflexionen* (nach TANAKA, ITO, ISHIKAWA, YUKISHITA u. OHARA, 1966)

Tumorlokalisation		Anzahl der echo-encephalographisch untersuchten Patienten	durch Tumor-Echos richtig lokalisiert
supratentoriell	Großhirnhemisphäre	72	70 (97%)
	Chiasmaregion	26	22 (85%)
	oraler Hirnstamm	14	8 (57%)
infratentoriell	caudaler Hirnstamm	5	0
	Kleinhirn	15	13 (87%)
	4. Ventrikel	1	0
	Kleinhirnbrückenwinkel	17	4 (24%)
Total		150	117 (78%)

Jahre 1966 entnommen wurde, zeigt, daß von 150 Geschwülsten im supra- und infratentoriellen Raum 117 (78%) durch Tumorreflexionen richtig lokalisiert werden konnten. Bei den Großhirnhemisphärentumoren sollen sogar in 97% der Fälle Tumorechos gefunden worden sein. Nach TANAKA kommen unregelmäßige und zusammenhängende Echokomplexe bei Patienten mit verschiedenen Gliomen, Neurinomen, Teratomen und parasitären Geschwülsten, Tuberkulomen und Sarkomen vor, während auf der anderen Seite Meningiome und metastatische Tumoren einzeln stehende, scharfe Reflexionen zeigen würden. Zu diesen Untersuchungen ist zu bemerken, daß nicht nur von der Temporalregion aus beschallt wurde, sondern von allen möglichen Ansatzpunkten am Schädel. Bei den Geschwülsten des caudalen Hirnstammes und des Kleinhirnbrückenwinkels fand eine transorbitale oder transorale Untersuchungstechnik mit einem Spezialprüfkopf Anwendung. Es geht leider aus diesen Arbeiten nicht hervor, welchen Zeitaufwand ein solches Untersuchungsverfahren erfordert und inwieweit auf Kontrastmitteluntersuchungen verzichtet werden konnte.

SCHIEFER, KAZNER und KUNZE (1965) haben die Häufigkeit von Tumorreflexionen bei supratentoriellen Neubildungen an einem größeren Krankengut untersucht und deren diagnostische Verwertbarkeit überprüft. Die Beschallungen wurden nur von einem temporalen Feld aus vorgenommen, da einerseits bei Wechsel des Applikationsortes für den Prüfkopf auch beim Gesunden völlig neue und unbekannte Reflexionen auftreten und andererseits von vielen Punkten des Schädels aus bei Erwachsenen wegen der Knochendicke nicht mehr mit verwertbaren Reflexionen gerechnet werden kann.

Unter 214 supratentoriellen Tumoren fanden sich nur 48mal Tumorechos oder Reflexionen von Cystenwänden. Es ist dabei zu berücksichtigen, daß von temporal her nur etwa die

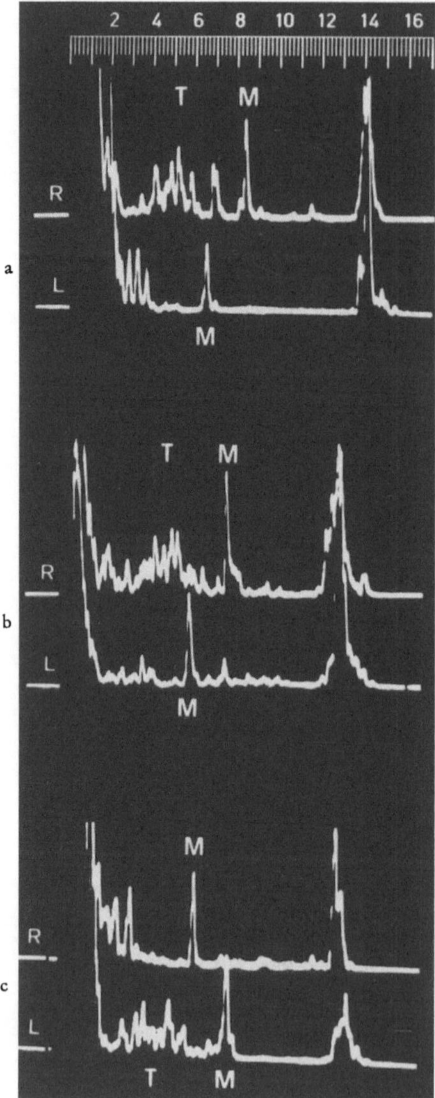

Abb. 62. Tumorechokomplexe (T) bei Geschwülsten im Schläfenlappenbereich. Eine Differentialdiagnose der vorliegenden Tumorart ist durch ' die Echo-Encephalographie meist nicht möglich. Tumorechokomplexe (T) gestatten aber eine genauere Lokalisation und orientieren über das Vorhandensein akustisch wirksamer Grenzflächen in einer Geschwulst. a) Glioblastom rechts temporal. Pat. J. H., 53 J., Echo-Nr. 2507/66. b) Keilbeinflügelmeningiom rechts. Pat. Ch. R., 22 J., Echo-Nr. 2558/66. c) Astrocytom im linken Schläfenlappen. Pat. A. W., 39 J., Echo-Nr. 1524/65

Hälfte aller Geschwülste mit dem Ultraschallstrahl direkt erfaßt werden konnte. Aber auch dann klingen diese Resultate nicht sehr vielversprechend. Außerdem erscheint noch erwähnenswert, daß den Autoren bei mehreren Fällen vor Durchführung der Ultraschalluntersuchung die Lokaldiagnose des Tumors bereits bekannt war (z. B. Tumorverkalkung auf der einfachen Röntgenaufnahme des Schädels). Andererseits konnten mit zunehmender Erfahrung Tumorechos sicherer erkannt werden.

Die eigenen Untersuchungsergebnisse erlauben keine nähere Differenzierung der Hirngeschwülste auf Grund der Form des Tumorechos. Abb. 62 zeigt zum Beispiel Echogramme mit Tumorreflexionen bei einem Glioblastom, einem Meningiom und einem Astrocytom. Wir können daher die von der japanischen Ultraschallforschungsgruppe angegebenen Unterscheidungsmerkmale nicht bestätigen. Eine ausführliche Darstellung der eigenen Resultate bei Großhirnhemisphärengeschwülsten und Tumoren des oralen Hirnstammes erfolgt im speziellen Teil.

Voraussetzung für das Zustandekommen eines Echos an der Grenzfläche Tumor/Hirngewebe oder im Tumor selbst bilden Unterschiede in der akustischen Impedanz der beschallten Strukturen. Bisher wurde nur vereinzelt über Schallgeschwindigkeitsmessungen in Hirngewebe und Tumoren berichtet. Die in der Literatur angegebenen Werte schwanken so stark, und die Autoren kommen sogar oft zu gegensätzlichen Ergebnissen, so daß uns eigene Untersuchungen erforderlich schienen.

Hierzu wurden 604 *Schallgeschwindigkeitsmessungen* mit einem Interferometer nach KRAUTKRÄMER an 213 verschiedenen Gewebs- und Flüssigkeitsproben durchgeführt: 43 bei Lappenresektionen entnommene Hirnpräparate, 35 Liquorproben, 34 Glioblastome, 27 Meningiome, 9 Oligodendrogliome, 8 Astrocytome, 5 Ependymome, 4 Neurinome, 1 Spongioblastom, 1 Sarkom der Meningen, 3 Carcinom-Metastasen, 10 verschiedene Tumorcystenflüssigkeiten, 19mal der Inhalt verschiedener chronischer subduraler Hämatome, 10mal Blutgerinnsel von epiduralen, akuten subduralen und intracerebralen Hämatomen sowie Eiter von 4 Hirnabscessen und subduralen Empyemen.

Zur Untersuchung benötigt man etwa 10 ml Material; die Messung erfolgte stets bei 22° C, da ein Temperaturunterschied von 1° C bereits eine Änderung der Schallgeschwindigkeit von 2,5 m/s hervorruft (BARTHEL, 1954). Außerdem wurden die Messungen möglichst bald nach Exstirpation des Tumors oder Resektion des Hirngewebes durchgeführt, um Fehlergebnisse durch Wasserverlust zu vermeiden. Die so ermittelten Meßwerte sind in Tabelle 4 aufgeführt. Mit der von uns verwendeten Interferometeranordnung läßt sich bei der

Tabelle 4. *Schallgeschwindigkeit und akustische Impedanz in Hirngewebe und Gehirntumoren* (eigene Messungen mit Interferometer nach KRAUTKRÄMER)

Medium	T °C	Frequenz MHz	Schallgeschwindigkeit m/s	Dichte kg/m³	akustische Impedanz 10^6Ns/m³
Hirngewebe	22	4	1532	1036	1,59
Kleinhirngewebe	22	4	1537	1040	1,60
Ventrikelliquor	22	4	1502	1004	1,51
Knochen [1])	—	2,5	3380	1800	6,1
Kalk [2])	—	—	3810	2650	10,1
Flüssigkeit aus Tumorcysten	22	4	1504—1524	1006—1028	1,51—1,57
Gliome (einschl. Glioblastome)	22	4	1525—1547	1030—1040	1,57—1,61
Meningiome	22	4	1540—1550	1045—1060	1,61—1,64
Ependymome	22	4	1537—1545	1040—1045	1,60—1,62
Spongioblastom	22	4	1532	1040	1,59
Acusticusneurinome	22	4	1522—1547	1032—1050	1,57—1,62
Ca-Metastasen	22	4	1535	1040	1,60
Arachnoidalsarkom	22	4	1530	1035	1,58
Absceßeiter, Empyeminhalt	22	4	1521—1523	1030—1035	1,57—1,58

[1]) GÜTTNER, FIEDLER u. PÄTZOLD, 1952.
[2]) CRAWFORD, 1955.

Schallgeschwindigkeitsmessung maximal eine Genauigkeit von 0,1% erzielen, da die Länge der Wasservergleichsstrecke mikrometrisch festzustellen und die Schallgeschwindigkeit von Wasser genau bekannt ist (KRAUTKRÄMER, 1961). Der Zeitpunkt der Interferenz zwischen Prüflings- und Vergleichsecho kann exakt festgehalten werden. Jede Messung wurde mehrfach kontrolliert.

Die in 126 Einzelmessungen ermittelte Schallgeschwindigkeit in frischem Hirngewebe lag im Durchschnitt bei 1532 m/s. Die maximale Abweichung betrug 3 m/s. Bei Liquormessungen ergab sich ein Mittelwert von 1502 m/s bei 22° C (1499 bis 1505 m/s). Dabei zeigte sich eine deutliche Abhängigkeit der Schallgeschwindigkeit vom Eiweißgehalt der verschiedenen Liquorproben. Der durchschnittliche Unterschied zwischen Hirngewebe und Liquor bezüglich der Schallgeschwindigkeit macht 30 m/s aus. Wie bereits erwähnt, reicht diese Differenz aus, um deutliche Ultraschallreflexionen an den Grenzflächen dieser beiden Medien entstehen zu lassen, zumal auch das spezifische Gewicht mit 1036 und 1004 kg/m³ einen beträchtlichen Unterschied aufweist. Die akustischen Impedanzen der beiden Medien können hieraus mit $1{,}59 \cdot 10^6$ Ns/m³ für Hirngewebe und $1{,}51 \cdot 10^6$ für Liquor bei 22° C berechnet werden. JEPPSSON (1961) fand für Hirngewebe bei 24 bis 25° C mit $1{,}58 \cdot 10^6$ Ns/m³ praktisch den gleichen Wert.

Die Schallgeschwindigkeit in Gliomen weicht aber gegenüber derjenigen in normalem Hirngewebe meist nur ganz gering ab. Lediglich in verkalkten Tumoren fanden wir höhere Schallgeschwindigkeiten. Auch die Meningiome zeigten einen deutlichen Unterschied in der Schallgeschwindigkeit gegenüber dem normalen Hirngewebe. Dies dürfte auf dem hohen Blutgehalt dieser Tumoren beruhen. Als Mittelwert ließ sich hier eine Schallgeschwindigkeit von 1545 m/s bei 22° C berechnen. Inhalt von Tumorcysten wurde ebenfalls untersucht. Dabei schwankten die Werte je nach Eiweißgehalt und spez. Gewicht der Flüssigkeit ziemlich stark (1504 bis 1524 m/s, s. Abb. 63). Der größte Unterschied zu Hirngewebe fand sich bei älteren Blutgerinnseln aus intracerebralen Hämatomen; hier wurden Schallgeschwindigkeiten von rund 1600 m/s ermittelt.

Nach diesen Schallgeschwindigkeitsmessungen sind *Grenzflächenechos* großer Amplitude nur bei senkrecht getroffenen Meningiomen, Tumorblutungen und Cystenwänden zu erwarten. Dies trifft tatsächlich zu. Abb. 64 zeigt das Echo-Encephalogramm eines Patienten mit cystischem Astrocytom im linken Schläfenlappen. Neben der Verlagerung des Mittelechos erkennt man bei Beschallung von rechts eine dem Endecho vorauseilende Echozacke, die nach dem Operationsbefund an der äußeren Wand einer größeren Tumorcyste entstanden sein muß. Aus solchen Reflexionen ist aber keineswegs präoperativ immer

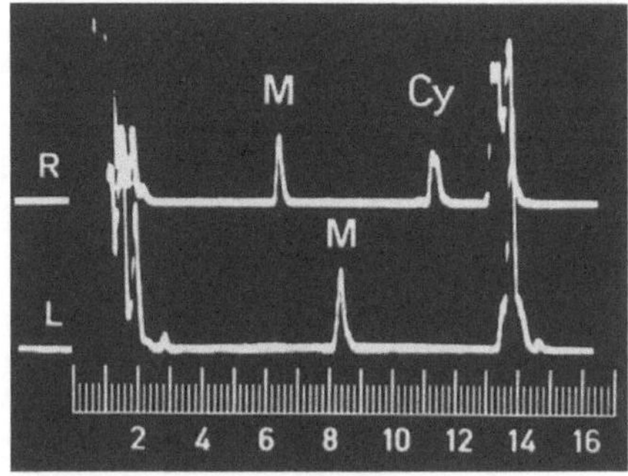

Abb. 63

Abb. 64

Abb. 63. Schallgeschwindigkeit in Hirntumoren, normalem Hirngewebe, Liquor, Blut und Tumorcysten, untersucht mit einem Interferometer nach KRAUTKRÄMER. Weitere Angaben im Text

Abb. 64. Echo-Encephalogramm eines Pat. mit cystischem Astrocytom im linken Schläfenlappen. Verlagerung des M-Echos um 10,0 mm nach rechts. Zusätzliche Reflexion (Cy) bei Ableitung von rechts, die später einer Tumorcyste zugeordnet werden konnte. Pat. K. M., 49 J., Echo-Nr. 999/64

der sichere Schluß möglich, daß es sich hier tatsächlich um ein Cystenwandecho handelt. *Verdächtig auf das Vorliegen einer großen Cyste ist aber ein echofreier Bezirk in einem Echogramm*, das eine Mittelechoverlagerung aufzeigt. Abb. 65 bietet hierzu ein Beispiel. Es handelte sich um einen 10jähr. Jungen mit einer außergewöhnlich großen Tumorcyste (120 cm³ Inhalt), deren medialer Wand ein Spongioblastom aufsaß.

Die *Tumorechokomplexe*, die offenbar im Tumor selbst entstehen, lassen sich nicht aus Schallgeschwindigkeitsunterschieden zwischen Tumor und umgebendem Hirngewebe erklären. Es müssen also Strukturunterschiede in diesen Geschwülsten zu Ultraschallreflexionen führen. Bei allen Oligodendrogliomen, die Tumorechos hervorriefen, konnten röntgenologisch oder mikroskopisch Verkalkungsherde gefunden werden. Es besteht nicht der geringste Zweifel, daß Kalk Ultraschall in hohem Maße reflektiert (vgl. verkalkte Epiphyse als Mittelechoquelle, LEKSELL, 1958; JEPPSSON, 1960, 1961). Abb. 66 zeigt ein Beispiel eines verkalkten Ependymoms bei einem Kind, Abb. 67 ein Echogramm von einem verkalkten Oligodendrogliom bei einem 30jähr. Mann und die Röntgenaufnahme des Schädels beim gleichen Patienten.

Die Tatsache, daß gerade bei den Glioblastomen, deren Schallgeschwindigkeit nur wenig von derjenigen des Hirngewebes abweicht, relativ häufig Tumorechokomplexe gefunden werden, beruht nach unserer Ansicht auf dem unregelmäßigen Aufbau dieser Geschwülste (Einschluß kleinerer Cysten, pathologische Gefäße, Nekrosezonen, Blutungsherde). Bildbeispiele für Echo-Encephalogramme bei Glioblastomen bieten die Abb. 62 und 81 auf den Seiten 64 und 89.

Während Tumorechos bei Großhirnhemisphärengeschwülsten meist nicht von so großer Bedeutung sind, da gleichzeitig eine Mittelechoverlagerung vorliegt, die einen raumfordernden Prozeß anzeigt, gewinnen Tumorreflexionen bei den Geschwülsten des 3. Ventrikels und des

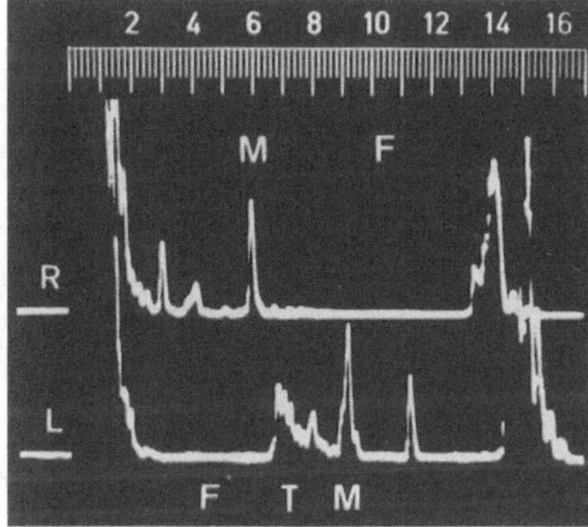

Abb. 65

Abb. 65. Echo-Encephalogramm eines 8jährigen Jungen mit cystischem Spongioblastom im linken Schläfenlappen. Verlagerung des Mittelechos um 15,0 mm nach rechts. Die Registrierung einer breiten echofreien Zone (F) ermöglichte die Diagnose einer Cyste bereits durch das Ultraschallbild. Zusätzlich Tumorechokomplex (T) nahe der Mittellinie. Pat. M. W., Echo-Nr. 1211/64

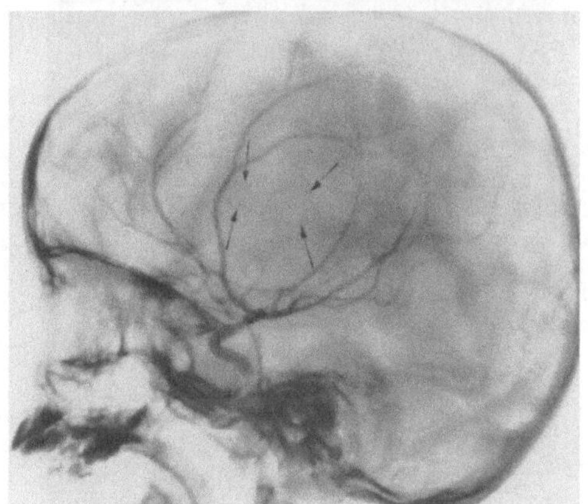

Abb. 66. Echo-Encephalogramm und Angiogramm eines 4jährigen Mädchens mit verkalktem Ependymom im Bereich der rechten Fissura Sylvii. Verlagerung des M-Echos um 12,5 mm nach links. Zusätzliche Reflexionen von Tumorverkalkungen (T) in beiden Ableitungen, die im Röntgenbild nur schwach zu erkennen sind (Pfeile). Pat. M. M., Echo-Nr. 2024/65

Abb. 66

oralen Hirnstammes zunehmendes Interesse. Die Aussagemöglichkeiten der Echo-Encephalographie sind hier in Einzelfällen so weitgehend, daß eine nahezu komplette Diagnose aus der Ultraschalluntersuchung des Gehirns gestellt werden kann. Die eigenen Untersuchungsergebnisse werden im Abschnitt über Tumoren des oralen Hirnstammes ausführlich dargelegt.

Von Hirnabsceßwänden, die im Beschallungsbereich liegen, lassen sich gelegentlich Reflexionen wie bei Tumorcysten registrieren (vgl. hierzu Abb. 174 g). Eine spezifische Diagnose wird hierdurch aber nicht ermöglicht. Bei parietal gelegenen subduralen Empyemen konnte bisher in keinem Fall ein Grenzflächenecho aufgefangen werden, auch dann nicht, wenn der Ultraschall wie bei der Untersuchungstechnik zur Auffindung chronischer Subduralhämatome schräg nach oben gerichtet wurde.

Zusammenfassend ist zum Thema der Tumorreflexionen zu sagen, daß die eindimensionale Echo-Encephalographie in ihrer heutigen Form für die genaue Tumorlokalisation nur begrenzte Möglichkeiten besitzt. Tumorechos liefern aber im Einzelfall, besonders bei temporalen Glioblastomen, Ependymomen und Oligodendrogliomen sowie bei Geschwülsten in der

Nähe des 3. Ventrikels nicht selten zusätzliche Informationen, die den Wert der Untersuchungsmethode noch erhöhen. Vielleicht gelingt es bei entsprechender Tumorlokalisation durch ein zweidimensionales Echo-Verfahren hier in bestimmten Fällen weitere Fortschritte

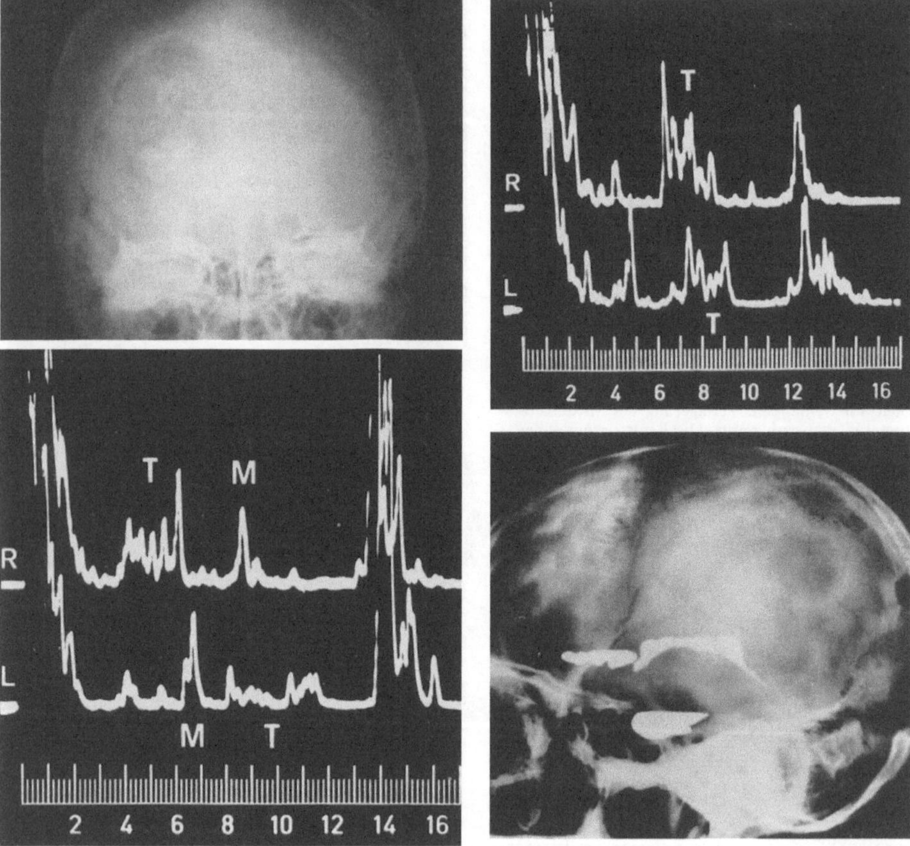

Abb. 67   Abb. 68

Abb. 67. Tumorreflexionen (T) bei einem Patienten mit verkalktem Oligodendrogliom re. occipito-temporal. M-Echo-Verlagerung 10,0 mm. Die Schädelübersicht zeigt ausgeprägte Verkalkungen (oben). Pat. M. B., 30 J., Echo-Nr. 1301/64

Abb. 68. Diagnose einer mittelliniennahen Geschwulst auf Grund eines Tumorechokomplexes (T). Die anschließend durchgeführte Pantopaqueventrikulographie zeigte eine Einengung des 3. Ventrikels von unten und rechts seitlich durch einen Thalamustumor. Pat. W. C., 27 J., Echo-Nr. 2589/66

zu erzielen. Die ersten Mitteilungen unter Verwendung einer solchen Methode liegen bereits vor (ADAPON et al., 1965, 1966; GROSSMAN, 1964, 1965, 1966; LOMBROSO und ERBA, 1967). Größere Serien fehlen aber bisher, so daß sich zum gegenwärtigen Zeitpunkt dieses Verfahren noch nicht abschließend beurteilen läßt (s. auch Anhang S. 74).

Auch wenn durch Verbesserung der Untersuchungstechnik, Wahl anderer Ansatzpunkte und tomographische Verfahren sowie mit zunehmender Erfahrung Tumorechos wahrscheinlich häufiger gefunden werden, so stellt diese Untersuchungsmethode aber keinen Ersatz für die Kontrastmitteldiagnostik, sondern nur eine — in Einzelfällen sicher bedeutsame — Ergänzung der pneumencephalographischen und angiographischen Befunde dar. Manchmal kann auch durch den Nachweis von Tumorechos die Wahl des am besten geeigneten Kontrastmittelverfahrens erleichtert werden (vgl. Abb. 68).

b) Nachweis von Hämatomgrenzflächen

TER BRAAK, GRANDIA und DE VLIEGER berichteten 1959 erstmals über die Beobachtung, daß bei extracerebralen Hämatomen vor dem Endecho zusätzliche Reflexionen auftreten. Sie bezeichneten diese als „*Hämatomecho*" und vermuteten, daß sie an der Grenzfläche zwischen Hirngewebe und Blut entstehen.

DE VLIEGER (1959) hat bei Injektionen von Blut in Kälbergehirne das Auftreten von zusätzlichen Reflexionen an der Einspritzungsstelle beobachtet, die nach Absaugen der Flüssigkeit wieder verschwanden. An einem formalingehärteten Gehirn mit einem intracerebralen Hämatom ließen sich ebenfalls deutliche Echos von der Blutung registrieren. Weiterhin hat der gleiche Autor bei der Autopsie eines Patienten ohne Gehirnerkrankung eine künstliche subdurale Flüssigkeitsansammlung durch Injektion von Blutplasma hergestellt. Nach Einspritzung von 80 ml war eine Extra-Reflexion vor dem Endechokomplex zu sehen, die nach Ablassen der Flüssigkeit wieder verschwand.

In einer Zusammenfassung der echo-encephalographischen Untersuchungsergebnisse bei 55 extracerebralen Hämatomen hat DE VLIEGER 1964 berichtet, daß 39mal (71%) durch Ultraschall die Diagnose einer Blutung zu stellen war. Von 12 Patienten mit epiduralem Hämatom wies nur einer kein Hämatomecho auf. Drei akute Subduralblutungen zeigten ebenfalls besondere Reflexionen. Weniger günstig waren die Resultate bei chronischen Subduralhämatomen wegen deren parietaler Lage (25 von 37). Durch Anwendung eines um 45° abgewinkelten Prüfkopfes ließen sich die Resultate verbessern. Nach eigenen Angaben konnte DE VLIEGER das Hämatomecho von anderen vor dem Endecho auftretenden Reflexionen in den meisten Fällen einwandfrei unterscheiden.

In einer späteren Serie von 83 extracerebralen Blutansammlungen (DE VLIEGER, 1967) ließ sich 54mal (65%) ein Hämatomecho registrieren. Die schlechtesten Ergebnisse betrafen frontale und occipitale sowie beidseits symmetrisch ausgebildete Hämatome.

DREESE und NETSKY (1963) berichteten über einen Patienten mit einem akuten subduralen Hämatom, bei dem es gelang, von der Seite der Blutung zusätzliche Reflexionen zu registrieren.

AMBROSE (1964) hat bei epi- und subduralen Hämatomen ebenfalls Reflexionen beobachtet, die er auf die abgedrängte Dura oder die Grenzfläche Gehirn/Blut bezog.

Auch SUGAR und UEMATSU (1964) erwähnten 2 Fälle von Hämatomen mit abnormen Echos auf der Seite der Blutung. UEMATSU, SUGAR und WALKER (1966) konnten bei epiduralen Hämatomen in 5 von 9 Fällen ein Hämatomecho beobachten, bei 10 subduralen Blutansammlungen jedoch nur zweimal.

Die japanische Ultraschall-Forschungsgruppe hat seit 1961 mehrfach über Extra-Echos bei verschiedenen Formen intrakranieller Blutungen berichtet, die zur Hämatomlokalisation herangezogen werden konnten. In einer Serie von 72 Hämatomen gelang die Ableitung eines Hämatomechos 55mal (76%). Dem direkten Nachweis im Echo-Encephalogramm waren vor allem frontale und occipitale Epiduralblutungen sowie dünne subdurale Hämatome entgangen (ABE, SUGAWARA, ISHII, ITO, KIKUCHI u. TANAKA, 1966).

Der Nachweis von speziellen Hämatomechokomplexen spielt nach MITSUNO et al. (1966) eine bedeutende Rolle bei der Diagnostik typischer hypertonischer Massenblutungen im Stammganglienbereich.

Die eigenen Beobachtungen bei extracerebralen Hämatomen mit der Echo-Encephalographie wurden erstmals 1963 mitgeteilt. Dabei konnten besonders die Unterschiede im Ultraschallbild zwischen den einzelnen Blutungsformen herausgestellt werden (s. Abb. 145), die nicht selten eine Differentialdiagnose ermöglichen (SCHIEFER, KAZNER und BRÜCKNER, 1963). Eine spätere Zusammenstellung umfaßte 81 extracerebrale Hämatome, von denen 56 (69%) ein Hämatomecho zeigten (KAZNER und SCHIEFER, 1966). Eine ausführliche Darlegung der sich durch die Echo-Encephalographie beim epiduralen Hämatom bietenden diagnostischen Möglichkeiten erfolgte 1965 an Hand von 36 derartigen Blutungen, die mit Ultraschall untersucht werden konnten (KAZNER, KUNZE und SCHIEFER). In dieser Arbeit wurden Experimente dargelegt, die zu einer Klärung der Quellen der Hämatomreflexionen führten (s. weiter unten).

Die Möglichkeit bei intrakraniellen Hämatomen besondere Reflexionen abzuleiten, wurde auch von CALATAYUD-MALDONADO, GELETNEKY und LORENZ (1965), sowie RADDA und SCHIMA (1965) und von FISCHER et al. (1967) bestätigt.

Einige Autoren bezeichneten aber das Hämatomecho als nicht signifikant oder konnten solche Reflexionen nicht nachweisen. Jeppsson hat in seiner Monographie über die Echo-Encephalographie (1961) Untersuchungsergebnisse bei 44 extracerebralen Blutungen, darunter 9 epiduralen Hämatomen, mitgeteilt. Trotz sorgfältiger Bemühungen gelang es nicht, die von de Vlieger beschriebenen „Extra-Echos" auf der Seite des Hämatoms zu bestätigen. Er fand vielmehr bei völlig gesunden Individuen ähnliche zusätzliche Echozacken, die nach seiner Ansicht von der unebenen inneren Oberfläche des Schädels mit den manchmal sehr ausgeprägten Impressiones digitatae stammten.

Lithander, die 1961 über 40 extracerebrale Hämatome berichtete, sah in einem Drittel dieser Fälle zusätzliche Echozacken auf der Seite des Hämatoms. Sie hielt diese Echos aber nicht für beweisend genug, um daraus die Diagnose einer Blutung zu stellen, da auch bei Gesunden ähnliche Reflexionen zu beobachten waren. Um hier eine definitive Klärung zu erbringen, wurde von uns experimentell untersucht, welche Strukturen in der Lage sind, bei intrakraniellen Hämatomen gut verwertbare Reflexionen hervorzurufen (Kazner, Kunze, Schiefer, 1965).

Experimentelle Untersuchungen zur Frage des Hämatomechos

Voraussetzung für das Zustandekommen einer Reflexion von Ultraschallenergie ist bekanntlich ein Unterschied der akustischen Impedanz der durchlaufenen Medien. Zusätzlich muß aber die Grenzfläche zwischen zwei Medien weitgehend senkrecht getroffen werden und möglichst eben sein. Dies ist vor allem bei Strukturen, die nur geringe Unterschiede in der akustischen Impedanz aufweisen, unbedingt erforderlich.

Wie bereits festgestellt wurde, reicht der Unterschied zwischen Hirngewebe und Liquor aus, um klare Echos hervorzurufen. Mit einem Interferometer nach Krautkrämer haben wir eine Reihe von Schallgeschwindigkeitsmessungen durchgeführt, um die Differenzen der akustischen Impedanz der bei intrakraniellen Hämatomen beschallten Strukturen kennenzulernen. Die hier interessierenden Ergebnisse sind in Tabelle 5 zusammengefaßt. Hieraus geht hervor,

Tabelle 5. *Schallgeschwindigkeit und akustische Impedanz in Hirngewebe und Blut* (eigene Messungen mit Interferometer nach Krautkrämer)

Medium	T °C	Frequenz MHz	Schall-geschwindigkeit m/s	Dichte kg/m³	akustische Impedanz 10⁶Ns/m³
Wasser [1])	22	15	1488,1	997	1,48
Ventrikelliquor	22	4	1502	1004	1,51
Hirngewebe (frisch)	22	4	1532	1036	1,59
Blut (frisch, geronnen)	22	4	1570	1059	1,66
Blut (alte Gerinnsel)	22	4	1598—1607	1068	1,71—1,72
Citratblut	22	4	1556	1050	1,63
Dura mater	22	4	1555	1108	1,72
Kapsel eines chronischen subduralen Hämatoms	22	4	1525	1055	1,61

[1]) Barthel, 1954.

daß die Unterschiede zwischen den akustischen Impedanzen von Hirngewebe und geronnenem Blut bzw. harter Hirnhaut mindestens so groß sind wie diejenigen zwischen Hirngewebe und Liquor. Diese Differenzen lassen erwarten, daß an der Grenzfläche der erstgenannten Medien registrierbare Ultraschallintensitäten reflektiert werden.

Es wurde daher versucht, die Bedeutung der durch ein Hämatom abgedrängten Dura für das Zustandekommen des Hämatomechos experimentell zu klären, da speziell bei dieser Blutungsform am häufigsten eine derartige Reflexion, die außerdem noch eine sehr große Amplitude aufwies, beobachtet werden konnte (s. Abb. 69 a).

Versuchsanordnung: In einem Plexiglasbehälter von 10 × 7 cm Grundfläche haben wir die Verhältnisse bei extracerebralen Hämatomen nachgeahmt. Es wurde darauf geachtet, daß die Grenzfläche zwischen Gehirn, Blut und Dura möglichst senkrecht zur Richtung des einfallenden Ultraschallstrahlenbündels lag. Unter den Bedingungen des epiduralen Hämatoms trat an der Grenzfläche zwischen Hirngewebe, Dura und coaguliertem Blut ein sehr hohes, scharfes Echo auf (s. Abb. 70 oben). Anschließend wurde die Dura herausgezogen. Die hohe Echozacke verschwand, und es blieb lediglich eine kleine Reflexion zurück, die nur ein Viertel der Zackenhöhe des Duraechos erreichte (s. Abb. 70 unten).

Es handelt sich also um die *Dura mater,* die das große Hämatomecho beim epiduralen Hämatom verursacht. Die an der Grenzfläche zwischen Hirnoberfläche und Blut entstehende Reflexion ist wesentlich weniger hervorstechend und dürfte klinisch von erheblich geringerer diagnostischer Bedeutung sein. Dies entspricht völlig den Erfahrungen am eigenen Krankengut (vgl. Abb. 69).

Ein ähnliches Resultat erhält man bei Untersuchung eines frischen Gehirns unter Wasser. An der Grenzfläche Gehirn/Wasser entsteht nur eine kleine Echozacke; legt man dagegen die Dura auf die Hirnoberfläche der schallkopfabgewandten Seite, so ist ebenfalls ein hohes Duraecho auf dem Bildschirm zu erkennen (s. Abb. 71).

Neuere Untersuchungen von OBER-SCHULTE-BECKMANN und OTTO (1967) mit künstlichen epiduralen Hämatomen an Leichenschädeln bestätigen die Bedeutung der harten Hirnhaut für das Zustandekommen des Hämatomechos bei dieser Blutungsform.

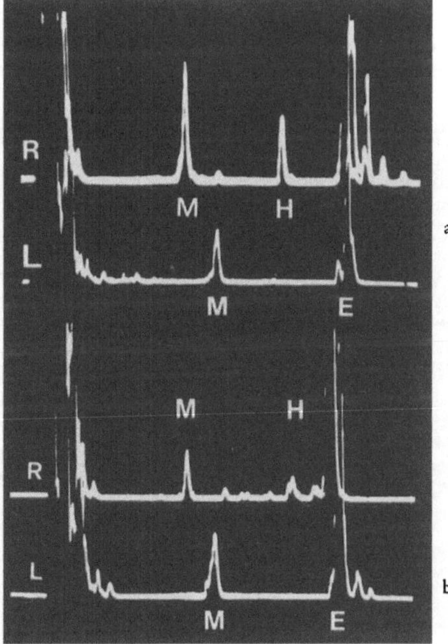

Abb. 69. Echo-encephalographischer Nachweis raumfordernder intrakranieller Blutungen nach Schädeltrauma. a) Mittelechoverlagerung und hohes Hämatomecho (H) bei parietalem Epiduralhämatom. b) Mittelechoverlagerung und kleineres Hämatomecho (H) bei einem akuten subduralen Hämatom. Aus dem Abstand des Hämatomechos (H) vom Endecho (E) ergibt sich jeweils die Dicke der Blutung. Pat. J. N., 55 J., Echo-Nr. 1309/64; Pat. G. R., 61 J., Echo-Nr. 1008/64

Auf die besonders günstigen Reflexionsbedingungen an der Falz, die ja eine Duraduplikatur darstellt, wurde bereits bei der Besprechung dieser Struktur als Mittelechoquelle hingewiesen.

Entscheidend für die Größe der von der abgedrängten Dura verursachten Echozacke ist der Winkel, unter dem diese Membran vom Ultraschall getroffen wird. In einem mit Wasser gefüllten Plexiglasbehälter wurde ein 7 × 7 cm großes, in einen Rahmen gespanntes Stück frischer Dura unter verschiedenen Einfallswinkeln beschallt. Bereits bei einem Abweichen um 5° von der Senkrechten nimmt die Amplitude des Duraechos um 75 bis 80% ab (s. Abb. 72). Für den klinischen Gebrauch dürfte somit ein solcher Einfallswinkel die Grenze für ein diagnostisch verwertbares Hämatomecho darstellen. Hierdurch wird auch die Tatsache erklärt, daß bei temporo-basalen Epiduralhämatomen, die zweifellos vom Ultraschall erfaßt werden, keine eindeutigen Hämatomechos zu registrieren sind.

HOWRY (1955) hat gefunden, daß die reflektierte Ultraschallenergiemenge bei einem Einfallswinkel, der um 6° von der Senkrechten abweicht, auf 1% des Ausgangswertes absinkt, während die Amplitude auf dem Bildschirm auf ¹/₁₀ reduziert wird. Übertragen auf die Beschallung der Dura läßt sich eine gute Übereinstimmung mit diesen Untersuchungsergebnissen feststellen.

Die spezielle, von uns entwickelte Untersuchungstechnik zur Lokalisation epiduraler Hämatome wird zusammen mit den klinischen Ergebnissen und den Möglichkeiten einer Unterscheidung des Duraechos von anderen lateralen Reflexionen auf den S. 121 bis 135 ausführlich besprochen.

Neben Grenzflächenreflexionen bei epiduralen und akuten subduralen Hämatomen kommen derartige Echos auch bei chronischen subduralen Blutungen und Ergüssen vor. Die Schwierigkeit, von der meistens aus einer mehr oder weniger dünnen Membran bestehenden

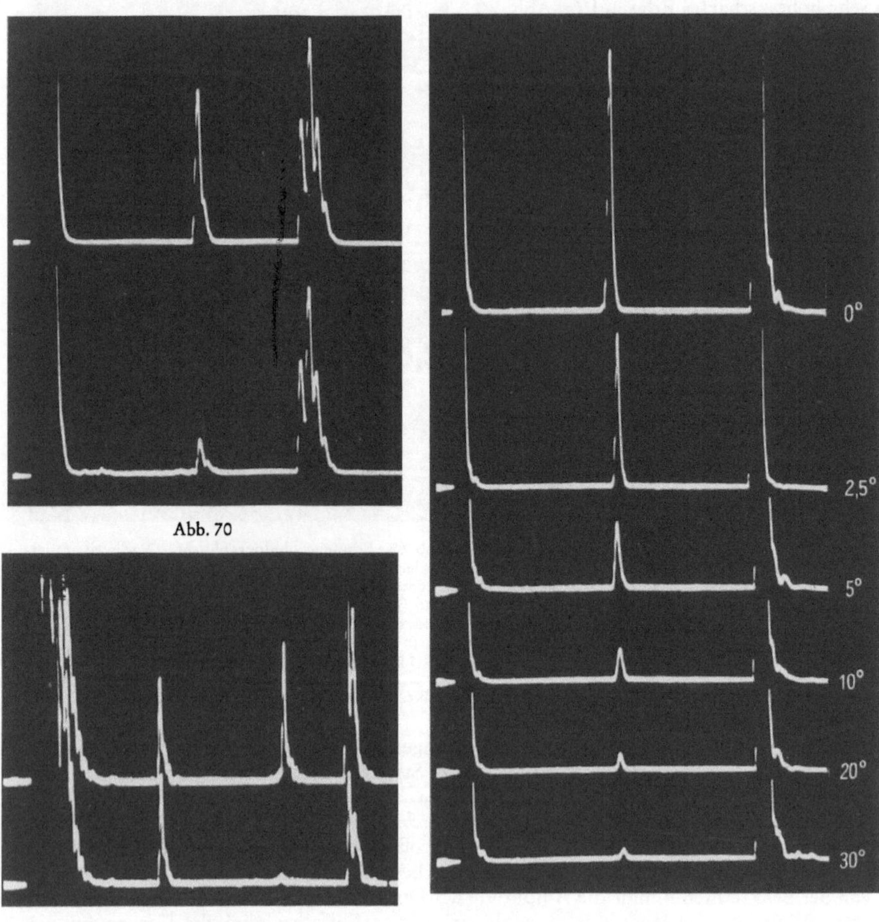

Abb. 70

Abb. 71   Abb. 72

Abb. 70. Experimenteller Nachweis des Duraechos. Oben: hohes Echo an der Grenzfläche Gehirn, Dura, Blut (mittlere Reflexion) bei künstlichem Epiduralhämatom in einem Plexiglasbehälter. Unten: Nach Herausziehen der Dura bleibt nur ein Echo geringer Amplitude zurück

Abb. 71. Ultraschalluntersuchung eines Leichengehirns im Wasserbad. Unten: An der Grenze Gehirn/Wasser entsteht nur eine minimale Reflexion. Oben: Die Dura mater liegt der Hirnoberfläche auf. Jetzt ist ein sehr hohes Echo zu erhalten

Abb. 72. Beschallung von Dura im Wasserbad unter verschiedenen Einfallswinkeln des Ultraschallstrahlenbündels. Rasche Abnahme der Echo-Amplitude bei Abweichung von der Senkrechten

Grenzfläche ein Echo zu registrieren, liegt darin, daß fast alle derartigen Hämatome hochparietal lokalisiert sind. Erst bei Richtung des Ultraschalls senkrecht auf die Grenzmembran durch entsprechendes Kippen des Prüfkopfes wird eine registrierbare Reflexion ermöglicht (s. Abb. 139). Die an unserer Klinik entwickelte Untersuchungstechnik hat BRÜCKNER (1964) ausführlich beschrieben. Ein ähnliches Vorgehen wurde auch von DE VLIEGER (1964) angegeben.

Experimentelle Untersuchungen zeigten, daß beim Zustandekommen des Hämatomechos im Falle eines chronischen Subduralhämatoms das innere Blatt der Hämatomkapsel von entscheidender Bedeutung ist. Die Registrierung einer solchen Reflexion gelingt bei einseitiger Lokalisation einer Blutung leichter und mit größerer Sicherheit als bei doppelseitigen Hämatomen oder Ergüssen.

Auch von den Grenzflächen subduraler Flüssigkeitsansammlungen bei Kindern lassen sich spezielle Echozacken auffangen, so daß die Echo-Encephalographie hier mit zur Klärung der Diagnose beitragen kann.

JACOBI, KAZNER und WOLLENSAK (1966) berichteten über echo-encephalographische Untersuchungsergebnisse bei 31 Kindern mit subduralen Ergüssen bzw. Hämatomen. In 22 Fällen waren bei Schrägbeschallung zusätzliche Reflexionen vor dem Endecho zu registrieren, die von der inneren Hämatommembran stammten. Aus dem Abstand des Hämatomechos vom Endecho konnten Rückschlüsse auf die Dicke der Flüssigkeitsansammlung gezogen werden.

Die Technik der Schrägbeschallung wendet auch GELETNEKY (1965) bei Kindern und Säuglingen mit Subduralergüssen an, um Hämatomechos auffangen zu können. 16 von 19 Kindern mit diesem Krankheitsbild wiesen im Echo-Encephalogramm solche zusätzlichen Echozacken auf.

Neben der Schrägbeschallung haben JACOBI und SCHUCH (1966) eine andere Untersuchungstechnik erprobt, wobei der Prüfkopf direkt über dem Hämatom aufgesetzt wird und dann im Nahbereich des Echo-Encephalogramms Hämatomechos sichtbar werden.

Heute hat sich die Echo-Encephalographie zur Erkennung und bei der Nachbehandlung subduraler Ergüsse im Säuglings- und Kindesalter bereits einen festen Platz erworben (s. GERLACH, JENSEN, KRAUS und KOOS, 1967; DISTEL und KASPER, 1967).

4. Abnorme Echopulsationen

LEKSELL hat 1955 erstmals darauf aufmerksam gemacht, daß arteriovenöse Angiome abnorm pulsierende Echos verursachen können. FORD und AMBROSE (1963) berichteten über 4 Fälle dieser Art, wobei mittels Ultraschalls die Diagnose eines Angioms gestellt werden konnte. Es gelang ihnen auch, abnorm pulsierende Echos bei einem großen suprasellären Aneurysma abzuleiten.

Auch TER BRAAK und DE VLIEGER (1965) weisen darauf hin, daß bei Angiomen manchmal eine außergewöhnliche doppelschlägige Echopulsation zu beobachten ist. Die Autoren untersuchten 14 Patienten mit arteriovenösem Angiom. Bei 9 hiervon wurde eine solche abnorme, doppelschlägige Pulsation bestimmter Echos gefunden. In einem Falle mit abnormen Echopulsationen war das Angiom in der Nähe der Mittellinienstruktur lokalisiert. TER BRAAK und DE VLIEGER haben diese speziellen Pulsationen auch nach Art der Ultraschallkardiographie fortlaufend registriert, wobei der Unterschied zu den normalerweise vorhandenen Echopulsationen graphisch dokumentiert werden konnte.

MCKINNEY, THURSTONE, AVANT und WALLACE (1965, 1966) berichteten ebenfalls über verstärkte und abnorme Echopulsationen, die bei Patienten mit Hypertonie, erhöhtem intrakraniellem Druck, Gefäßanomalien und vasculärem Kopfschmerz auftraten. Es wurde mit Interesse vermerkt, daß bei solchen Kranken die Pulsationen während des Kopfschmerzanfalls oder einige Stunden vor dem Einsetzen der Symptomatologie zunahmen, in der beschwerdefreien Phase aber kein Anstieg der Pulsation zu verzeichnen war.

DREESE, HAYES und KEMPE haben 1966 an einem Fall mit umschriebenen abnormen Echopulsationen, die bei einem Patienten mit einem Aneurysma registriert wurden und sich bei Übereinanderprojektion exakt zur Deckung bringen ließen, den klinischen Wert dieser Methode gezeigt.

Am eigenen Krankengut gelang es in keinem Falle eines Angioms oder Aneurysmas, auf Grund abnormer Echopulsationen die Diagnose einer Gefäßmißbildung zu stellen. Abnorm hohe Echopulsationen sahen wir vor allem bei Kindern mit weiten subarachnoidalen Räumen, ohne hieraus diagnostische Rückschlüsse ziehen zu können.

Die Registrierung von normalen oder pathologischen Echopulsationen steht noch am Anfang. Ob sich hieraus eine klinische Routine-Untersuchungsmethode, die bei cerebralen Gefäßerkrankungen eingesetzt werden könnte, entwickeln wird, läßt sich heute noch nicht mit Sicherheit sagen (vgl. auch S. 47 bis 49).

Anhang

Zweidimensionale Echo-Impuls-Reflexionsverfahren in der Diagnostik intrakranieller Prozesse (B-Scan)

Bei der eindimensionalen Echo-Encephalographie (A-Scan) wird die Laufzeit von Ultraschallimpulsen zwischen dem piezoelektrischen Kristall und einer bestimmten, Ultraschall reflektierenden Grenzfläche an Hand von senkrechten Auslenkungen des Kathodenstrahls gemessen. Die Amplitude der Echozacken entspricht der Menge an zum Prüfkopf zurückkehrender Energie. Die Laufzeit des Schallimpulses läßt sich bei annähernd gleicher Schallgeschwindigkeit der untersuchten Strukturen in Zentimeter oder Millimeter Gewebe transponieren. Hierdurch kann eine ausreichend exakte Entfernungsangabe einer reflektierenden Oberfläche vom Prüfkopf erfolgen.

Theoretisch stellt natürlich ein tomographisches Ultraschall-Echoverfahren die Idealmethode dar, um echo-encephalographische Befunde leichter lesbar zu machen und zu objektivieren. An weichen Körpergeweben wurde eine derartige Technik zum ersten Male von HOWRY und BLISS 1952 mit Erfolg angewandt.

An Stelle von senkrechten Kathodenstrahlauslenkungen erscheinen auf dem Bildschirm des Oszilloskops Lichtpunkte. Die Größe bzw. Helligkeit der einzelnen Lichtpunkte entspricht der reflektierten Ultraschallenergie. Man kann sich jede Zeile eines zweidimensionalen Echogramms als eindimensionales Ultraschallbild vorstellen, das um 90° nach oben gekippt ist, wodurch man gewissermaßen von oben auf die verschiedenen Echozacken blickt. Ein zweidimensionales Echogramm setzt sich aus zahlreichen derartigen Lichtpunktzeilen zusammen, die durch Bewegungen des Prüfkopfes in einer Ebene entstehen und den Eindruck eines Schnittbildes des untersuchten Körperabschnittes vermitteln, etwa vergleichbar mit einem anatomischen Querschnitt. Je nach Bewegungsrichtung des Prüfkopfes am Schädel und der dabei benutzten speziellen Technik wurden verschiedene B-Scan-Verfahren angegeben (horizontal-, linear-, contact sector-, coronar- und compound-scanning), die alle unter dem Begriff *Echo-Tomographie* zusammengefaßt werden können. Die ersten mittels eines solchen Verfahrens am Schädel erzielten Bilder haben KIKUCHI, UCHIDA, TANAKA und WAGAI 1957 veröffentlicht. Sie erinnern an Röntgenschichtaufnahmen. In der Folgezeit wurde vor allem von TANAKA u. Mitarb. mehrfach über die zweidimensionale Echo-Encephalographie berichtet. Diese Autoren wendeten aber das einfache Zeit-Amplitudenverfahren auch weiterhin an.

HOWRY und GORDON (1964) bezweifelten, daß es auf Grund der physikalischen Voraussetzungen am Schädel in den meisten Fällen überhaupt möglich ist, verwertbare Ultraschallschnittbilder zu erhalten, da bei einer Abweichung des Einfallswinkels von der Senkrechten der Schallstrahl im Knochen gebrochen wird. Die experimentellen Untersuchungen von WHITE u. Mitarb. (1967) haben gezeigt, daß durch unterschiedliche Dicke und Unregelmäßigkeiten des Schädelknochens erhebliche Abbildungsverzerrungen und -verzeichnungen eintreten, die ein den tatsächlichen anatomischen Verhältnissen entsprechendes Echo-Tomogramm unmöglich zu machen scheinen. Eine Ausnahme bilden lediglich die mit Hilfe der kombinierten Abtastmethode (compound-scan) erzielten Bilder DE VLIEGERs bei hydrocephalen Säuglingen, die ja einen außergewöhnlich dünnen, gut schalldurchlässigen Schädelknochen besitzen.

In den letzten Jahren hat es nicht an Versuchen gefehlt, brauchbare echo-encephalographische Schnittbildverfahren zu entwickeln. Dem hier speziell interessierten Leser seien die Arbeiten von DE VLIEGER, DE STERKE, MOLIN und VAN DER VEN (1963, 1966, 1967), ADAPON, CHASE, KRICHEFF und BATTISTA (1965, 1966), GROSSMAN (1964, 1965, 1966), ITO, ISHIKAWA, WAGAI und UCHIDA (1965), BRINKER und TAVERAS (1966), DREESE et al. (1966, 1967), GALICICH, LOMBROSO und MADSON (1965) sowie MAKOW et al. (1966, 1967) zum näheren Studium empfohlen.

Die einzigen, den anatomischen Verhältnissen vergleichbaren Echo-Tomogramme konnten bis jetzt DENIER VAN DER GON, DUINHOUWER, MOLIN und DE VLIEGER (1966) zeigen. Die Gründe für die gute Bildqualität wurden bereits erwähnt (dünner kindlicher Schädelknochen, weite Hirnkammern mit großen reflektierenden Grenzflächen, compound-scan).

Einigermaßen akzeptable Schnittbilder lassen sich auch mit einer Technik erzielen, wobei der Prüfkopf im Schläfenbereich auf einer Strecke entlang bewegt wird, die zu einer Verbindungslinie äußerer Augenwinkel—äußerer Gehörgang parallel verläuft (sog. horizontal- oder linear-scan). Durch Präparation der Kopfhaut mit einem Gelee läßt sich über eine Strecke von etwa 10 cm stets ein ausreichender Kontakt zwischen Schallkopf und Kopfhaut erzielen. Vor allem GROSSMAN (1964, 1965, 1966), ADAPON et al. (1965, 1966), sowie DREESE et al. (1966, 1967) haben eindrucksvolle Tomogramme mit direkter Tumordarstellung publiziert. GALICICH, LOMBROSO und MATSON (1965) betonen den Wert des zweidimensionalen Verfahrens bei Kindern mit Hydrocephalus und anderen frühkindlichen Hirnschäden.

ADAPON et al. (1966) haben 127 Patienten mittels B-Scan untersucht, von denen 60 nachgewiesenermaßen einen raumfordernden intrakraniellen Prozeß hatten, während sich bei den übrigen durch Kontrastmitteluntersuchungen kein pathologischer Befund ergab. Die intrakraniellen Raumforderungen wurden durch die B-Scan-Technik, sei es direkt oder indirekt, bei 44 Patienten (73,4%) nachgewiesen. Der Echo-Tomographie waren demnach 16 Prozesse (26,6%) entgangen, obwohl alle diese Patienten bei der A-Scan-Echo-Encephalographie ein verlagertes Mittelecho zeigten.

Bei der zweidimensionalen Echo-Encephalographie treten darüber hinaus bei der Anwendung am Patienten einige Probleme auf, die die Untersuchung erheblich erschweren. Es ist äußerst schwierig, über eine größere Strecke am Schädel immer einen gleich guten Kontakt zwischen Prüfkopf und Kopfhaut zu erzielen, falls man sich nicht zu einer Rasur der Kopfhaare entschließt. Eine andere Möglichkeit besteht darin, daß man den Schallkopf nicht direkt aufsetzt, sondern eine Wasservorlaufstrecke benutzt. Dies geschieht entweder durch Vorschaltung eines mit Wasser gefüllten Plastikbeutels, der an den Kopf angelegt wird, oder der Kopf des Patienten taucht in Rückenlage in ein Wasserbecken ein (MAKOW und REAL, 1966). Der Prüfkopf bewegt sich dann innerhalb des Wasserbades. Ein solches Untersuchungsverfahren wirft alle Vorteile der eindimensionalen Echo-Encephalographie, die die Anwendung so angenehm machen, über Bord: Schnelligkeit, geringer apparativer Aufwand, keine Belästigung des Patienten. Außerdem setzt es eine Mitarbeit des Patienten voraus, wodurch Bewußtlose oder motorisch unruhige Kranke von vorneherein für diese Technik ungeeignet erscheinen. Ein Hauptanwendungsgebiet der Echo-Encephalographie, die Diagnostik der Schädel-Hirnverletzungen, geht hier verloren.

Von einer Überlegenheit des zweidimensionalen Echoverfahrens gegenüber der einfachen Zeit-Amplitudenmethode kann man demnach zumindest bis heute nicht sprechen. In besonderen Fällen mag die Untersuchung weitergehende diagnostische Schlüsse zulassen als die A-Scan-Echo-Encephalographie. Es sind jedoch noch intensive Studien erforderlich, bis sich die Möglichkeiten des B-Scan in ähnlicher Weise überblicken lassen wie heute bereits beim A-Scan. Eigene echotomographische Untersuchungen verliefen bisher nicht sehr erfolgversprechend. Es ist aber zu hoffen, daß speziell bei Kindern sowie bei Erwachsenen mit Glioblastomen oder Tumoren des oralen Hirnstammes und des 3. Ventrikels zweidimensionale Echoverfahren in der Zukunft zu besseren diagnostischen Resultaten führen werden. Ob sich aber jemals ähnliche exakte Echoschnittbilder des Schädels und des Gehirns gewinnen lassen, wie dies in der Geburtshilfe und Gynäkologie (DONALD, MACVICAR und BROWN, 1958, 1961; HOFMANN, HOLLÄNDER und WEISER, 1966) möglich ist, muß auf Grund der anderen physikalischen Voraussetzungen am Schädel bezweifelt werden.

Teil III. Spezielle Echo-Encephalographie

A. Das Echo-Encephalogramm beim Gesunden

1. Säuglinge und Kinder

Für die Beurteilung von Echo-Encephalogrammen ist es erforderlich, das Normalbild in allen Altersstufen zu kennen. Die Auswertung des Kathodenstrahlbildes gestaltet sich bei einem Säugling oder Kleinkind oft wesentlich schwieriger als beim Erwachsenen. Die Dicke der Schädeldecke im Schläfenbereich (hierunter verstehen wir Kopfschwarte, Temporalmuskel und Knochen; FEUERLEIN spricht von Kopfwanddicke) beträgt beim Neugeborenen nach eigenen Messungen etwa 4 mm. Sie steigt im Laufe der ersten Lebensmonate und -jahre stetig an und erreicht beim 14jähr. Jugendlichen mit durchschnittlich 10 mm praktisch die gleichen Werte wie bei den meisten Erwachsenen (s. Abb. 34). Die Kopfwanddicke ist also im Säuglings- und frühen Kindesalter wesentlich geringer. Vom ultraschallphysikalischen Standpunkt aus kommt aber der Dicke des *Schädelknochens,* wie bereits an anderer Stelle ausführlich besprochen, die entscheidende Rolle zu. Diese überschreitet bei Säuglingen und Kleinkindern im Bereich der Temporalschuppe selten einen Wert von 1,0 bis 1,5 mm, während wir bei Erwachsenen in Übereinstimmung mit WHITE et al. (1965) hier Knochendicken von 2,5 bis etwa 5 mm gefunden haben. Die von DILLING und FEUERLEIN (1967) an Leichenschädeln im Temporoparietalbereich gemessenen Werte liegen deutlich höher. Bei der zweimaligen Passage des Ultraschalls durch den kindlichen Schädelknochen wird also wesentlich weniger Energie absorbiert, und es erscheinen hierdurch erheblich mehr Reflexionen auf dem Bildschirm. Allerdings sind viele dieser Kathodenstrahlauslenkungen so variabel, daß schon bei geringfügiger Positions- oder Richtungsänderung des Prüfkopfes diese Echos verschwinden und neue Reflexionen aufschießen. Es entsteht so ein oft sehr verwirrendes Bild, das auf den ersten Blick keine Interpretation zuzulassen scheint. Bei Kindern sind jedoch die gleichen konstanten Echozacken vorhanden wie beim Erwachsenen, die zur Diagnostik intrakranieller Erkrankungen mit Erfolg herangezogen werden können.

Um die bereits normalerweise im Echogramm zu beobachtenden Reflexionen zu studieren und die Grenzen zum Pathologischen festlegen zu können, wurden bei 189 Kindern im Alter von 3 Tagen bis zu 14 Jahren eingehende echo-encephalographische Untersuchungen vorgenommen (s. M. JACOBI, 1966). Wichtig erscheint uns, darauf hinzuweisen, daß die Beschallung bei Kindern immer mit einer möglichst geringen Impulsstärke vorgenommen werden sollte, da dies die Beurteilung wesentlich erleichtert.

Entsprechend den Beobachtungen von DILLING und FEUERLEIN (1967) konnte bei Säuglingen und Kleinkindern an der normalen Ansatzstelle über dem Ohr nicht immer ein eindeutiges Mittelecho registriert werden. Meistens fand sich aber eine Doppelreflexion von den beiden Seitenwänden des 3. Ventrikels. Als Mittelebene des Gehirns wurde in diesen Fällen die Mitte zwischen den beiden Echozacken des 3. Ventrikels angesehen. Ein einwandfreies Mittelecho war aber bei allen 189 Kindern zu erhalten, wenn ein weiter vorne oder hinten liegender Beschallungsort gewählt wurde. Zur Beurteilung, ob ein Echo-Encephalogramm irgendwelche Verlagerungszeichen der Mittelstrukturen des Gehirns aufweist, verglichen wir die Strecken Mittelecho–Endecho bzw. Mittelebene–Endecho bei Ableitung von rechts und von links. Es wurden also die Durchmesser der beiden Großhirnhälften echo-encephalographisch gemessen und zueinander in Beziehung gesetzt. Dieses Verfahren erweist sich als ebenso einfach wie zuverlässig, da scheinbare, durch unterschiedliche Kopfwanddicke hervorgerufene Verlagerungen sofort eliminiert werden. Bei der Auswertung der Echo-Encephalogramme von 189 Kindern nach diesem Verfahren ergibt sich eine erstaunlich geringe Differenz zwischen dem Ergebnis der Beschallung von rechts und von links. Sie betrug bei unserer Untersuchungsserie im Mittel nur 0,08 mm. Lediglich 24 Kinder (12,8%) zeigten eine Abweichung der Mittelstrukturen um 0,5 mm und 2 (1,1%) um 1,0 mm. Größere Unterschiede fanden sich bei gesunden Kindern überhaupt nicht. Nach unserer Ansicht bedürfen daher Kinder mit einer Mittelechoverlagerung um 1,5 mm und mehr einer genaueren neuroradiologischen Diagnostik (s. Tab. 6).

Tabelle 6. *Lage des Mittellinien-Echos (ME) bei 189 gesunden Kindern, 149 gesunden Erwachsenen und 283 Patienten mit Gehirnerschütterung*

Gruppe	Anzahl	ME absolut mittelst.	ME 0,5 mm verlagert	ME 1,0 mm verlagert	ME 1,5 mm verlagert	ME 2,0 mm verlagert	mittlere Abweichung des ME mm
gesunde Kinder 0—14 J.	189 (100%)	163 (86,1%)	24 (12,8%)	2 (1,1%)	—	—	0,08
gesunde Erwachsene	149 (100%)	88 (59,1%)	42 (28,2%)	15 (10,0%)	4 (2,7%)	—	0,28
Patienten mit einfacher Gehirnerschütterung	283 (100%)	173 (61,1%)	75 (26,5%)	26 (9,2%)	8 (2,8%)	1 (0,4%)	0,27

Unsere Meßwerte stehen im Gegensatz zu den Ergebnissen JEPPSSONs (1961), der bei Kindern eine größere Variationsbreite des normalen Mittelechos angibt als bei Erwachsenen. Nach seinen Berechnungen liegt bei einem Kind mit 99%iger Wahrscheinlichkeit ein raumfordernder intrakranieller Prozeß vor, wenn das Mittelecho um 3,2 mm verlagert ist, während dies beim Erwachsenen bereits bei 2,1 mm der Fall sein soll. Auch die Annahme JEPPSSONs, daß bei älteren Kindern, speziell zwischen 8 und 15 Jahren, ein klar erkennbares Mittelecho oft nur schwer zu erhalten sei, ließ sich durch unsere Untersuchungen nicht bestätigen.

Neben der Lage der Mittelebene des Gehirns interessiert vor allem die normale Weite des 3. Ventrikels in den ersten Lebensjahren. Bei 30 Säuglingen bis zu einem halben Jahr fanden sich Werte zwischen 3,0 und 4,5 mm, davon nur 4mal 4,5 mm. Zwischen 6 Monaten und einem Jahr ergaben sich bei 40 Kindern Breiten von 3,0 bis 5,0 mm. Einen Wert von 5,0 mm boten dabei 6 Kinder. Hieraus läßt sich folgern, daß bei Säuglingen unter einem halben Jahr eine Weite des 3. Ventrikels von 5,0 mm schon auf eine geringgradige Ventrikelerweiterung hindeutet. Bis zu einem Alter von 3 Jahren wird ein Querdurchmesser von 5,0 bis 5,5 mm normalerweise nicht überschritten, während bei älteren Kindern 6,0 mm Weite des 3. Ventrikels gerade noch als zulässig angesehen werden können (vgl. Abb. 39). Zu ähnlichen Meßergebnissen gelangten auch G. JACOBI und SCHUCH (1966), sowie FEUERLEIN und DILLING (1967).

2. Erwachsene

Die gleichen Untersuchungen wie bei Säuglingen und Kindern wurden bei 149 gesunden Erwachsenen vorgenommen. Die Altersspanne reichte hier von 18 bis zu 90 Jahren. Die durchschnittliche Abweichung des Mittelechos war mit 0,28 mm deutlich größer als bei den Kindern. Exakt mittelständig waren nur 88 Personen (59,1%), eine Abweichung um 0,5 mm fand sich bei 42 (28,2%), um 1,0 mm bei 15 (10,0%) und um 1,5 mm bei 4 (2,7%) gesunden Erwachsenen (vgl. Tab. 6). Die bei 283 Patienten mit einfacher Gehirnerschütterung gefundenen Mittelechoabweichungen seien hier zum Vergleich angeführt. Die beiden Gruppen zeigen ein erstaunlich hohes Maß an Übereinstimmung. Nach diesen Ergebnissen wird man bei einer Verlagerung des Mittelechos um 2,0 mm von einem pathologischen Befund sprechen können und weitere Untersuchungen durchführen müssen.

Bei 136 der 149 Personen (91,3%) ließ sich an Hand des charakteristischen Doppelechos von den Wänden des 3. Ventrikels die Weite dieses Hirnkammerabschnittes in allen Altersstufen echo-encephalographisch bestimmen. Die niedrigsten Werte bei 20- bis 30jähr. Frauen von schlankem Habitus lagen bei 3,5 bis 4,0 mm, die obere Grenze beträgt in dieser Altersgruppe 6,0 bis 6,5 mm. Vom 4. bis 6. Lebensjahrzehnt können 6,5 bis 7,0 mm als gerade noch zulässig angesehen werden. Bei Personen über 60 Jahren fanden sich Werte zwischen 5,5 und 7,0 mm. Nur 2mal wurde ein 3. Ventrikel von 7,5 mm Breite bei Probanden über 70 Jahren festgestellt. In diesen beiden Fällen ließ sich aber ein Hirnabbauprozeß nicht sicher ausschließen (vgl. auch FEUERLEIN und DILLING, 1967).

B. Das Echo-Encephalogramm bei Hirngeschwülsten

Von 1962 bis 1967 wurden in der Neurochirurgischen Universitätsklinik Erlangen insgesamt 920 Patienten mit Verdacht auf einen Hirntumor untersucht. Bei 630 Patienten fand sich tatsächlich ein raumfordernder intrakranieller Prozeß, in den übrigen 290 Fällen konnte der Verdacht auf einen Hirntumor nicht bestätigt werden. In den folgenden Abschnitten werden die echo-encephalographischen Befunde bei den einzelnen Tumorgruppen und bei den Personen mit Verdacht auf einen raumfordernden intrakraniellen Prozeß getrennt besprochen.

1. Verdacht auf Hirntumor

Bei 290 Patienten, die unter dem Verdacht eines Hirntumors eingewiesen wurden, konnte das Vorliegen einer Geschwulst durch die weiteren Untersuchungen und Verlaufsbeobachtungen nicht verifiziert werden. Über die bei dieser Patientengruppe erhobenen echo-encephalographischen Befunde orientiert Tabelle 7. Bezüglich der Lage des Mittelechos war das Echo-

Tabelle 7. *Echo-encephalographische Befunde bei 290 Patienten mit Verdacht auf Hirntumor* (noch in Beobachtung oder Tumor ausgeschlossen)

Diagnose	Zahl der Fälle	Mittelecho normal	Mittelecho verlagert	3. Ventrikel im Echogramm		
				normal weit	erweitert (> 7 mm)	nicht darzustellen
Verdacht auf Hirntumor (neuroradiologisch durchuntersucht)	100	92	8	78	13	9
Verdacht auf Hirntumor (nur Verlaufsbeobachtung)	190	190	—	144	19	27
Total	290	282	8	222	32	36

Encephalogramm 282mal (97,2%) unauffällig. Bei 8 Patienten (2,8%) wich das Mittelecho von der Norm ab, und zwar 6mal um 2,0 mm und je einmal um 2,5 und 3,0 mm. Als Erklärung fand sich in 3 Fällen eine Schädelasymmetrie, 2mal zeigte auch das Pneumencephalogramm eine geringfügige Abweichung des 3. Ventrikels nach der Seite, und 3 Patienten mit einer M-Echo-Verlagerung um 2,0 mm wiesen völlig normale Kontrastmitteluntersuchungsergebnisse auf. Ob es sich bei diesen 3 letztgenannten Fällen um echo-encephalographische Fehlbestimmungen handelt, muß offen bleiben, denn auch bei Kontrolluntersuchungen zeigte sich immer wieder eine geringe Verschiebung des Mittellinienechos. Möglicherweise kommt doch bei einem sehr geringen Prozentsatz unter normalen Umständen eine Mittelechoverlagerung um 2,0 mm vor. Ein solcher Befund ist aber so selten, daß in jedem Falle bei einer Abweichung des M-Echos um diesen Wert Kontrastmitteluntersuchungen angezeigt sind. Nach JEPPSSON (1961) liegt, wie bereits erwähnt, bei einer derartigen Mittelechoverlagerung mit 99%/oiger Wahrscheinlichkeit ein raumfordernder Prozeß vor.

Bei 254 der 290 Patienten konnte die Weite des 3. Ventrikels echo-encephalographisch bestimmt werden. Sie lag bei 222 Patienten im Bereich der Norm, 32mal fand sich ein 3. Ventrikel von mehr als 7,0 mm Breite. Die meisten Patienten mit Erweiterung der 3. Hirnkammer hatten einen cerebralen Gefäßprozeß.

Bei 100 der 290 Patienten wurden Kontrastmitteluntersuchungen vorgenommen. In 40 Fällen führten wir eine Pneumencephalographie durch, bei 23 Patienten erfolgte eine Carotisangiographie, und 37 Kranke wurden beiden Untersuchungsverfahren unterzogen. Die Ergebnisse bestätigten in 97 Fällen den echo-encephalographischen Befund bezüglich der Lage der Mittelstrukturen, bei 3 Patienten wies das Pneumencephalogramm ein normal weites Ventrikelsystem auf, während nach dem Echogramm der Verdacht auf eine Ventrikelerweiterung geäußert worden war. Die Zuverlässigkeit der Echo-Encephalographie betrug also für die Bestimmung des Mittelechos 97%, für die Weite des 3. Ventrikels 96%.

2. Großhirnhemisphärentumoren

Der Wert der Echo-Encephalographie für die frühzeitige Erkennung von durch Großhirnhemisphärentumoren hervorgerufenen Massenverschiebungen wird von vielen Autoren betont (DE VLIEGER und RIDDER, 1959; JEFFERSON, 1959, 1962; LITHANDER, 1960, 1961; JEPPSSON, 1960/1961; FORD und AMBROSE, 1963; SCHIEFER, KAZNER und BRÜCKNER, 1963; u. a.). Diese Tumoren stellen eines der wichtigsten Indikationsgebiete für die Echo-Encephalographie dar.

Bei supratentoriell lokalisierten raumfordernden Prozessen, die zu einer Verlagerung der Mittelstrukturen des Gehirns führen, zeigt sich auch im Echo-Encephalogramm eine Verschiebung des Mittelechos zur Gegenseite.

Tabelle 8. *Echo-encephalographische Befunde bei 352 Tumoren und Abscessen im Bereich der Großhirnhemisphären*

Tumorart	Anzahl der Patienten	M-Echo mittelständig	M-Echo verlagert	M-Echo nicht meßbar	Fehlmessung des M-Echos	3. Ventrikel normal weit	3. Ventrikel weiter als 7,0 mm	3. Ventrikel nicht meßbar	Tumorecho
Meningiom	43	2	40	—	1	16	—	27	5
Glioblastom	125	3	121	1	—	11	—	114	40
Astrocytom	47	5	42	—	—	14	2	31	11
Oligodendrogliom	29	4	25	—	—	11	—	18	9
Sonstige Gliome	21	—	20	1	—	7	2	12	7
Sarkom	19	1	18	—	—	4	1	14	5
Metastasen	34	3	30	1	—	8	2	24	5
Sonstige Tumoren	9	2	7	—	—	3	2	4	3
Absceß, Empyem	25	—	25	—	—	4	—	21	5
Total	352	20	328	3	1	78	9	265	90
Prozent	100	5,7	93,2	0,8	0,3	22,1	2,6	75,3	25,6

Fall 3: Maria P., 39 Jahre, Echo-Nr. 549/63. Die als Arztsekretärin tätige Patientin bemerkte schon seit längerer Zeit ein Nachlassen der Leistungsfähigkeit und eine Merkfähigkeitsschwäche. 8 Monate vor der Aufnahme erstmalig ein generalisierter Krampfanfall, der sich später wiederholte. In den letzten Monaten Schwindelgefühl und gehäuftes Erbrechen, besonders nach Lagewechsel. Befund: deutliche Antriebsarmut, Hirnnerven einschließlich Fundus o. B., geringe Steigerung der rechtsseitigen Reflexe, Unsicherheit beim Gang, Romberg positiv. Eine anderenorts vorgenommene Luftencephalo-

graphie ergab nur eine unvollständige Füllung des relativ engen Ventrikelsystems. Das EEG bot Hinweise für einen linksseitigen (!) Stirnhirnprozeß. Auch die Steigerung der rechtsseitigen Reflexe schien für diese Seite zu sprechen. Das Echo-Encephalogramm zeigte aber eine Verlagerung des Mittelechos um 5 mm nach links (s. Abb. 73 a). Bei der daraufhin durchgeführten rechtsseitigen Carotisangiographie fand sich ein fast faustgroßer, homogen angefärbter Tumor im Bereich des vorderen Sinusdrittels (s. Abb. 73 b). Das große Meningiom konnte am 3. 7. 1963 total exstirpiert werden. Der postoperative Verlauf war komplikationslos.

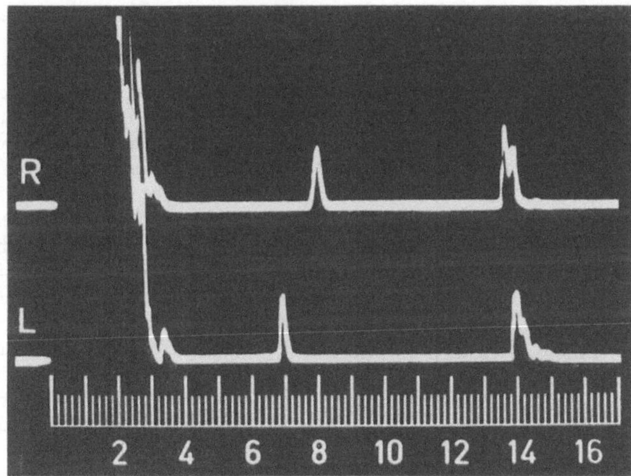

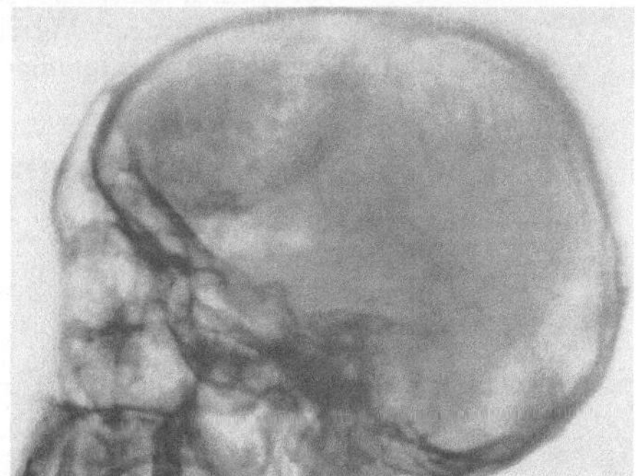

Abb. 73. a) Echo-Encephalogramm einer 39jährigen Frau, die mit Verdacht auf einen linksseitigen Stirnhirntumor eingewiesen wurde. Das Ultraschallbild weist mit einer Mittelechoverlagerung um 5 mm nach links jedoch auf einen rechtsseitigen Prozeß hin. b) Die rechtsseitige Carotisangiographie zeigt ein großes, frontales Meningiom. Pat. M. P., Echo-Nr. 549/63

Die eigene Untersuchungsserie umfaßt 352 Großhirnhemisphärentumoren und -abscesse. In 351 Fällen verfügen wir über neuroradiologische Untersuchungsergebnisse, bei einem Patienten erfolgte die Operation ohne Anfertigung von Röntgenaufnahmen allein auf Grund des echo-encephalographischen Befundes. In 339 Fällen wurde eine Operation durchgeführt und hierdurch die histologische Diagnose gesichert. Bei den restlichen 13 Patienten ließ sich 4mal die klinische Diagnose durch Sektion bestätigen, 9mal lagen inoperable Tumoren unbekannter Histologie vor, die lediglich einer Röntgenbestrahlung unterzogen wurden.

Die bei diesen 352 Tumoren und Hirnabscessen gewonnenen echo-encephalographischen Befunde sind aufgeschlüsselt nach der histologischen Diagnose in Tabelle 8 zusammengefaßt.

328mal fand sich eine Verlagerung des Mittelechos um 2,0 mm und mehr, in 20 Fällen war
keine Massenverschiebung nachweisbar, 3mal ließ sich kein eindeutiges Mittellinienecho erhalten, und einmal interpretierten wir das Echo-Encephalogramm falsch. Die unbefriedigenden
Ergebnisse machen insgesamt 6,8% aus. Auf diese Fälle wird später noch im einzelnen eingegangen.

Beziehung zwischen Mittelechoverlagerung und Tumorlokalisation

*Der Grad der Mittelechoverlagerung ist in starkem Maße abhängig von der Lokalisation
des Tumors.* Die echo-encephalographischen Messungen lassen sich dabei am besten mit den
pneumencephalographischen Untersuchungsergebnissen vergleichen, da bei beiden Verfahren
dieselben Strukturen — abgesehen von der verkalkten Zirbeldrüse — sichtbar gemacht werden. Frontale, parasagittale und mediobasale Geschwülste zeigen erwartungsgemäß die
geringsten Seitenverschiebungen im Bereich des hinteren Teils des 3. Ventrikels. Die stärksten
Massenverschiebungen verursachen temporale Tumoren, da hier der Druck der Geschwulst
direkt auf die Mittelstrukturen wirksam wird (s. Abb. 74). An zweiter Stelle stehen in unserer
Untersuchungsserie die occipitalen raumfordernden Prozesse. Dieses Resultat befindet sich im
Widerspruch zu den Ergebnissen anderer
Autoren (PLANIOL et al., 1964, 1967; AKER-
MAN und GUIOT, 1965), die bei den Tumoren
im Hinterhauptslappen sogar oft eine Mittelechoverlagerung vermißten. Eine solche Beobachtung kann vielleicht dadurch erklärt
werden, daß es nach eigenen Erfahrungen
bei occipitalen Geschwülsten oft außerordentlich schwierig sein kann, überhaupt
ein eindeutiges Mittellinienecho aufzufangen. Die hochgradige Massenverschiebung

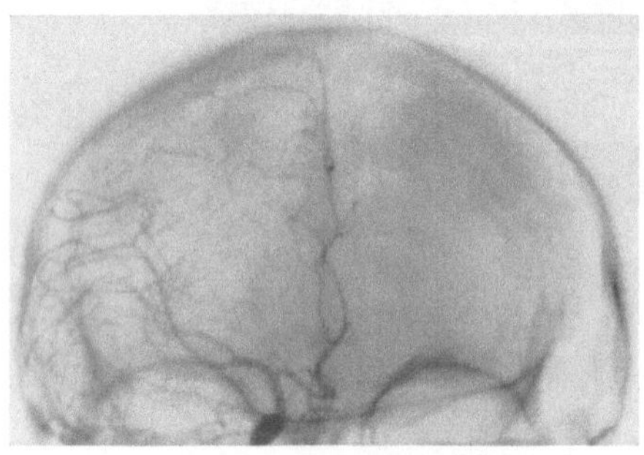

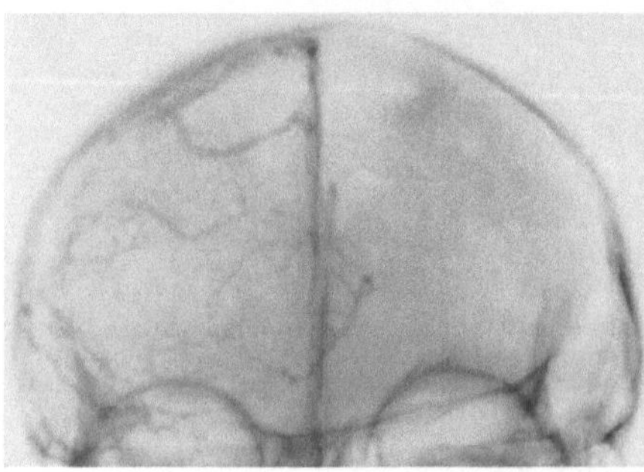

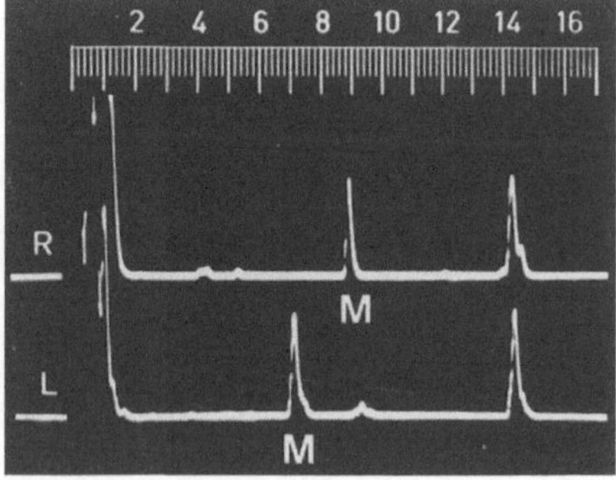

Abb. 74. Temporale Geschwülste führen zur durchschnittlich stärksten Mittelechoverschiebung. Rechts: Verlagerung des Mittelechos um 9,0 mm bei einem temporalen Glioblastom. Links oben: nur geringe Verlagerung der
A cerebri anterior. Links unten: erhebliche Verschiebung der Vena cerebri interna zur linken Seite. Pat. A. K.,
47 J., Echo-Nr. 1739/65

bei diesen Tumoren rührt daher, daß der Occipitallappen wegen des Einschlusses zwischen
Falx und Tentorium, die einen derben Widerstand entgegensetzen, einem expansiv wach-
senden Tumor nur eine Ausweichmöglichkeit nach vorne bietet (TÖNNIS und SCHIEFER,
1953). Von diesen beiden Autoren wurde bei Sichtung eines großen Tumormaterials auch auf

einfachen Röntgenaufnahmen im sagittalen Strahlengang bereits eine Seitenverschiebung der verkalkten Zirbeldrüse um durchschnittlich 8 bis 12 mm bei occipitalen Geschwülsten festgestellt.

Will man auch zwischen Angiogramm und Ultraschallmessung eine Übereinstimmung erzielen, so muß die Vena cerebri interna zum Vergleich herangezogen werden, worauf schon JEPPSSON (1960, 1961) und LITHANDER (1961) hingewiesen haben. Dies gilt besonders für die frontalen und occipitalen Tumoren. Die vordere Gehirnarterie und deren Äste eignen sich nicht für einen Vergleich, da sie nicht im Beschallungsbereich verlaufen (vgl. Abb. 53 und 75).

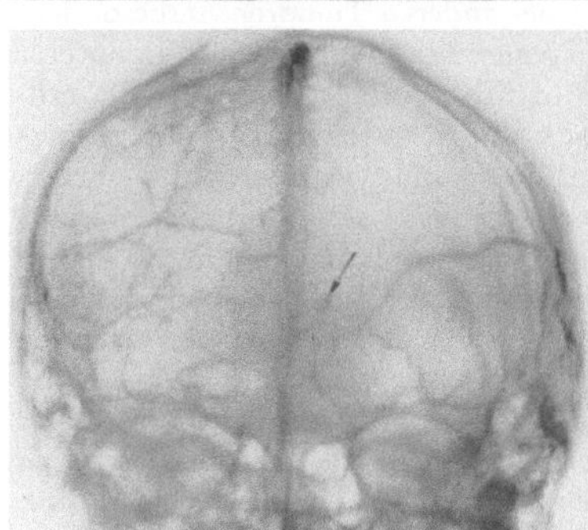

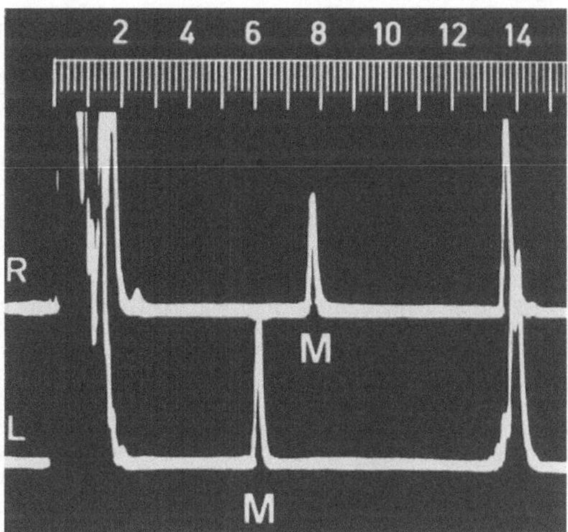

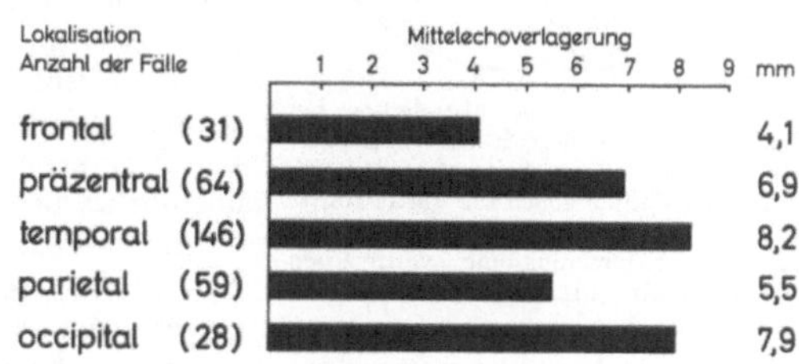

Abb. 75. Occipitale Tumoren verlagern die Mittelstrukturen meist sehr stark. Rechts: Verlagerung des M-Echos um 8,0 mm bei einem occipitalen Glioblastom. Links: die Carotisangiographie bestätigt im Phlebogramm das Ausmaß der Massenverschiebung (Pfeil), während in der arteriellen Phase eine Verlagerung fehlt. Pat. M. K., 64 J., Echo-Nr. 2852/67

Die durchschnittliche Verlagerung des Mittel-Echos in Abhängigkeit vom Tumorsitz ist in Abb. 76 graphisch dargestellt. Die Ergebnisse beruhen auf Echogramm-Befunden bei 328 Großhirnhemisphärentumoren, die sämtlich neuroradiologisch bestätigt sind.

Gegenüber früheren eigenen Veröffentlichungen fällt eine Zunahme der Mittelechoverlagerung bei den frontalen Tumoren von 3,1 auf 4,1 mm auf. Dies beruht darauf, daß wir in letzter Zeit einige außergewöhnlich große frontale Meningiome mit Verlagerungen von 7,5 und 8,0 mm und ein den gesamten Fronto-Präzentralbereich ausfüllendes Glioblastom mit 11,0 mm Verschiebung beobachten konnten. Im allgemeinen verursachen frontale Gliome aber durchschnittlich nur eine Mittelechoverlagerung um 3 mm. Die zweite Abweichung ergibt sich

Lokalisation Anzahl der Fälle	Mittelechoverlagerung (mm)	
frontal (31)		4,1
präzentral (64)		6,9
temporal (146)		8,2
parietal (59)		5,5
occipital (28)		7,9

Abb. 76. Ausmaß der Mittelechoverlagerung bei Großhirnhemisphärentumoren in Abhängigkeit von der Lokalisation (328 Fälle)

bei den parietalen Geschwülsten. Die hier zu verzeichnende geringere durchschnittliche Mittelechoverlagerung kommt durch Zusammenlegung der in einer früheren Publikation getrennt aufgeführten parietalen und parasagittalen Tumoren zustande. Bei diesen raumfordernden Prozessen läßt sich eine Zunahme der durchschnittlichen Mittelechoabweichung von 0 mm bei kleineren Geschwülsten an der Mantelkante bis auf 7,0 mm bei Tumoren im mittleren bis unteren Parietalbereich feststellen. Bei den präzentralen, temporalen und occipitalen Neubildungen fanden sich mit 6,9, 8,2 bzw. 7,9 mm Verlagerung des Mittel-Echos die größten Abweichungen von der Mittellage.

Es stellt sich nun die Frage, ob aus der Mittelechoverlagerung über die Lateralisation hinausgehende Lokalisationsmöglichkeiten gegeben sind. JEPPSSON hat bereits in seiner Monographie von 1961 nahezu die gleichen mittleren Abweichungen des M-Echos angegeben und einen signifikanten Unterschied zwischen den frontalen und den temporalen bzw. partietalen Geschwülsten festgestellt. Trotzdem glauben wir nicht, daß im Einzelfall aus dem Grad der Mittelechoverlagerung auf die Lokalisation des raumfordernden Prozesses geschlossen werden kann. Die einzige Ausnahme dürften Tumoren mit mehr als 10,0 mm M-Echo-Verlagerung bilden. Eine so hohe Massenverschiebung wurde mit ganz wenigen Ausnahmen nur bei temporalen Tumoren gefunden. Diese Feststellung gilt jedoch nicht für kindliche Großhirntumoren.

Das Ausmaß der Mittelechoverlagerung erlaubt nach unseren Erfahrungen auch keine sicheren Rückschlüsse auf die *histologische Struktur* der vorliegenden Geschwulst. Der Durchschnittswert der M-Echo-Verschiebung schwankt bei den einzelnen Tumorarten zwischen 6 und 8 mm. Hochgradige Massenverschiebungen (bis zu 15,0 mm) werden zwar bei Glioblastomen am häufigsten beobachtet, kommen aber auch bei anderen Tumoren, insbesondere Meningiomen, vor. *Hirngeschwülste im supratentoriellen Raum bei Kindern* zeigen in unserer Untersuchungsreihe durchschnittlich wesentlich stärkere M-Echo-Verlagerungen als Erwachsene. Dies verwundert, da doch der kindliche Schädel sich durch Nahtverbreiterung zusätzlichen Raum verschaffen kann. Die Tumoren der von uns untersuchten Kinder waren aber in nahezu allen Fällen erheblich größer als Geschwülste entsprechender Lokalisation bei Erwachsenen. Während bei Erwachsenen eine Massenverschiebung um mehr als 10,0 mm in der Hälfte der Fälle nicht überlebt wurde (meist temporale Glioblastome), haben 8 von 9 Kindern trotz der massiven Verdrängung die Tumorexstirpation gut überstanden. *Der überwiegende Teil der erwachsenen Patienten mit Tumoren, die eine M-Echo-Verlagerung um 10 mm und mehr verursachten, wies Bewußtseinsstörungen auf.* Eine so starke Seitenverschiebung der Mittelstrukturen des Gehirns wird nur dann ohne Rückwirkungen auf die Bewußtseinslage bleiben, wenn langsam wachsende Geschwülste, z. B. Meningiome, vorliegen. Je akuter die Massenverschiebung einsetzt, um so rascher ist ein Koma zu erwarten. Bei Kindern mit Hirntumoren konnten wir jedoch Verlagerungen des M-Echos bis zu 15,0 mm beobachten, ohne daß auch nur Somnolenz bestand. Das kindliche Gehirn erträgt offenbar durch Tumor und Ödem hervorgerufene Massenverschiebungen viel eher ohne massive Ausfallserscheinungen. Die einzige Ausnahme bildete ein Kind mit einem großen temporalen Ependymom, in das es hineingeblutet hatte. Die Krankengeschichte wird als Fall 5 auf Seite 90 ausführlich beschrieben.

Das *Verhalten des Mittelechos bei Meningiomen im Bereich der Großhirnhemisphären* soll hier noch etwas eingehender besprochen werden, da sich einige Besonderheiten ergeben. In unserer Untersuchungsserie befinden sich 43 Meningiome dieser Lokalisation. Es handelt sich im einzelnen um 7 frontale Meningiome, um 6 Tumoren am Übergang des vorderen zum mittleren Sinusdrittel, 12 Geschwülste im mittleren Sinusdrittel und

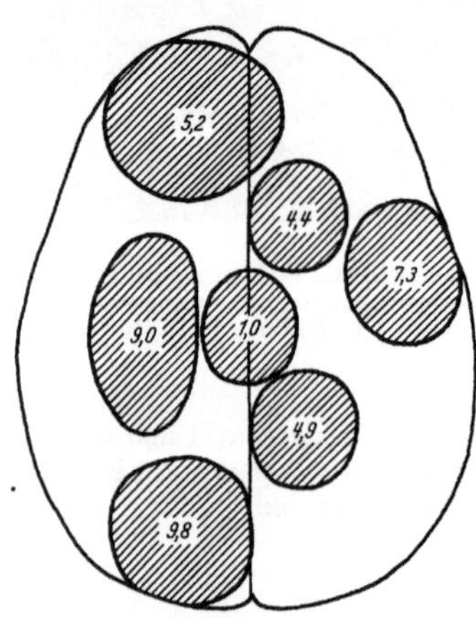

Abb. 77. Verhalten des Mittelechos bei Meningiomen im Bereich der Großhirnhemisphären und im Seitenventrikel (43 Fälle). Die Zahlen geben die durchschnittliche Verlagerung des Mittelechos in mm an. Nur Falxmeningiome verursachen keine Mittellinienverschiebung

3 Meningiome des hinteren Sinusdrittels. 5 Tumoren nahmen ihren Ausgang von der Falx und waren doppelseitig entwickelt. 7 Meningiome fanden sich im Bereich der Fissura Sylvii und 3 Tumoren im Seitenventrikel. Die Mittelechoverlagerung in Abhängigkeit von der Meningiomlokalisation zeigt die Abb. 77. Die Falxmeningiome entgehen im allgemeinen dem echo-encephalographischen Nachweis (Verlagerung 0,5 bis 2,5 mm), während überraschenderweise die frontalen Meningiome den Mittelwert bei Gliomen nahezu um das Doppelte übertreffen. Der Grund hierfür liegt wohl darin, daß diese Tumoren meist sehr groß werden, ehe sie zu stärkeren Ausfallserscheinungen führen und dann erkannt werden. Das gleiche gilt für Meningiome des hinteren Sinusdrittels. Parasagittale Meningiome des mittleren Sinusdrittels wiesen im Gegensatz zu den Gliomen gleicher Lokalisation in allen Fällen eine Mittelechoverlagerung auf (3,5 bis 5,5 mm) und waren hierdurch sicher als raumfordernde Prozesse zu diagnostizieren.

Das Ausmaß der Mittelechoverlagerung bei Hirnabscessen und Empyemen erreichte fast die bei Glioblastomen gefundenen hohen Werte, obwohl der eigentliche raumfordernde Prozeß meist wesentlich kleiner war. Dies ist durch die starke Ödemreaktion in der Umgebung des Abscesses bedingt. Hierin können vom Standpunkt der echo-encephalographischen Diagnostik die Hirnabscesse mit den solitären Hirnmetastasen verglichen werden. Unabhängig von der Lokalisation betrug die durchschnittliche Abweichung des Mittelechos bei 25 Hirnabscessen und Empyemen knapp 8 mm.

Allein aus dem Ausmaß der Massenverschiebung ergeben sich jedoch keine speziellen diagnostischen Hinweise auf das

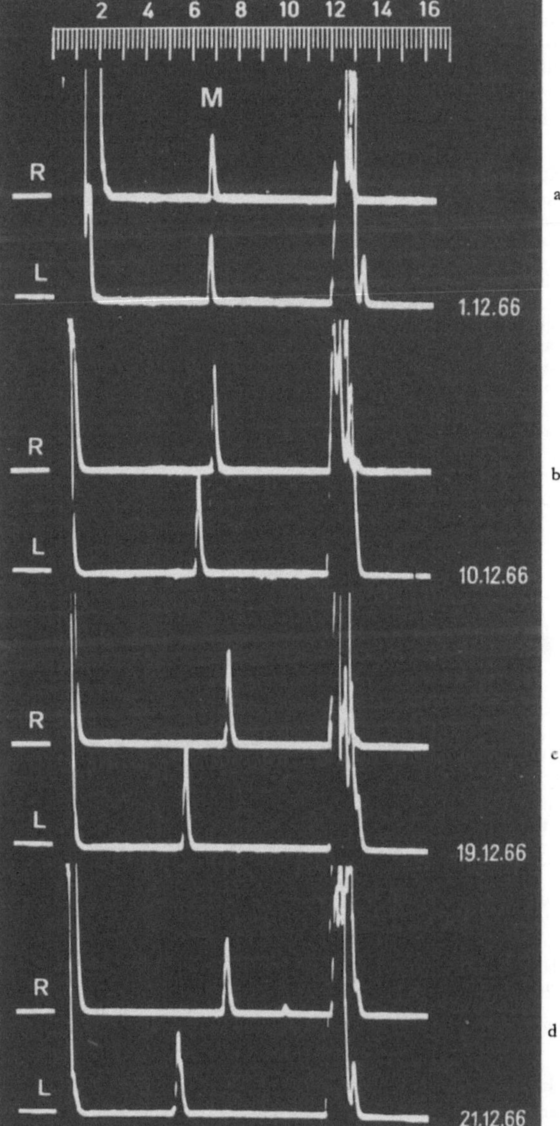

Abb. 78. Echo-encephalographische Verlaufsbeobachtung bei einem 4jährigen Kind mit Hirnabsceß. Weitere Angaben im Text. Pat. G. I., Echo-Nr. 2643/66

Vorliegen eines umschriebenen entzündlichen Großhirnprozesses. Ein charakteristisches Merkmal stellt aber die *rasche Entwicklung der Mittelechoverlagerung* dar, die dem oft foudroyanten klinischen Verlauf entspricht. Man darf sich keinesfalls mit einer einzelnen echo-encephalographischen Untersuchung zufrieden geben, die vielfach beim Auftreten erster neurologischer Ausfallserscheinungen noch ein normales Ergebnis zeigen kann. Wir haben aber bei einer Reihe von Patienten mit Hirnabscessen beobachtet, daß sich innerhalb weniger Tage, manchmal sogar Stunden, eine Massenverschiebung entwickelte oder erheblich zunahm. Eine gleichartige Beobachtung stammt von GROSSMAN (1964). Nur bei Blutungen in Hirngeschwülste läßt sich eine ähnlich rasche oder noch rapidere Zunahme der Mittelechoverlagerung registrieren. Dieses echo-encephalographische Zeichen kann mit zur Differentialdiagnose Tumor–Absceß beitragen.

Den Wert der *echo-encephalographischen Verlaufsbeobachtung* beim Hirnabsceß soll die nachfolgende Krankengeschichte belegen:

Fall 4: Gabi I., 4 J., Echo Nr. 2643/66. Am 1. 12. 1966 stationäre Aufnahme des Kindes wegen plötzlich aufgetretener, linksseitiger Hemiparese nach entzündlicher Nebenhöhlenerkrankung. Das erste Echo-Encephalogramm war unauffällig (s. Abb. 78 a). Auch die rechtsseitige Carotisangiographie bot keinen Hinweis auf einen raumfordernden Prozeß. Nachdem im Echo-Encephalogramm wenige Tage später eine Mittelechoverlagerung um 3,0 mm nach links gefunden wurde (s. Abb. 78 b), nahmen wir eine Pneumencephalographie vor, die eine geringfügige Verlagerung des 3. Ventrikels zur linken Seite hin und eine Herabdrängung des Seitenventrikeldaches im Cella-media-Bereich ergab. In der Annahme eines Hirnabscesses in der oberen Parietalregion erfolgte am 13. 12. 1966 eine operative Freilegung. Bei Punktion ließen sich 20 ml Eiter aspirieren. Trotz Spülung der Absceßhöhle mit Nebacetin war im Echo-Encephalogramm eine weitere Zunahme der Massenverschiebung bis auf 10,5 mm festzustellen (s. Abb. 78 c und d). Der sich hieraus ergebende Verdacht auf die Entwicklung eines weiteren Abscesses ließ sich angiographisch und operativ bestätigen.

Großhirnhemisphärentumoren ohne Mittelechoverlagerung

Unter den 352 von uns untersuchten Großhirnhemisphärentumoren befanden sich 21 Fälle, die im Echo-Encephalogramm keine Verlagerung der Mittellinienstrukturen aufwiesen. Einmal wurde erst bei einer Kontrolluntersuchung ein mittelständiges M-Echo gefunden, während die erste Prüfung eine Verlagerung um 4,5 mm ergeben hatte. Es handelte sich hierbei um eine Fehlmessung (s. Tab. 9). Bei allen 21 Patienten ergaben aber auch die neuroradiologischen Untersuchungen keine Verlagerung der Mittelstrukturen oder der inneren Venen zu einer Seite hin. Bemerkenswert ist, daß sich hier 11mal auch nach dem Angiogramm die Diagnose eines raumfordernden Prozesses nicht stellen ließ. Die Fälle sind einzeln in Tabelle 9 aufgeführt; außerdem wurden 15 dieser Tumoren größengerecht in eine schematische Skizze eingetragen (s. Abb. 79). Diese Darstellung läßt erkennen, daß *kleinere Tumoren im Frontal- und Mantelkantenbereich dem echo-encephalographischen Nachweis entgehen können.* Auch sehr kleine Geschwülste im Schläfen-Scheitellappen verursachen manchmal keine Verlagerung der Mittellinienstrukturen. Es ist aber hierbei einfach eine *Frage des Zeitpunktes,* wann ein Patient den Arzt aufsucht und dieser die weiteren Untersuchungen veranlaßt. Es kann daher

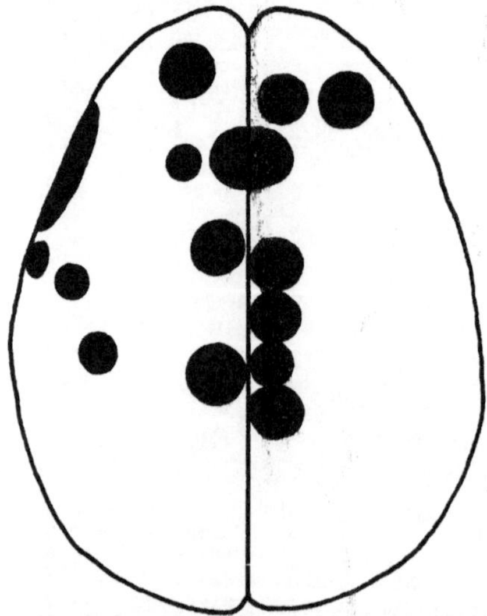

Abb. 79. Lokalisation und Größe von 15 Geschwülsten im Bereich der Großhirnhemisphären, die nicht zu einer Mittelechoverlagerung geführt haben. Es handelte sich vorwiegend um kleinere frontale und parasagittale Gliome

durchaus möglich sein, daß bei einer breiteren Anwendung der Echo-Encephalographie zwar viele Geschwülste zu einem wesentlich früheren Zeitpunkt erkannt werden können, daß aber andererseits auch der Anteil von Tumoren ohne Mittelechoverlagerung erheblich zunimmt.

Tabelle 9. *Großhirnhemisphärentumoren ohne Mittelechoverlagerung*

Echogramm-Nr.	Name	Alter	Tumorart	Lokalisation	Tumorgröße	Echogramm
654/65	D. Sch.	58 J.	Meningiom-Rez.	Falx, mittl. Sinusdrittel	Mandarine	unauffällig
670/66	G. M.	44 J.	Meningiom-Rez.	Falx. mittl. Sinusdrittel	Mandarine	zun. 4,5 mm verlgr. bei Kontr. mittelst.
855/63	G. S.	33 J.	Astrocytom	Mantelkante par. rechts	Kastanie	mittelst., 3. V. 8.5
1004/64	H. Sch.	28 J.	Astrocytom	Mantelkante par. rechts	Kastanie	mittelst., 3. V. 7.5
1430/64	R. R.	54 J.	Oligodendrogl.	doppels. frontal	Taubenei	unauffällig
1463/64	F. L.	24 J.	Astrocytom	links temporal	Bohne	Mittelst., Echos v. Tumorverkalkg.
1557/65	D. D.	1 J.	n. klassifiz.	li. fronto-basal	Walnuß	unauffällig
1671/65	U. W.	11 J.	kav. Hämangiom	re. fronto-lat.	Walnuß	unauffällig
1699/65	M. T.	62 J.	Meningiom	Falx, mittl. Sinusdrittel	Mandarine	unauffällig
1753/65	W. Sch.	62 J.	Durasarkom	li. temporal	Kleinhandteller flächenhaft	mittelst., 3. V. 9.0
1772/65	Ch. H.	58 J.	Metastase	re. Mantelkante	Kastanie	unauffällig
1930/65	E. C.	44 J.	Oligodendrogl.	mittl. Parietalregion links	Kirsche	mittelst., Echos v. Tumorverkalkg.
1984/65	G. E.	45 J.	Oligodendrogl.	re. frontal	Kastanie	unauffällig
2143/66	H. O.	49 J.	Astrocytom	li. fronto-dors.	Kirsche	unauffällig
2228/66	A. D.	25 J.	Oligodendrogl.	Mantelkante li. praezentral	Kastanie	unauffällig
2406/66	F. R.	57 J.	Metastasen	multipel	bis Kastanie	unauffällig
2429/66	K. G.	63 J.	Glioblastom	Mantelkante re. parietal	Taubenei	unauffällig
2447/66	E. U.	55 J.	Glioblastom	Fiss. Sylvii li.	Kirsche	unauffällig
2592/66	M. Sch.	55 J.	Metastase	Mantelkante re. parietal	Kastanie	M-Echo um 1,5 mm nach li. verlagert
2598/66	G. P.	57 J.	Glioblastom	Mantelkante li. parietal	Walnuß	neben dem M-Echo beiders. hohe Reflexionen vom verkalkten Plexuschor.
2694/67	E. F.	28 J.	Astrocytom	re. oberh. der Fissura Sylvii	nicht abgegrenzt	M-Echo um 1,5 mm nach li. verlagert

21 Patienten

So fand PLANIOL (1967) bei Großhirnhemisphärentumoren nur in 69⁰/o der Fälle ein verlagertes Mittelecho. Insgesamt boten aber in unserer jetzigen Untersuchungsserie von 353 Großhirnhemisphärengeschwülsten nur 21 Fälle = 6,0⁰/o keine Seitenhinweise im Echo-Encephalogramm. Hierbei ist zu berücksichtigen, daß dieses neurochirurgische Krankengut ein ausgelesenes Material darstellt.

Darstellung des 3. Ventrikels im Echo-Encephalogramm bei Großhirnhemisphärentumoren

Bei mittelständigem Ventrikelsystem läßt sich die Weite der 3. Hirnkammer in über 90⁰/o der Fälle an Hand eines Doppelechos ziemlich genau bestimmen. Dagegen war bei Großhirnhemisphärentumoren eine solche Doppelreflexion von den seitlichen Wänden des 3. Ventrikels nur in 24,7% zu registrieren. Dabei handelt es sich mit ganz wenigen Ausnahmen um Patienten mit Geschwülsten, die nur zu einer geringeren Verlagerung des Mittelechos (bis 5,0 mm) geführt hatten, d. h. bei stärkerer M-Echo-Verschiebung ließ sich die Weite des 3. Ventrikels im allgemeinen nur sehr schwer oder gar nicht mehr bestimmen. Zu den gleichen Ergebnissen gelangten auch Ford und McRae (1966). Die Ursache hierfür liegt darin, daß es *nur bei einem parallel verschobenen 3. Ventrikel gelingt, Echos von den seitlichen Wänden aufzufangen.* Bei der überwiegenden Mehrzahl der Tumoren steht jedoch der 3. Ventrikel infolge der Druckwirkungen der Geschwulst nicht mehr senkrecht zur Beschallungsrichtung. Hierdurch ergeben sich ungünstige Reflexionsbedingungen, und bereits bei einem Abweichen der Achse des 3. Ventrikels um 10 Grad von der Normallage wird die zum Prüfkopf zurückgeworfene Ultraschallenergiemenge so gering, daß eine sichere Differenzierung der einzelnen Reflexionen wegen der geringen Amplitude nicht mehr möglich ist. Während bei 78 Patienten die Weite der 3. Hirnkammer im Bereich der Norm lag (22,1%), fand sich nur 9mal (2,6%) eine geringgradige Erweiterung dieser Hirnkammer. In 3 der Fälle waren die Mittelstrukturen nicht verlagert (vgl. Tab. 8 u. 9). Zweimal lag außer dem Hirntumor ein hirnatrophischer Prozeß vor, so daß zum Zeitpunkt der Diagnosestellung noch keine Massenverschiebung nachzuweisen war. Bei den übrigen 6 Patienten fand sich eine Mittelechoverlagerung um 2,0 bis maximal 7,0 mm. *Ein zur Seite verschobener, erweiterter 3. Ventrikel im Echo-Encephalogramm stellt demnach bei Vorliegen eines Großhirnhemisphärentumors eine Rarität dar* (s. hierzu Abb. 80).

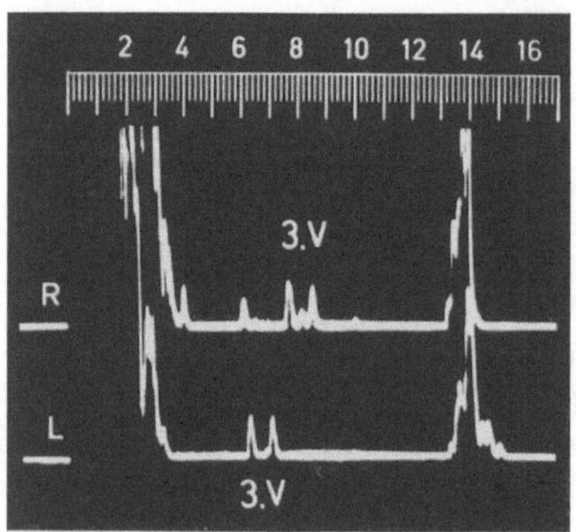

Abb. 80. Echogramm eines 51jährigen Mannes mit einem bis in die Stammganglien reichenden Glioblastom im re. Schläfenlappen. Das Ultraschallbild zeigt einen um 7,0 mm nach links verlagerten, 8,0 mm breiten 3. Ventrikel. Pat. H. F., Echo-Nr. 519/63

Eine echo-encephalographisch meßbare Erweiterung der seitlichen Hirnkammeranteile (Temporalhorn) bei Großhirnhemisphärentumoren war 4mal bei Geschwülsten zu beobachten, die zu einer Blockade im Bereich der Foramina Monroi geführt hatten. Es handelte sich im einzelnen um 1 Meningiom der Seitenkammer, 2 Seitenventrikelependymome und ein ebenfalls im Seitenventrikel lokalisiertes Plexuspapillom.

Reflexionen von Tumorgewebe und Cystenwänden bei Großhirnhemisphärentumoren („Tumorechos")

Bei einer Reihe von Hirntumoren haben wir neben der Verlagerung des Mittellinienechos im Echogramm weitere Reflexionen auffangen können, die von Geschwülsten, Cysten- und Absceßwänden, Tumorverkalkungen und Tumorblutungen stammten.

Japanische Autoren berichten seit Jahren über die Lokalisationsmöglichkeiten von Hirngeschwülsten durch die eindimensionale Echo-Encephalographie (vgl. S. 63). Von anderer Seite sind diese guten Ergebnisse jedoch bisher nicht bestätigt worden. In der vorliegenden Untersuchungsserie wurde daher besonderer Wert auf den Nachweis von Tumorechos gelegt, da im positiven Falle dies eine wesentliche Bereicherung der Echo-Encephalographie bedeuten würde.

Unter den 352 Großhirnhemisphärengeschwülsten unserer Untersuchungsreihe ließen sich in 90 Fällen derartige Tumorreflexionen auffangen, das entspricht einer Häufigkeit von

25,6%. Trotz subtiler Untersuchungstechnik stieg der Anteil der Tumorechos in den letzten 2 Jahren gegenüber den eigenen bis Ende 1964 erzielten Ergebnissen (SCHIEFER, KAZNER, KUNZE, 1965) nur unwesentlich von 22,4 auf 25,6% an. Die Häufigkeit von Tumorreflexionen bei den einzelnen Geschwulstarten ist Tabelle 8 zu entnehmen.

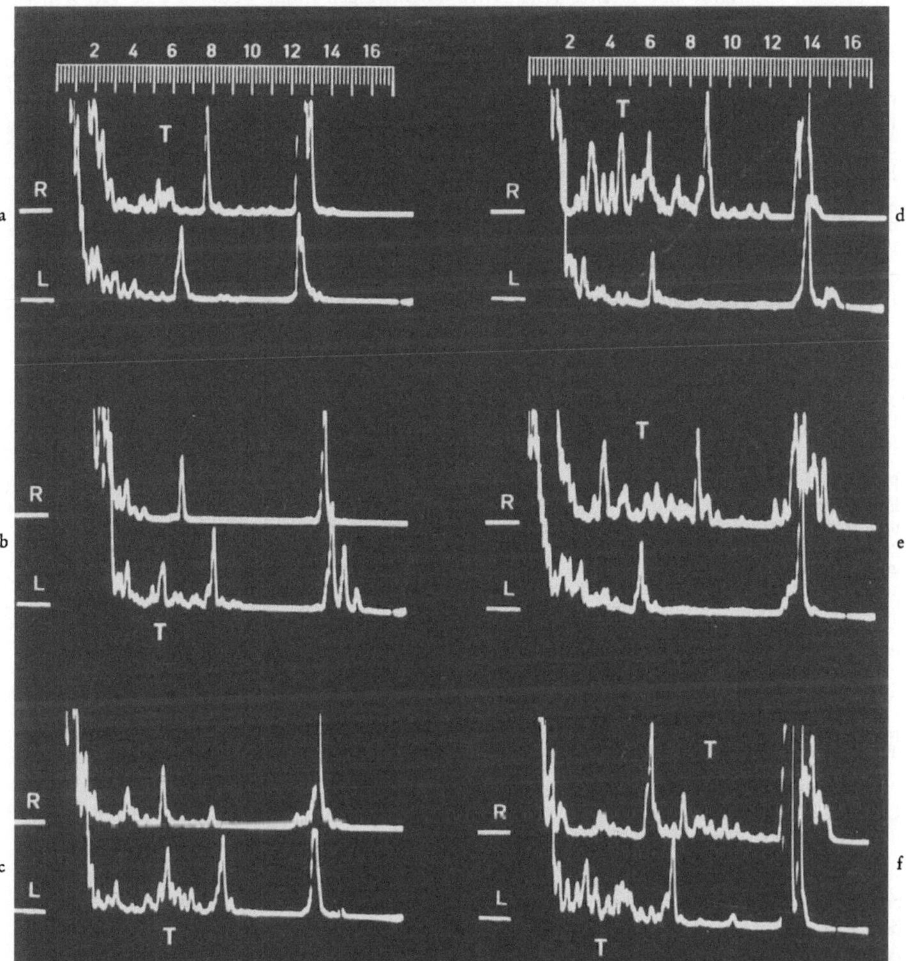

Abb. 81. Echogrammserie bei temporalen Glioblastomen mit Tumorreflexionen. Die Tumorechos (T) treten meist nur bei Ableitung von der Seite der Geschwulst als verlängertes Initialecho in Erscheinung. Deutliche Mittelechoverlagerung in allen Fällen. Um eine richtige Interpretation zu ermöglichen, muß von beiden Seiten her mit gleicher Einstellung des Tiefenausgleichs gearbeitet werden. a) Pat. E. E., 59 J., Echo-Nr. 1779/65; b) Pat. K. H., 54 J., Echo-Nr. 1780/65; c) Pat. A. K., 47 J., Echo-Nr. 1739/65; d) Pat. M. U., 50 J., Echo-Nr. 1386/3/65; e) Pat. A. R., 52 J., Echo-Nr. 2360/66; f) Pat. J. R., 63 J., Echo-Nr. 1823/65

Am häufigsten gelang die Registrierung von Tumorechos bei den temporalen und temporo-occipitalen *Glioblastomen*. Von 83 seit 1964 beobachteten Glioblastomen verursachten 38 Tumorreflexionen (= 45,8%). Bezieht man die Häufigkeit nur auf die im Ultraschallstrahlenkegel temporal, temporo-occipital und temporo-parietal gelegenen Glioblastome (insgesamt 54 Tumoren), so ergibt sich der erstaunlich hohe Anteil von 70,4%. Die Tumorechos bei den Glioblastomen sind vorwiegend bei Beschallung von der Tumorseite aus im Nahbereich des Echo-Encephalogramms zu erkennen. Bei Beschallung von der Tumorgegenseite sieht man nur selten pathologische Echokomplexe, da der im Geschwulstgebiet reflektierte Ultraschall zusätzlich eine intakte Hirnhälfte durchdringen muß, wodurch eine viel höhere Absorption stattfindet. Eine Serie von Echogrammen mit Tumorreflexionen bei Glioblastomen zeigt Abb. 81. Diese Echogruppen sind aber keinesfalls für das Glioblastom spezifisch.

Relativ häufig konnten bei den *Ependymomen* und *Oligodendrogliomen* Tumorechos registriert werden (50 bzw. 31%). Tumorechos bei Ependymomen wurden ausschließlich bei Kindern gesehen. Im Echogramm waren die pathologischen Reflexionen hierbei meist in beiden Ableitungen zu erkennen (s. Abb. 83). In 3 von 5 Fällen zeigte aber bereits die einfache Röntgenübersichtsaufnahme deutliche Verkalkungen. Auch bei den Oligodendrogliomen gingen die Tumorreflexionen im wesentlichen auf Verkalkungsherde zurück. 7 der 9 Patienten mit Oligodendrogliom und Tumorecho wiesen bei der Röntgen- bzw. der histologischen Untersuchung Kalkeinlagerungen im Tumorgebiet auf. Im Echogramm sah man hierbei oft außergewöhnlich hohe Komplexe von pathologischen Reflexionen, die sich bei temporaler Lage der Geschwulst von beiden Seiten aus registrieren ließen (s. Abb. 67).

Neben diesen Tumoren zeigten manchmal auch die *Astrocytome* deutliche Tumorechokomplexe (s. Abb. 62), jedoch wesentlich seltener. Bei dieser Tumorart wurde aber im Echogramm einige Male eine einzelne, hohe Reflexion im Tumorbereich beobachtet, die später einer Cystenwand zugeordnet werden konnte (s. Abb. 64). Auch von der Wand eines Hirnabscesses ließ sich in einigen Fällen eine Einzelreflexion auffangen, ohne daß aber hierdurch die spezifische Diagnose möglich gewesen wäre (s. Abb. 174 g).

Meningiome verursachten zwei verschiedene Arten von Tumorechos. Einmal handelte es sich um Echokomplexe, die den bei Gliomen gefundenen Bildern ähnelten. Wahrscheinlich wurden diese Echos von röntgenologisch nicht sichtbaren Kalkeinlagerungen hervorgerufen. Zum zweiten ließ sich manchmal ein hohes, einzeln stehendes Echo registrieren, das offenbar an der Grenzfläche Tumor/Hirngewebe zustande gekommen war, wenn der Ultraschall senkrecht auf den gut abgegrenzten Tumor gerichtet wurde. Aber auch aus dieser Reflexion konnte in keinem Falle die Diagnose eines Meningioms gestellt werden. Bei den Meningiomen spielen die Tumorreflexionen, abgesehen von den lateralen Keilbeinflügelmeningiomen, überhaupt eine sehr untergeordnete Rolle, da die meisten Geschwülste nicht im Ultraschallstrahlenkegel liegen. Alle unsere Untersuchungen wurden von einem temporalen Beschallungsfeld aus vorgenommen, da bei anderen Ansatzpunkten bisher keine zufriedenstellenden Ergebnisse zu erzielen waren. Bei der Beurteilung der Häufigkeit von Tumorechos muß dieser Umstand mit in Rechnung gestellt werden.

Bei 53 Sarkomen und Metastasen wurden 10mal (19%) Tumorechokomplexe registriert, die sich jedoch ebenfalls nicht wesentlich von den bei Glioblastomen und anderen unregelmäßig strukturierten Tumoren erhaltenen Echos unterschieden.

Bei der Registrierung pathologischer Echokomplexe spielt sicher auch das verwendete Ultraschallgerät eine entscheidende Rolle. Apparate, die von vorneherein die kleineren Reflexionen unterdrücken (z. B. durch Anhebung des Schwellwertes) sind hierfür ungeeignet.

Auch wenn die eindimensionale Echo-Encephalographie in ihrer heutigen Form nur einen begrenzten Wert für die exakte Tumorlokalisation an Hand pathologischer Echokomplexe besitzt, so liefert sie doch im Einzelfall wertvolle Informationen. Es gelingt nicht selten, die Ausdehnung einer malignen Geschwulst im Schläfenlappen nach medial durch Ultraschall festzustellen. Auch zur *Differentialdiagnose cystischer oder solider Tumor* kann die Echo-Encephalographie beitragen (vgl. hierzu Abb. 65 und Abb. 82).

Ein Verzicht auf die Kontrastmitteluntersuchungen und eine Operation ausschließlich auf Grund des Ultraschallbildes scheint uns bei Hirngeschwülsten aber nicht vertretbar zu sein, von ganz wenigen Ausnahmen abgesehen. So haben wir nur ein Kind, das in moribundem Zustand aufgenommen wurde, bei eindeutigem Echogramm sofort trepaniert. Die Krankengeschichte ist im folgenden kurz wiedergegeben.

Fall 5: Rainer B., 8 Jahre alt, Echo-Nr. 1707/65. Seit 4 Wochen Erbrechen. Seit dem 24. 6. 1965 gegen 18 Uhr 30 bewußtlos. Stationäre Aufnahme bei uns am gleichen Tag gegen 23 Uhr. Befund:

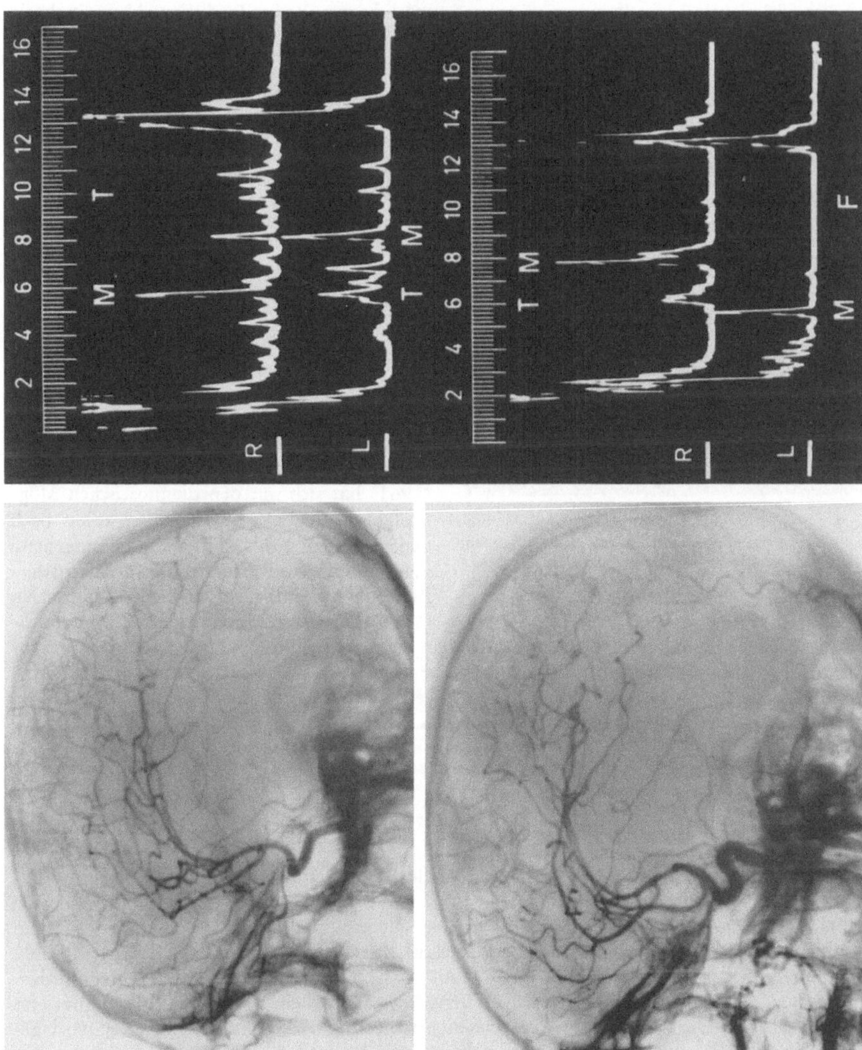

Abb. 82. Differentialdiagnose cystischer/solider Tumor durch die Echo-Encephalographie. Auf beiden Angiogrammen ergeben sich lediglich Hinweise auf einen großen, gefäßarmen raumfordernden Prozeß im Temporalbereich. Die Echogramme sind dagegen völlig verschieden. Oben: Tumorreflexion (T) bei einem Glioblastom. Pat. A. T., 39 J., Echo-Nr. 2756/67. Unten: Echofreie Zone (F) bei großer Cyste im Schläfenlappen, ausgehend von einem monstrozellulären Sarkom. Pat. J. W., Echo-Nr. 2752/67

tiefe Bewußtlosigkeit. Linke Pupille maximal weit und lichtstarr. Rechte Pupille zunächst mittelweit, innerhalb weniger Minuten ebenfalls weit und reaktionslos. Massive Stauungspapille mit frischen Blutungen beiderseits. Reflexe an den Beinen klonisch, auf Schmerzreize kommt es zu Streckkrämpfen.

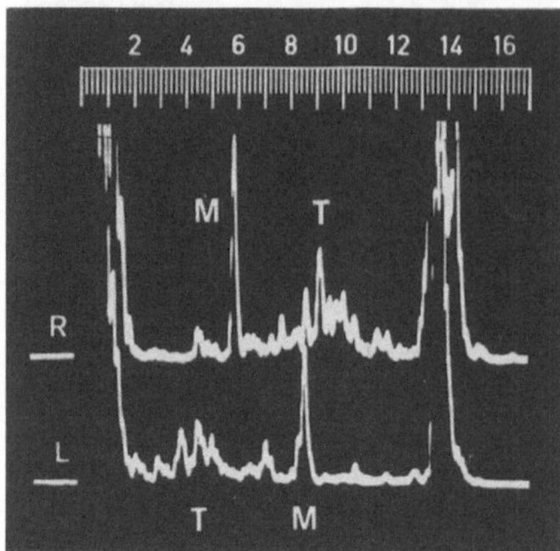

Echo-Encephalogramm: Verlagerung der Mittelstrukturen von links nach rechts um 14 mm. Außerdem 4 cm breiter Komplex pathologischer Echos, die von einem Tumor oder einer Blutung im linken Schläfenbereich stammen (s. Abb. 83). Sofortige Operation ohne weitere radiologische Diagnostik: Ependymom im linken Seitenventrikel mit frischer Blutung von etwa 100 cm³ Inhalt.

Abb. 83. Echo-Encephalogramm eines 8jährigen Jungen mit Ependymom im linken Schläfenlappen. Exakte Lokalisation des raumfordernden Prozesses auf Grund eines Tumorechokomplexes (T). Pat. R. B., Echo-Nr. 1707/65

Postoperative Befunde und Langzeitbeobachtungen

Als gefahrlose, schnell durchführbare und beliebig oft zu wiederholende Untersuchungsmethode bietet sich die Echo-Encephalographie geradezu für die postoperative Überwachung bei Hirntumoren an. JEPPSSON (1961) hat sich mit den diagnostischen Möglichkeiten der Echo-Encephalographie nach neurochirurgischen Eingriffen sehr eingehend befaßt und eine Reihe von charakteristischen Befunden herausgestellt. Auch BRÜCKNER (1965) hat die postoperativen Komplikationen im Echo-Encephalogramm studiert. In den letzten 5 Jahren wurden an der Neurochirurgischen Universitätsklinik Erlangen 282 Patienten in der Phase nach der Großhirntumorexstirpation mit Ultraschall untersucht. Hierbei konnten die von JEPPSSON mitgeteilten Ergebnisse in allen Punkten voll bestätigt werden.

a) Akute Phase nach der Operation

Das lokale Hirnödem und die Nachblutung stellen die wichtigsten intrakraniellen Komplikationen nach einem Eingriff im Bereich des Großhirns dar. Auf Grund des klinischen Bildes und der Verlaufsbeobachtung (neurologischer Befund, Kontrolle der Bewußtseinslage, von Blutdruck, Puls, Temperatur und Atmung) ist die für die Wahl des richtigen Behandlungsverfahrens notwendige Unterscheidung nicht mit der wünschenswerten Sicherheit möglich.

Bei Großhirntumoren, die präoperativ eine Mittelechoverlagerung aufweisen, sieht man im allgemeinen in den ersten Tagen nach dem Eingriff keine Veränderung des Ultraschallbildes. Eine Zunahme der M-Echo-Verschiebung um 1 bis 2 mm stellt keinen außergewöhnlichen Befund dar und ist als *Folge des reaktiven Hirnödems* anzusehen. Im Normalfall beginnt erst nach 4 bis 7 Tagen die Rückbildung der Massenverschiebung und damit der Mittelechoverlagerung. Die völlige Normalisierung beansprucht je nach Ausmaß der präoperativ vorhandenen M-Echo-Verschiebung sogar 20 bis 60 Tage. Einen Unterschied in der Rückbildungsgeschwindigkeit der Verlagerung zwischen gut- und bösartigen Tumoren haben wir nicht beobachten können. Nach subtotaler Resektion einer Geschwulst kommt es nicht selten zunächst sogar zu einer starken Zunahme der Mittelechoverlagerung (4 bis 6 mm), die sich auch später nicht vollständig zurückbildet.

Auch bei Patienten, die primär keine Massenverschiebung aufweisen, kann es nach der operativen Intervention vorübergehend zu einer Mittelechoverlagerung um 2 bis 5 mm kommen. Dies gilt auch für einseitige Chiasma-Freilegungen.

Während die leichte Zunahme der Mittelechoverlagerung durch ein umschriebenes Hirnödem meist erst am 2. oder 3. postoperativen Tag zu registrieren ist, entwickelt sich ein blutungsbedingter Mittelechoverschiebungs-Anstieg bereits innerhalb der ersten 24 oder 36 Std.

nach dem Eingriff. Auch das Ausmaß der Zunahme liegt bei *Nachblutungen* in der Mehrzahl der Fälle wesentlich höher als beim Hirnödem (4 bis 10 mm). Spezielle Reflexionen, die auf ein Hämatom schließen lassen, sind nur bei Nachblutungen in den epiduralen Raum zu erhalten.

Ein Duraecho im Abstand von 8 bis 10 mm vom Endecho stellt aber bei temporalen und parietalen Freilegungen keine Seltenheit dar und erfordert meist keine Reoperation. Eine epidurale Blutansammlung bis zu 1 cm Dicke kommt dadurch zustande, daß sich die ursprünglich nach außen gewölbte harte Hirnhaut durch die nahtbedingte Verkleinerung straff spannt und eine nahezu ebene Fläche bildet. Der so entstehende Raum füllt sich dann nach der Operation langsam mit Blut auf, wenn keine Drainage eingelegt wird. Im Echo-Encephalogramm läßt sich eine Resorption solcher Blutansammlungen innerhalb von 3 bis 4 Wochen am Wandern des Duraechos zum Endecho hin und schließlich an seinem völligen Verschwinden erkennen.

Bei 7 echo-encephalographisch diagnostizierten, postoperativen Epiduralhämatomen von 12 bis 28 mm Dicke wurde eine Wiedereröffnung der Wunde mit Entleerung der Blutung vorgenommen. Bei intracerebralen Nachblutungen sahen wir neben der erheblichen Zunahme der Mittelechoverlagerung keine spezifischen Hämatomechokomplexe im Ultraschallbild. Es finden sich nämlich auch bei völlig normalen Verläufen Serien von pathologischen Echozacken, die an den Wänden der Tumorresektionshöhle, an Metallclips und an zur Blutstillung eingelegten Schwämmchen entstehen und keine Unterscheidung von einem Hämatomechokomplex zulassen (s. Abb. 84). Man wird also die echo-encephalographische Diagnose einer intracerebralen Nachblutung vorwiegend auf Grund der Zunahme der Mittelechoverlagerung stellen müssen. Nach JEPPSSON besteht auch Verdacht auf eine Nachblutung, wenn in der Spätphase nach der Operation die Rückbildung der Mittelechoverlagerung ausbleibt.

Die eigenen Erfahrungen beschränken sich auf 4 intracerebrale Nachblutungen. Dabei sehen wir den großen Vorteil der Echo-Encephalographie darin, daß sich bereits vor dem Auftreten von Kreislaufreaktionen und Atemstörungen die Zunahme der Mittelechoverlagerung feststellen läßt. Die Untersuchung kann nach Trepanationen im Schläfenbereich meist nur von der gesunden Seite aus durchgeführt werden. Abschließend sei noch darauf hingewiesen, daß in Ausnahmefällen eine *postoperative Hirnschwellung* ein

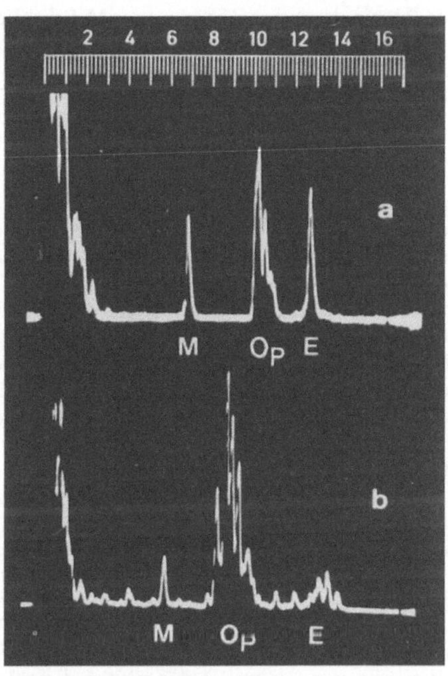

Abb. 84. Echo-Encephalogramme nach Tumorexstirpation. Echokomplex (Op) aus dem Operationsgebiet bei völlig normalem Verlauf. a) Pat. P. E., 55 J., Echo-Nr. 2885/67; b) Pat. A. St., 48 J., Echo-Nr. 1387/64

solches Ausmaß erreichen kann, daß an Hand der Mittelechoverlagerungs-Zunahme keine Unterscheidung von einer Blutung mehr möglich ist. Wir sahen bei 3 basalen Meningiomen am zweiten Tag nach dem Eingriff eine derartige Komplikation, die eine vorübergehende Entfernung des Knochendeckels erforderlich machte.

b) Langzeitbeobachtungen, Rezidiverkennung

Bei 257 Patienten wurden echo-encephalographische Kontrolluntersuchungen 4 Wochen bis 10 Jahre nach Exstirpation eines Großhirnhemisphärentumors vorgenommen. Normalerweise findet sich nach 1 bis 2 Monaten das Mittelecho wieder an normaler Stelle. Bei sehr ausgedehnten Resektionen, insbesondere bei Kindern, kann eine Wanderung des Mittelechos zur Herdseite hin um 2 bis 5 mm beobachtet werden. Als charakteristischen Befund kann man eine *leichte Erweiterung des 3. Ventrikels auf 7,5 bis 9 mm* bezeichnen. Sehr häufig sieht man dieses Zeichen nach Glioblastomoperationen mit nachfolgender Röntgenbestrahlung, aber auch nach Entfernung großer Konvexitätsmeningiome.

Das erste Anzeichen eines Rezidivs stellt im Echo-Encephalogramm die Abnahme der Weite des 3. Ventrikels dar! Erst Wochen oder Monate später treten neurologische Ausfallserscheinungen und eine erneute Mittelechoverlagerung ein. Insgesamt konnten 42 Tumorrezidive echo-encephalographisch erkannt werden. Nur bei einem 40jähr. Mann mit einem frontalen Astrocytom fand sich im Ultraschallbild kein Hinweis auf erneutes Tumorwachstum. Die wenig später durchgeführte Carotisangiographie zeigte aber dann eine deutliche Verlagerung der A. cerebri anterior. Weniger gute Ergebnisse verzeichnete PLANIOL (1967) bei Tumorrezidiven.

Bei inoperablen Gliomen war in 4 Fällen nach einer Röntgenbestrahlung von 4000 bis 5000 R ein deutlicher Rückgang der M-Echo-Verlagerung zu beobachten, zweimal kam es sogar zu einer völligen Normalisierung des Ultraschallbildes.

3. Tumoren des oralen Hirnstammes und Balkens

45 der 630 von uns echo-encephalographisch untersuchten Patienten mit Hirngeschwülsten hatten einen Tumor im Bereich des oralen Hirnstammes oder des Balkens. Bei der Ultraschalluntersuchung dieser Tumoren ergaben sich sehr unterschiedliche und oft auch unbefriedigende Befunde. Die Besonderheiten im Echo-Encephalogramm bei einer Reihe dieser Geschwülste machten eine Abtrennung von den Großhirnhemisphärenprozessen erforderlich.

In der Anfangszeit unserer echo-encephalographischen Studien bemühten wir uns immer, bei allen Patienten ein eindeutiges Mittelecho zu finden. Bei Kranken mit Tumoren des Thalamus und des 3. Ventrikels stießen diese Versuche aber oft auf erhebliche Schwierigkeiten, da nicht selten ganze Serien von Reflexionen im Mittelbereich auftraten, die keine klare Deutung zuließen oder zu Fehlmessungen Anlaß gaben. Der Grund hierfür ist in der Tatsache zu suchen, daß derartige Geschwülste die das Mittelecho hervorrufenden Strukturen direkt beeinträchtigen und eigene Reflexionen erzeugen.

Die Histologie vieler dieser Tumoren ist unbekannt, da ein direktes operatives Angehen der Geschwulst nur in wenigen Fällen erfolgte und der größte Teil der Patienten, die nur mit liquorableitenden Operationen und Röntgenbestrahlung behandelt wurden, bisher überlebte.

Die Tumorlokalisation bzw. -histologie ergibt sich aus Tabelle 10. In der Mehrzahl der Fälle, bei 31 von 45 Tumoren des oralen Hirnstammes und des Balkens, das sind 69%, fand sich das Mittelecho an normaler Stelle. Bei 9 Patienten, das entspricht einer Quote von 20%, unterlief eine Fehlbestimmung des Mittelechos, oder es ließ sich überhaupt kein eindeutiges Mittelecho registrieren. Damit weisen diese Tumoren die höchste Fehlerquote in der gesamten echo-encephalographischen Diagnostik auf (vgl. auch Tab. 25). Mittelechoverlagerungen sind hier ziemlich selten (5 Fälle = 11%).

Die wichtigsten echo-encephalographischen Befunde bei dieser Tumorgruppe stellen aber der Nachweis einer Seitenventrikelerweiterung und die Registrierung von Tumorreflexionen dar (44 bzw. 38%).

In den letzten 3 Jahren ließen sich vielfach auch bei diesen Patienten aus dem Echo-Encephalogramm entscheidende diagnostische Hinweise erhalten. Es hat sich nämlich gezeigt, daß bei fehlendem Mittelecho oft Tumorechokomplexe in der Nähe der Mittellinie zu registrieren sind, wenn man mit dem Prüfkopf durch langsames Hin- und Herbewegen große Bezirke des oralen Hirnstammes absucht. Bei Geschwülsten, die durch eine Blockade der Foramina Monroi oder des Aquaeducts eine Erweiterung der Seitenventrikel bewirken, kann diese durch echo-encephalographische Messung der Position des Echos von der lateralen Wand des gegenüberliegenden Temporalhorns nahezu in allen Fällen sicher erkannt werden. Diese Reflexion, die, wie bereits beschrieben, beim Gesunden etwa auf halbem Wege zwischen Mittel- und Endecho liegt und meist nur eine geringe Amplitude besitzt, wandert bei einer Erweiterung der Seitenventrikel auf das Endecho zu und bekommt durch Vergrößerung der reflektierenden Grenzfläche eine immer größere Echohöhe. Durch Berechnung des echo-encephalographischen Hirn-

Tabelle 10. *Echo-encephalographische Befunde bei 45 Tumoren im Bereich des oralen Hirnstammes und des Balkens*

Tumorart Lokalisation	Anzahl der Patienten	M-Echo mittelständig	M-Echo verlagert	M-Echo nicht meßbar	M-Echo falsch bestimmt	3. Ventrikel normal weit	3. Ventrikel weiter als 7,0 mm	3. Ventrikel nicht meßbar	Temporalhorn erweitert HMI über 2,3	Tumorecho
Thalamus	7	—	2	2	3	—	2	5	1	2
Hypothalamus u. vorderer Teil des 3. Ventrikels	7	7	—	—	—	3	—	4	—	2
Hinterer Teil des 3. Ventrikels und Vierhügelregion	12	9	1	2	—	1	5	6	9	6
Kraniopharyngeom	11	9	1	1	—	3	4?	4	8	6
Balken	8	6	1	—	1	2	2	4	2	1
Total	45	31	5	5	4	9	13	23	20	17
Prozent	100	69	11	11	9	20	29	51	44	38

mantelindex (HMI) läßt sich so das Ausmaß einer Ventrikelerweiterung auch ohne Messung der Breite des 3. Ventrikels bestimmen. Abb. 85 zeigt die zu erwartende Ventrikelerweiterung bei verschiedenen Werten des Hirnmantelindex bei Tumoren der Mittellinie.

Insgesamt gelang so bei 20 Patienten (44%, s. Tab. 10) der Nachweis einer Seitenventrikelerweiterung, die neuroradiologisch in allen Fällen bestätigt wurde. Es handelte sich vorwiegend um Tumoren im hinteren Teil des 3. Ventrikels und um Kraniopharyngeome.

Während dieser echo-encephalographische Befund ein indirektes Tumorzeichen darstellt, können durch Registrierung von Tumorechokomplexen Geschwülste des oralen Hirnstammes bei einem beträchtlichen Teil der Patienten direkt erfaßt und genau lokalisiert werden. Bei den 45 Tumoren des oralen Hirnstammes und des Balkens ließen sich bei 17 Patienten, d. h. immerhin bei 38%, derartige Tumorechos ableiten. Im folgenden werden die echo-encephalographischen Befunde bei den einzelnen Tumorgruppen ausführlicher besprochen.

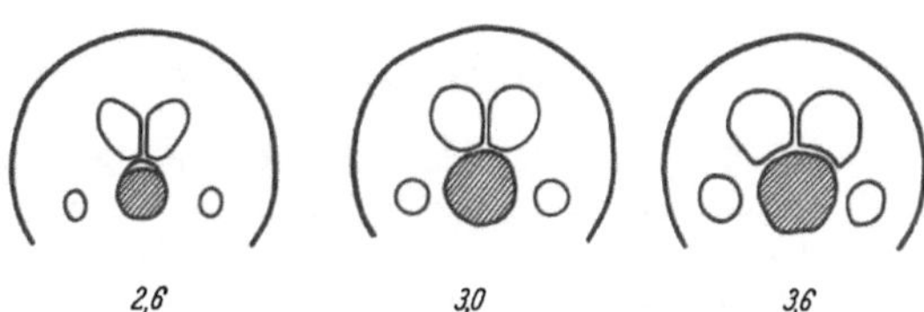

Abb. 85. Aus dem Hirnmantelindex sind Rückschlüsse auf das Ausmaß einer Ventrikelerweiterung möglich, auch wenn die Breite der 3. Hirnkammer infolge eines dort liegenden Tumors nicht bestimmt werden kann

Thalamus

Von den 45 Hirngeschwülsten des oralen Hirnstammes waren 7 vorwiegend im Thalamus lokalisiert. Die echo-encephalographischen Untersuchungsergebnisse waren sehr unbefriedigend. 5mal sahen wir eine Verlagerung des Mittelechos, die Befunde stimmten jedoch nur 2mal mit den Resultaten der Kontrastmitteluntersuchungen überein. Es lagen also 3 Fehlmessungen vor. Dabei ist bemerkenswert, daß durch die Echo-Encephalographie zwar jeweils die richtige Seite angegeben wurde, jedoch das Ausmaß der Mittelechoverlagerung im Echogramm wesentlich höher war als im Luftbild. Eine Erklärung hierfür haben wir nicht. In den restlichen 2 Fällen ließ sich überhaupt kein eindeutiges Mittelecho registrieren. Auch die Weite des 3. Ventrikels war nur 2mal zu bestimmen, eine Erweiterung der seitlichen Hirnkammern fand sich einmal. Tumorreflexionen sahen wir bei 2 Patienten. Einmal lag ein Hirnabsceß zugrunde, bei dem zweiten Patienten verfügen wir wie in den übrigen 5 Fällen nicht über einen histologischen oder pathologisch-anatomischen Befund. Das Echogramm des zuletzt angeführten Patienten ist in Abb. 68 wiedergegeben.

Insgesamt sind also die Befunde bei Thalamustumoren oft irreführend, wahrscheinlich bedingt durch eine direkte Beeinträchtigung der mittelecho-hervorrufenden Strukturen durch die Geschwulst.

Hypothalamus und vorderer Teil des 3. Ventrikels

7 Geschwülste unserer Untersuchungsserie lagen im Hypothalamusbereich und vorderen Teil des 3. Ventrikels. Es handelte sich 3mal um Spongioblastome des Chiasmas, in einem Fall um ein Neurinom im Bereich der Sehnervenkreuzung und um 3 Tumoren unbekannter Histologie, die sich von unten in den 3. Ventrikel vorwölbten. Alle Echo-Encephalogramme wiesen ein mittelständiges M-Echo auf. Der 3. Ventrikel war 3mal normal weit, in den übrigen 4 Fällen ließ sich kein eindeutiges Doppelecho auffangen (s. Abb. 86). Einmal konnten Tumorreflexionen im Mittelbereich bei Beschallung von beiden Seiten registriert werden, die eine außerordentlich hohe Amplitude aufwiesen (s. Abb. 87). Bei einem zweiten Patienten sahen wir einen pathologischen Echokomplex geringerer Echohöhe. In beiden Fällen verfügen wir leider nicht über einen histologischen Befund.

Bei Vorliegen einer Geschwulst im Hypothalamusgebiet und im Bereich der vorderen Abschnitte des 3. Ventrikels kann also nur in Ausnahmefällen mit einem pathologischen Echo-Encephalogramm gerechnet werden.

Hinterer Teil des 3. Ventrikels und Vierhügelregion

In dieser Tumorserie befinden sich 12 Geschwülste des hinteren Teils des 3. Ventrikels und der Vierhügelregion. Die Histologie kennen wir nur in 4 Fällen: 1 Pineoblastom, 1 Ependymom, 1 Teratom und 1 sarkomatös entartetes Meningiom. Bei zwei weiteren Patienten liegen wahrscheinlich Pinealome vor, die übrigen 6 Tumoren sind überwiegend einseitig entwickelt und von unbekannter histologischer Struktur. Das Mittelecho zeigte 9mal eine normale Position, in einem Fall war es verlagert. Eine Übereinstimmung mit den neuroradiologischen Untersuchungsergebnissen bestand in allen 10 Fällen. Zweimal konnte kein eindeutiges Mittelecho registriert werden. Es handelte sich um ein Pineoblastom (s. Abb. 88) und einen Tumor im hinteren Teil des 3. Ventrikels, der mehr linksseitig entwickelt war (s. Abb. 89). Im Gegensatz zu den unbefriedigenden Resultaten der Echo-Encephalographie bei den Tumoren im Thalamus, Hypothalamus und vorderen Bereich des 3. Ventrikels konnte aber bei den Tumoren im hinteren Teil des 3. Ventrikels durch Registrierung abnormer Ventrikelechos und von Tumorreflexionen in den meisten Fällen eine sehr weitgehende Ultraschalldiagnose gestellt werden.

5mal ließ sich ein Doppelecho vom 3. Ventrikel erhalten, das für eine Erweiterung dieser Hirnkammer sprach. Meist mußte hierbei aber der Ansatzpunkt des Prüfkopfes etwas nach vorne zu verschoben werden, um eine eindeutige Doppelreflexion zu erhalten (vgl. Abb. 90 b). In 6 Fällen war die Weite des 3. Ventrikels nicht zu bestimmen. Es fand sich aber 9mal eine Erweiterung der seitlichen Hirnkammern, deren Ausmaß echo-encephalographisch durch Messung der Position des Temporalhornaußenwandechos festgestellt werden konnte. Der echo-encephalographische Hirnmantelindex schwankte zwischen 2,5 und 4,5, der Mittelwert lag bei 3,2. In allen Fällen bestätigte sich der echo-encephalographische Befund bei der Ventrikulographie. Zusätzlich konnten 6mal Tumorreflexionen aufgefangen werden. Hierdurch war es bereits vor Durchführung weiterer Untersuchungen möglich, die exakte Lokalisationsdiagnose der vorliegenden Geschwulst anzugeben.

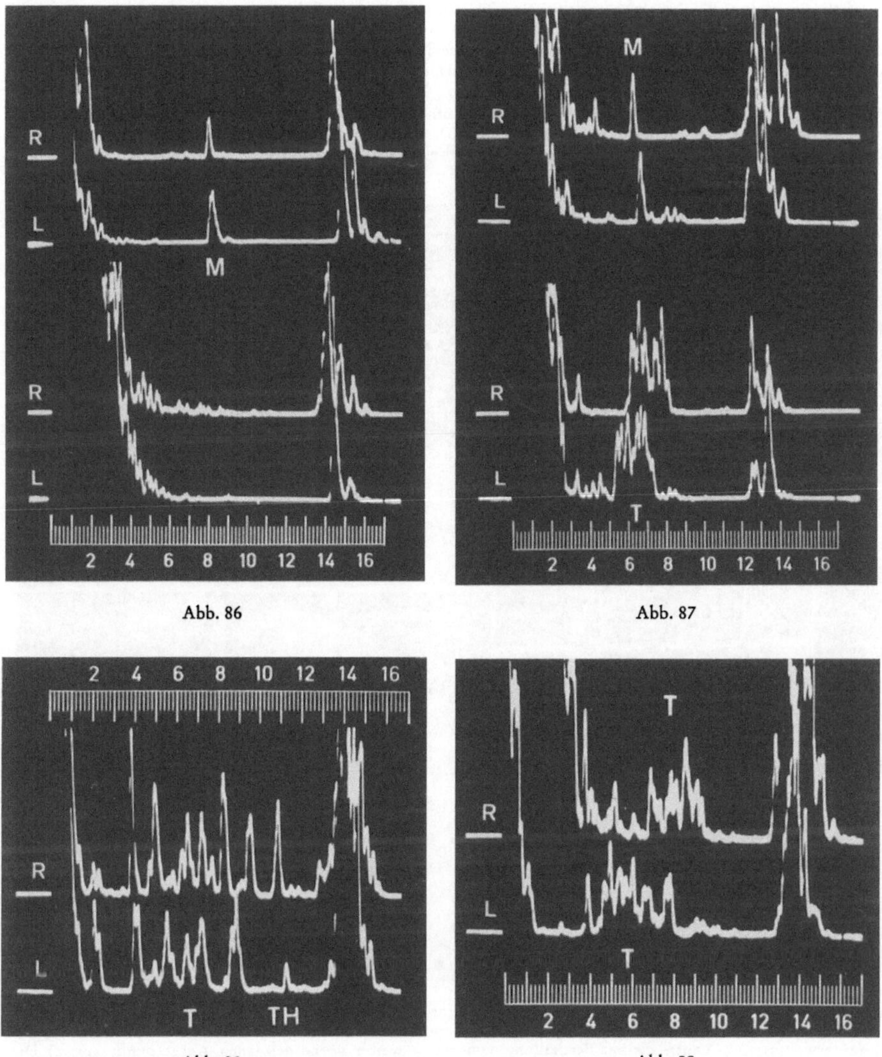

Abb. 86

Abb. 87

Abb. 88

Abb. 89

Abb. 86. Echogramm eines Pat. mit Tumor im vorderen Teil des 3. Ventrikels. Oben: Mittelecho an normaler Stelle. Unten: Bei Richtung des Ultraschalls auf den 3. Ventrikel findet sich lediglich eine Unruhe in der Nullinie, Ventrikelwandechos fehlen. Pat. A. K., 37 J., Echo-Nr. 234/63

Abb. 87. Echogramm einer Pat. mit Tumor im vorderen Teil des 3. Ventrikels. Oben: Mittelecho mit 1,5 mm Seitendifferenz noch im Normbereich. Unten: Bei Richtung des Ultraschalls auf den vorderen Teil des 3. Ventrikels stellt sich ein Tumorechokomplex hoher Amplitude im Mittellinienbereich dar. Pat. A. K., 38 J., Echo-Nr. 1773/65

Abb. 88. Echo-Encephalogramm eines 4jährigen Jungen mit apfelgroßem Pineoblastom. Das Ultraschallbild ist durch Tumorreflexionen (T) stark verändert und läßt keine klare Deutung zu. Pat. N. M., Echo-Nr. 1625/65

Abb. 89. Echo-Encephalogramm eines 16jähr. Mädchens mit Tumor im hinteren Teil des 3. Ventrikels, der mehr linksseitig entwickelt ist. Fehlendes Mittelecho, breiter Tumorechokomplex (T). Pat. E. E., Echo-Nr. 2050/66

Fall 6: Heinz E., 14 Jahre, Echo-Nr. 2472/66. Seit 4¹/₂ Jahren sporadisches Auftreten von Krampfanfällen. Anfang August 1966 wurde der Junge durch Verlangsamung und Brechreiz auffällig. Zeitweise Kopfschmerzen. Einweisung in eine Nervenklinik. Dort zunehmende Somnolenz und schließlich Bewußtlosigkeit am 21. 8. 1966. Auf Grund der Untersuchungen wurde eine Hirngeschwulst im Vierhügelbereich vermutet (Stauungspapille bds., komplette vertikale Blickparese, Adynamie, lebhafte Reflexe). Bei einem Konsilium am 21. 8. 1966 ließ sich im Echo-Encephalogramm eine starke Erweiterung der Unterhörner feststellen (HMI 3,0), die Mittelstrukturen waren nicht verlagert. Bei Schallrichtung auf den hinteren Teil des 3. Ventrikels kam ein Komplex pathologischer Reflexionen

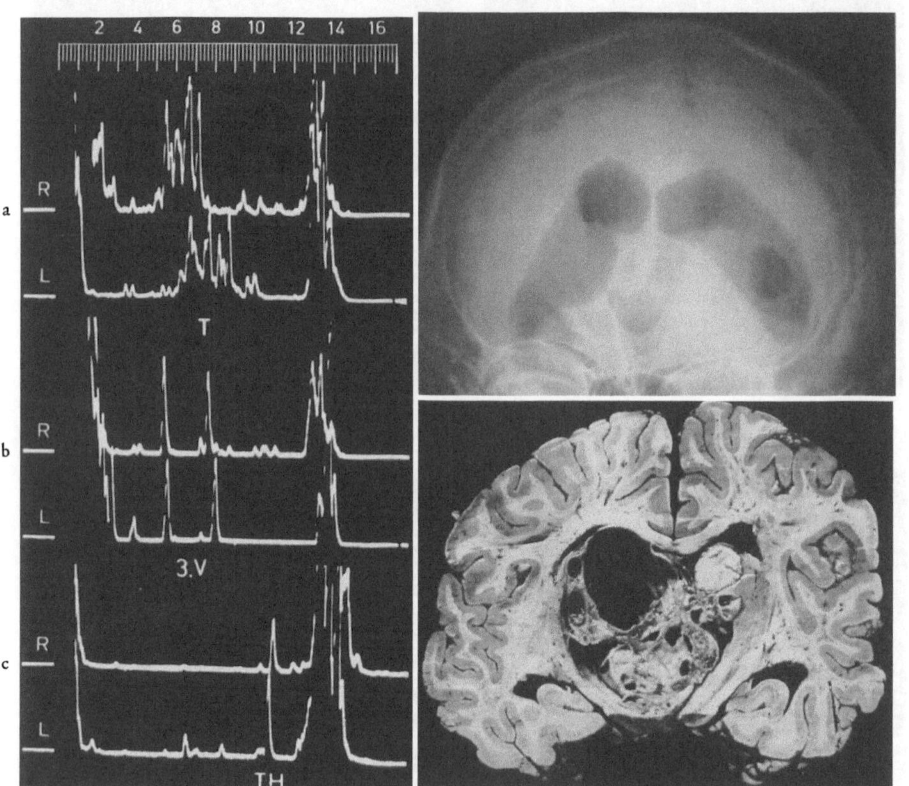

Abb. 90. Echo-encephalographische Diagnose eines Tumors im hinteren Teil des 3. Ventrikels. a) Tumorechokomplex (T) im Mittellinienbereich bei der üblichen temporalen Beschallung. b) Abnormes Doppelecho des auf 23 mm erweiterten 3. Ventrikels bei Beschallung von einem weiter vorne gelegenen Ansatzpunkt aus. c) Die Position des Temporalhornechos weist ebenfalls auf eine starke Ventrikelerweiterung hin. HMI 3,2. d) Bestätigung des echo-encephalographischen Befundes durch Ventrikulographie. e) Das Sektionspräparat zeigt ein großes Teratom im Bereich der Mittellinie. Pat. H. E., 14 J., Echo-Nr. 2472/66

von außergewöhnlicher Größe zur Darstellung (s. Abb. 90 a). Diagnose: unregelmäßig strukturierter Tumor im hinteren Teil des 3. Ventrikels mit starker Erweiterung des vorderen Teils des 3. Ventrikels und der Seitenventrikel. Bestätigung der echo-encephalographischen Diagnose durch sofortige Ventrikulographie nach Übernahme des Patienten. Trotz Anlegen einer Torkildsendrainage und Röntgenbestrahlung der Geschwulst verstarb der Junge am 18. 10. 1966. Bei der Sektion fand sich ein apfelgroßes Teratom im hinteren Teil des 3. Ventrikels (s. Abb. 90 e).

Die nachfolgenden neuroradiologischen Untersuchungen erbrachten in solchen Fällen praktisch keine weitergehenden Informationen. Wir sehen hier in der Echo-Encephalographie einen wesentlichen Fortschritt zur Vereinfachung der Diagnostik. Speziell mit zweidimensionalen Echoverfahren müßte sich eine weitere Verbesserung der Untersuchungsergebnisse erzielen lassen.

Kraniopharyngeome

Das soeben Gesagte gilt in gleichem Maße für die echo-encephalographische Diagnostik der Kraniopharyngeome, die vielfach den 3. Ventrikel ausfüllen und zu einer Liquorabflußbehinderung führen. Die Lage des Mittelechos läßt sich in den meisten Fällen bestimmen, sie ist überwiegend mittelständig (9 von 11 Fällen); nur einmal fanden wir eine Abweichung des M-Echos um 3,0 mm, einmal konnte ein sicheres Mittelecho nicht abgeleitet werden. Von den 11 Kraniopharyngeomen unserer Untersuchungsserie hatten 3 nicht zu einer Ventrikelerweiterung geführt, dementsprechend waren die Echo-Encephalogramme dieser Patienten unauffäl-

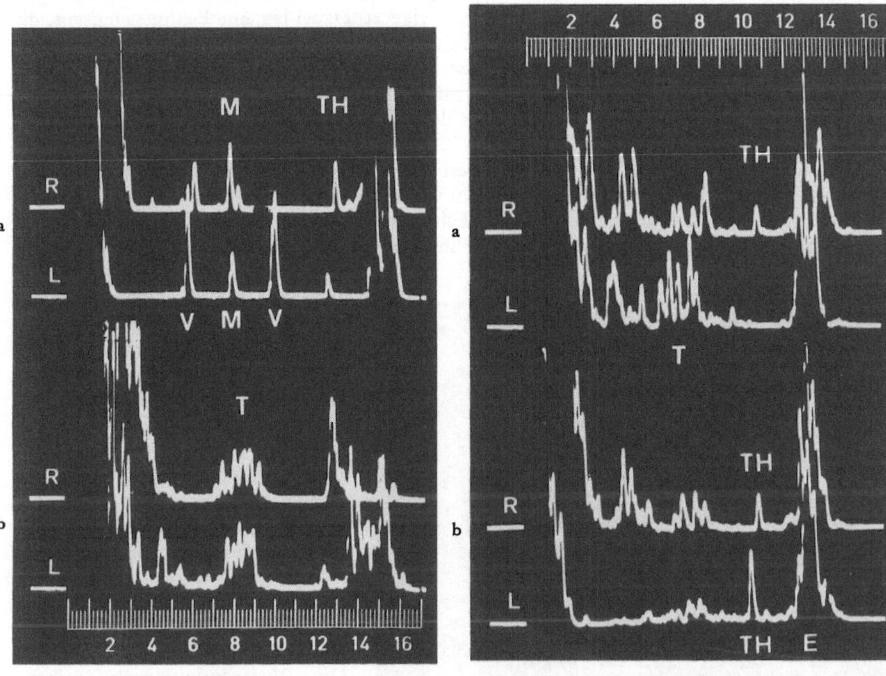

<table>
<tr><td align="center">Abb. 91</td><td align="center">Abb. 92</td></tr>
</table>

Abb. 91. Echo-Encephalogramme eines 15jährigen Jungen mit Kraniopharyngeom. a) Mittelecho (M) an normaler Stelle. Daneben erkennt man Reflexionen von den erweiterten Seitenventrikeln (TH, V). b) Tumorechokomplex im Mittelbereich bei Richtung des Ultraschalls auf die Geschwulst. Pat. G. M., Echo-Nr. 1970/65

Abb. 92. Echo-Encephalogramm eines 12jährigen Mädchens mit suprasellär entwickeltem Kraniopharyngeom, das zu einer Blockade der Foramina Monroi geführt hat. a) multiple Reflexionen im Mittelbereich (T) durch den Tumor. b) Registrierung einer hohen Reflexion von der Außenwand des erweiterten Temporalhorns (TH). Hirnmantelindex 2,7. Pat. R. S., Echo-Nr. 1757/65

lig. Bei den übrigen 8 aber sprach der echo-encephalographische Hirnmantelindex für eine erhebliche Erweiterung der seitlichen Hirnkammerabschnitte. Er schwankte in diesen Fällen zwischen 2,7 und 5,4. Zusätzlich fanden sich bei Richtung des Ultraschalls auf die Region des 3. Ventrikels in 6 Fällen Komplexe pathologischer Reflexionen im Mittelbereich, die von Tumorverkalkungen und Cystenwänden stammten (s. Abb. 91 und 92). In der Tabelle 10 sind 4

7*

Fälle mit erweitertem 3. Ventrikel angegeben, die 4 ist mit einem Fragezeichen versehen. In
diesen Fällen konnte im Echo-Encephalogramm wie bei einem stark erweiterten 3. Ventrikel
eine Doppelreflexion im Mittelbereich des Echogramms aufgefangen werden. Spätere pneumencephalographische Untersuchungen legen jedoch die Vermutung nahe, daß es sich bei dieser
Doppelreflexion um Echos von den Wänden einer Kraniopharyngeomcyste gehandelt haben
muß. Kontrolluntersuchungen zeigten auch ein Schwanken des Abstandes dieser beiden Reflexionen, was sich vielleicht durch einen unterschiedlichen Füllungszustand der Tumorcyste
erklären läßt. Im Zusammenhang mit der einfachen Schädelübersichtsaufnahme war aber in
allen Fällen die Diagnose geklärt.

Balken

8 Tumoren waren im Balken lokalisiert oder nahmen von dort ihren Ausgang. Es handelte
sich um 4 Glioblastome, die Histologie der 4 übrigen Tumoren ist unbekannt. In 6 Fällen war
das Mittelecho an normaler Stelle, 2mal war es verlagert. Dabei lag eine Fehlmessung vor, die
bei der Sektion aufgedeckt wurde. Es handelte sich um ein Glioblastom, wobei nach dem Echo-
Encephalogramm eine Verlagerung der Mittelstrukturen um 2,5 mm bestand. Bei der Autopsie
fand sich aber keine sichere Abweichung der Mittellinienstruktur. Der Balken war von zer-
fallenden Tumormassen durchsetzt, und auch der hintere Teil des 3. Ventrikels wurde von
Geschwulstanteilen ausgefüllt.

Die Weite des 3. Ventrikels konnte 4mal bestimmt werden, d. h. in 4 Fällen war im Mittelbereich ein Doppelecho zu registrieren, von dem wir annahmen, daß es sich dabei um Reflexionen von den seitlichen Wänden des 3. Ventrikels handelte. Bei 2 Tumoren lag die Weite des
3. Ventrikels im Bereich der Norm, dieses Ergebnis konnte pneumencephalographisch bestätigt

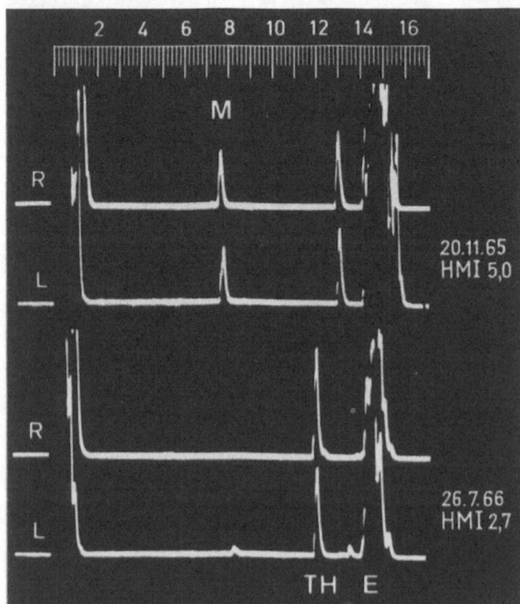

werden. Bei einem weiteren Patienten sahen wir eine Doppelreflexion
in 14 mm Abstand. Der Kranke bot
das Bild eines akuten Schlaganfalles. Wir nahmen nach dem Echo-
Encephalogramm eine Ventrikelblutung an, die sich autoptisch bestätigen ließ. Sie stammte aus einem
vom Balken in das Seitenventrikel-
dach eingewachsenen, maligne ent-
arteten Astrocytom. Bei dem letzten Patienten dieser Gruppe wurde
eine Doppelreflexion in 13,0 mm
Abstand diagnostiziert und vermutet, daß es sich dabei um einen erweiterten 3. Ventrikel handelte.
Die Ventrikulogramme zeigten
dann aber eine starke Verbreiterung des Septum pellucidum, eine
Darstellung des 3. Ventrikels war
nicht erfolgt. Es muß daher angenommen werden, daß die beiden
Reflexionen an den Wänden des
verbreiterten Septums entstanden
sind.

Aus der Position des Temporalhornechos ließ sich 2mal eine
starke Erweiterung der seitlichen
Hirnkammern diagnostizieren, der

Abb. 93. Rückgang der Seitenventrikelerweiterung nach Torkildsendrainage bei einem Kraniopharyngeom. Die Zunahme der Hirnmanteldicke läßt sich aus der Position des Temporalhorns (TH)
ersehen. Pat. G. M., 15 J., Echo-Nr. 1970/3/65 und 1970/6/66

Hirnmantelindex lag in beiden Fällen bei 3,0. Tumorreflexionen sahen wir nur bei einem Glioblastom, das außer dem Balken den gesamten oralen Hirnstamm durchsetzt hatte.

Bei kritischer Betrachtung der Resultate der Echo-Encephalographie bei den Tumoren des oralen Hirnstammes und des Balkens kann festgestellt werden, daß eine tumorbedingte Liquorabflußbehinderung in allen Fällen echo-encephalographisch durch Registrierung der Position des Temporalhornaußenwandechos zu erkennen ist. Kraniopharyngeome und Tumoren im hinteren Teil des 3. Ventrikels lassen sich in der Hälfte der Fälle durch Nachweis von Tumorechos genau lokalisieren. Bewährt hat sich die Echo-Encephalographie bei diesen beiden Tumorgruppen auch für die postoperative Überwachung. Nach liquorableitenden Operationen mit nachfolgender Bestrahlung kann der Rückgang der Seitenventrikelerweiterung durch Aufsuchen des Temporalhornechos bestimmt werden (s. Abb. 93). Auch die Größenzunahme einer inoperablen Geschwulst im Bereich des 3. Ventrikels oder dessen Umgebung läßt sich gelegentlich echo-encephalographisch messen. Bei Thalamusgeschwülsten ist die Gefahr einer Fehlmessung besonders groß. Tumoren des Balkens und des Hypothalamus, bzw. im vorderen Teil des 3. Ventrikels, verursachen im allgemeinen keine verwertbaren Veränderungen des Echo-Encephalogramms.

Die echo-encephalographischen Befunde bei den Tumoren des oralen Hirnstammes und des Balkens zeigen am deutlichsten, daß *durch die Echo-Encephalographie in ihrer heutigen Form niemals eine Ausschlußdiagnostik eines raumfordernden intrakraniellen Prozesses möglich* ist, zumal wenn man sich auf die Mittelechobestimmung beschränkt. Negative oder falsche M-Echobefunde erreichten bei dieser Tumorgruppe 89% (s. Tab. 10). Hier werden die Grenzen des Verfahrens offenkundig.

Die manchmal verwirrenden Ultraschallbilder bei Tumoren im 3. Ventrikel oder dessen Umgebung erfordern zur richtigen Auswertung besondere Erfahrung, in manchen Fällen wird es aber trotzdem nicht gelingen, das Echo-Encephalogramm korrekt zu interpretieren. *Man kann aber ganz allgemein bei Fehlen eines eindeutigen Mittelechos und Auftauchen multipler Reflexionen von einem pathologischen Echogramm sprechen,* auch wenn keine Massenverschiebung oder Ventrikelerweiterung nachzuweisen ist. Damit ergibt sich dann aber die Indikation zur Kontrastmitteldiagnostik.

4. Tumoren im Bereich der Schädelbasis

Unter den intrakraniellen Geschwülsten nehmen im Hinblick auf die Echo-Encephalographie die im Bereich der Basis der vorderen und mittleren Schädelgrube lokalisierten Tumoren verständlicherweise eine besondere Stellung ein, da nur in seltenen Fällen eine solche Neubildung zu einer Seitenverschiebung des Ventrikelsystems führt. Insgesamt waren 62 Tumoren unserer Serie in diesem Bereich lokalisiert. Es handelte sich um 40 Hypophysenadenome, 19 Meningiome und 2 Osteome sowie ein Sarkom (s. Tab. 11).

Bei den Hypophysenadenomen fand sich fast immer ein normales Echo-Encephalogramm. Nur einmal konnte eine Verlagerung des M-Echos um 2,5 mm beobachtet werden. Ein Adenomrezidiv hatte sich hier nach links frontal zu entwickelt und zu einem knapp gänseeigroßen Tumorknoten im linken Stirnhirn geführt. Bei einem Patienten ließ sich kein Mittelecho ableiten. Hier war ein Adenomrezidiv in den Hypothalamus hineingewachsen und hatte die Mittelstruktur völlig deformiert und stark angehoben.

Die Weite des 3. Ventrikels lag 30mal im Bereich der Norm, in 6 Fällen war der 3. Ventrikel weiter als 7,0 mm (vgl. Tab. 11). Die Breite der 3. Hirnkammer überstieg aber diesen Grenzwert nur um 1,0 bis 1,5 mm. Vielleicht kann man dies auf eine Stauchung des 3. Ventrikels durch den sich in den Hypothalamus vorwölbenden Tumor zurückführen. Sicher spielt auch das Alter der Patienten dabei eine Rolle, da es sich fast durchweg um ältere Frauen und Männer handelte, so daß auch hirnatrophische Vorgänge in Betracht gezogen werden müssen. In 4 Fällen war kein eindeutiges Doppelecho von den Wänden des 3. Ventrikels zu erhalten.

Tumorreflexionen sahen wir nur bei einem Adenomrezidiv, das sich suprasellär bis zu Hühnereigröße entwickelt hatte und so in den Ultraschallstrahlenkegel gelangte (s. Abb. 94).

Tabelle 11. *Echo-encephalographische Befunde bei 62 Tumoren im Bereich der Schädelbasis*

Tumorart Lokalisation	Anzahl der Patienten	M-Echo mittelständig	M-Echo verlagert	M-Echo nicht meßbar	M-Echo falsch bestimmt	3. Ventrikel normal weit	3. Ventrikel weiter als 7,0 mm	3. Ventrikel nicht meßbar	Tumorecho
Hypophysenadenom	40	38	1	1	—	30	6	4	1
Tuberculum-Sellae-Meningiom	3	3	—	—	—	3	—	—	—
Olfactorius-Meningiom	3	3	—	—	—	2	—	1	—
Meningiom Basis mittlere Schädelgrube	4	2	2	—	—	—	1	3	1
lateral. Keilbeinflügel-Meningiom	6	—	6	—	—	1	—	5	4
medial. Keilbeinflügel-Meningiom	3	1	2	—	—	1	1	1	—
Sonstige Tumoren der Schädelbasis	3	1	2	—	—	2	—	1	—
Total	62	48	13	1	—	39	8	15	6
Prozent	100	77	21	2	—	63	13	24	10

Einer eingehenderen Besprechung sollen auch die 19 *Meningiome*, die im Bereich der Basis der vorderen und mittleren Schädelgrube ihren Ursprung nahmen, unterzogen werden. *Olfactoriusrinnen-, Tuberculum-Sellae- und medial sitzende Meningiome an der Basis der*

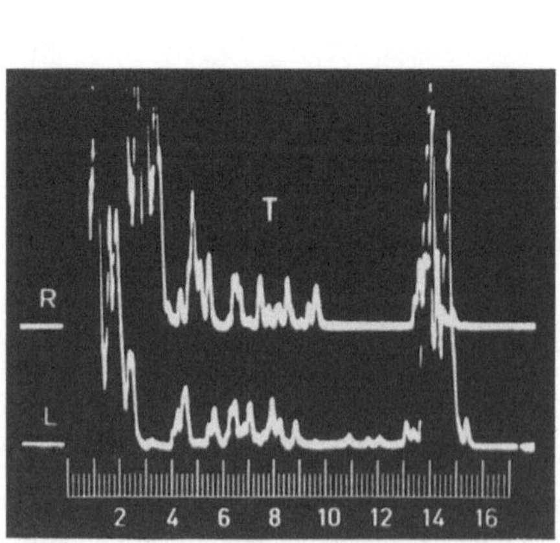

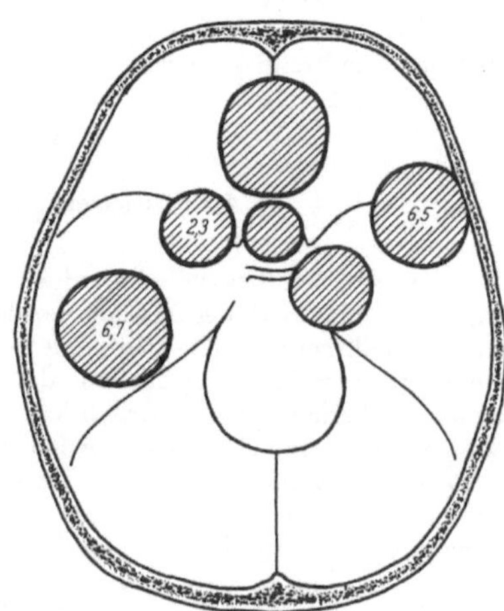

Abb. 94   Abb. 95

Abb. 94. Tumorreflexionen (T) bei einem Hypophysenadenomrezidiv. Pat. J. B., 21 J., Echo-Nr. 1544/65

Abb. 95. Verhalten des Mittelechos bei Meningiomen der Schädelbasis (19 Fälle)

mittleren Schädelgrube verursachen im allgemeinen keine Verlagerung der Mittellinienstrukturen zu einer Seite hin und *bleiben daher im Echo-Encephalogramm unerkannt.* Bei den Keilbeinflügelmeningiomen des medialen Drittels finden sich Verschiebungen von durchschnittlich nur 2,3 mm (1,5 bis 3,5 mm), können also im Echo-Encephalogramm leicht übersehen werden. *Die Meningiome des mittleren und lateralen Keilbeinflügels verlagern die Mittelstrukturen dagegen deutlich.* Im Echo-Encephalogramm ließ sich durchschnittlich eine Abweichung des M-Echos um 6,5 mm registrieren. Auch die lateral sitzenden Meningiome am Boden der mittleren Schädelgrube führen zu einer eindeutigen Mittelechoverschiebung (6,7 mm im Mittel).

Das Verhalten des Mittelechos bei den Meningiomen der Schädelbasis ist in der Skizze in Abb. 95 zusammenfassend dargestellt. Von den 19 Meningiomen im Bereich der Basis der vorderen und mittleren Schädelgrube wiesen 9 (= 47%) ein normales Echo-Encephalogramm auf. Dabei entsprachen die neuroradiologischen Befunde hinsichtlich der Mittellinienverschiebung exakt den durch Ultraschall ermittelten Resultaten.

Tumorreflexionen spielen bei den Basis-Meningiomen eine untergeordnete Rolle (5 Fälle). Nur bei großen lateralen Keilbeinflügelmeningiomen sahen wir relativ häufig im Nahbereich des Echogramms, also vor dem Mittelecho, Tumorreflexionen, die jedoch keine Abgrenzung von anderen Geschwülsten zuließen (s. Tab. 11 und Abb. 62).

Auch bei dieser Tumorgruppe wird besonders deutlich, daß die Echo-Encephalographie keine Methode zum Tumorausschluß darstellen kann. Sie ist lediglich in der Lage, vorhandene Massenverschiebungen aufzuzeigen. Hierbei lassen sich aber sehr zuverlässige Ergebnisse erzielen.

Bei zwei größeren Osteomen des Keilbeinflügels war im Echo-Encephalogramm eine geringgradige M-Echo-Verlagerung zu erkennen. Ein Sarkom an der Basis der mittleren Schädelgrube hatte nicht zu Veränderungen im Echogramm geführt.

Mit der Echo-Encephalographie lassen sich Tumoren, die im mittleren Bereich der Schädelbasis lokalisiert sind, demnach nicht erfassen. Nur Meningiome des Keilbeinflügels und der lateralen Anteile der Basis der mittleren Schädelgrube verursachen eine Verlagerung der Mittelstrukturen des Gehirns zu einer Seite und damit eine M-Echo-Verschiebung. Hier finden sich auch in der Hälfte der Fälle Tumorreflexionen.

5. Tumoren der hinteren Schädelgrube und des caudalen Hirnstammes

Die Echo-Encephalographie hat seit ihrer Einführung durch LEKSELL im Jahre 1955 als Verfahren zur Seitenlokalisation supratentorieller raumfordernder Prozesse bereits eine große Verbreitung gefunden. Die diagnostischen Möglichkeiten bei den Tumoren der hinteren Schädelgrube und beim chronischen Aquaeduktverschluß wurden jedoch jahrelang kaum beachtet. Wie bereits im allgemeinen Teil dargelegt, besteht die Möglichkeit, mit Hilfe des Ultraschall-Impuls-Echo-Verfahrens die Weite einzelner Hirnkammerabschnitte exakt zu bestimmen. Bei den raumfordernden Prozessen im Bereich der hinteren Schädelgrube kommt einer Untersuchungsmethode, mit der sich ohne Belastung des Patienten und ohne größeren Zeitaufwand das Vorhandensein eines Hydrocephalus internus und dessen Ausmaß feststellen lassen, besondere Bedeutung zu.

LEKSELL hat in seiner ersten Veröffentlichung 1955/56 bereits die Vermutung ausgesprochen, daß wahrscheinlich auch von den Ventrikelwänden Ultraschallreflexionen aufzufangen seien. LITHANDER berichtete 1961 über mittels Ultraschalls bei Kindern diagnostizierte Ventrikelerweiterungen, worunter sich auch 2 Kleinhirntumoren befanden. Im Jahre 1963 haben wir selbst erstmals echo-encephalographische Befunde bei 24 Tumoren der hinteren Schädelgrube mitgeteilt. Dabei ließ sich in 20 Fällen ein erweiterter 3. Ventrikel im Echogramm feststellen (SCHIEFER, KAZNER, BRÜCKNER, 1963). Ebenfalls 1963 zeigten auch DREESE und NETSKY ein Echo-Encephalogramm mit einem erweiterten 3. Ventrikel. AMBROSE veröffentlichte 1964 ein derartiges Echogramm. Diese Untersuchungsergebnisse bei raumfordernden Prozessen der hinteren Schädelgrube wurden inzwischen auch von CALATAYUD-MALDONADO, GELETNEKY und LORENZ (1965) bestätigt. Die Autoren fanden bei 26 derartigen Neubildungen 17mal eine Erweiterung des 3. Ventrikels im Echo-Encephalogramm. Während es sich bei der von uns angegebenen Methode um den Nachweis des tumorbedingten Okklusionshydrocephalus handelt, wurde von anderen Autoren versucht, Geschwülste in der hinteren

Schädelgrube direkt durch Ultraschall darzustellen. TANAKA et al. (1966) gaben an, von 38 derartigen Tumoren 17 (=45%) an Hand von charakteristischen Tumorreflexionen lokalisiert zu haben. Es wurden hierbei vor allem Untersuchungen in sagittaler Richtung mit im Stirnbereich aufgesetztem Prüfkopf vorgenommen. In einigen Fällen gelang der Tumornachweis erst bei Verwendung eines an der Rachenhinterwand angelegten Spezialprüfkopfes. Ergebnisse anderer Autoren mit dieser Methode sind bisher nicht bekannt geworden.

Von den 630 Tumoren der eigenen Untersuchungsserie waren 171 im Bereich der hinteren Schädelgrube und des caudalen Hirnstammes lokalisiert. In allen Fällen wurde bei Kontrast-mitteluntersuchungen, Operation und/oder Autopsie ein raumfordernder infratentorieller

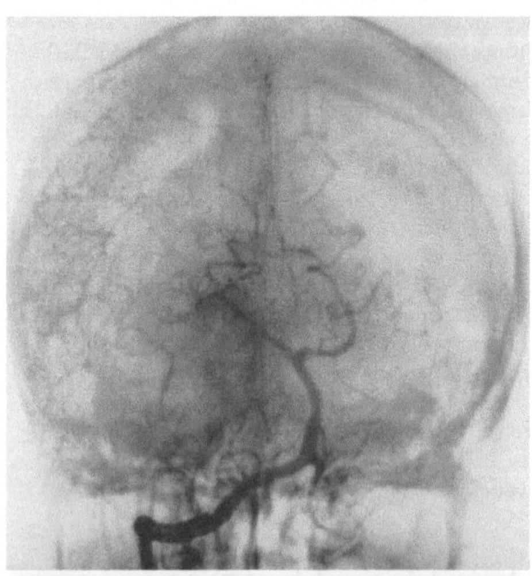
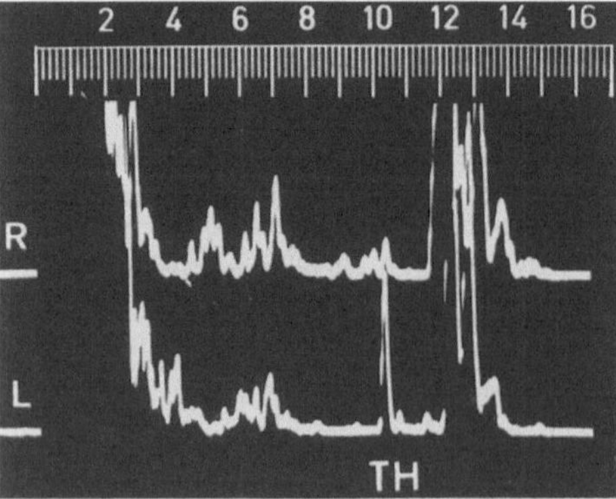

Prozeß gefunden. Die vor Durchführung anderer Zusatzuntersuchungen ermittelten echo-encephalographischen Befunde bei diesen 171 Prozessen sind in Tab. 12 zusammengestellt. 169mal gelang es, an Hand des *Mittellinienechos* die Position der Mittelstrukturen zu messen. In 164 Fällen fand sich das M-Echo an normaler Stelle auf dem Bildschirm, 5mal war es verlagert, maximal bis 4,0 mm.

Bei den Fällen mit Verlagerung des M-Echos handelt es sich einmal um eine Hypernephrommetastase im Kleinhirn. Bei der gleichen Patientin war wenige Monate vorher eine occipitale Tochtergeschwulst exstirpiert worden. Bei einer weiteren Patientin wurde aus dem Kleinhirn eine Mammacarcinommetastase entfernt, zusätzlich lag eine kleinere Tochtergeschwulst im Großhirn vor. In den 3 anderen Fällen bestanden vom Brückenwinkel ausgehende Tumoren, die auch nach supratentoriell entwickelt waren (2 Acusticusneurinome, 1 Meningiom). Zweimal konnte kein eindeutiges Mittelecho aufgefangen werden [1 Clivusmeningiom (s. Abb. 96), 1 Acusticusneurinom].

Die Weite des 3. Ventrikels ließ sich 167mal (= 97,6%) echo-encephalographisch bestimmen. In 12 Fällen lag sie im Bereich der Norm, überwiegend bei Brükkenwinkeltumoren. 155mal (= 90,6%) war der 3. Ventikel erweitert, d. h. der Abstand zwischen den beiden Reflexionen des Doppelechos betrug umgerechnet auf Gewebe mehr als 7,0 mm.

Die Meßbarkeit des 3. Ventrikels im Echo-Encephalogramm beschränkt sich keineswegs auf kindliche oder jugendliche Patienten mit einem dünnen Schädelknochen. Die an der Grenzfläche Ventrikelwand-Liquor bei weitgehend senkrechtem Auftreffen des Ultraschallstrahlen-

Abb. 96. Vertebralisangiogramm und Echogramm eines 59-jährigen Mannes mit einem Clivusmeningiom. Die Registrierung eines Mittelechos war nicht möglich. Das Temporalhornaußenwandecho wies aber auf eine Ventrikelerweiterung hin. Pat. L. B., Echo-Nr. 1846/65

bündels reflektierte Ultraschallenergie reicht insbesondere bei Vorliegen eines erweiterten Ventrikelsystems auch beim Erwachsenen aus, den Schädelknochen zu durchdringen und verwertbare Reflexionen auf dem Bildschirm der Kathodenstrahlröhre hervorzurufen. In vielen Fällen haben die Reflexionen von den Wänden des 3. Ventrikels sogar eine größere Amplitude als diejenigen der verkalkten Zirbeldrüse. Die Altersverteilungskurve in Abb. 97 zeigt, daß gerade die Erwachsenen in unserer Untersuchungsserie bei weitem überwiegen.

Die Beschallungstechnik ist bereits im allgemeinen Teil beschrieben worden. In Abb. 98 sind die bei 169 Patienten gefundenen Meßwerte des 3. Ventrikels, unterteilt in Kleinhirnprozesse und Acusticusneurinome, graphisch dargestellt. Die Erweiterung der 3. Hirnkammer erreichte bei den Patienten mit Kleinhirntumoren und Aquaeductverschlüssen maximal 25,0 mm, im Durchschnitt 14,5 mm. Bei den Acusticusneurinomen fand sich mit durchschnittlich 10,0 mm dagegen ein wesentlich niedrigerer Wert.

Eine weitere Aufgliederung der durchschnittlichen Ventrikelerweiterung wurde in Tabelle 12 vorgenommen. Wesentliche Unterschiede finden sich bei den verschiedenen Arten der Kleinhirngeschwülste nicht, wenn auch bemerkt werden muß, daß bei Spongioblastomen häufiger extrem starke Verbreiterungen des 3. Ventrikels (18,0 mm und mehr) beobachtet wurden als bei den übrigen Kleinhirntumoren. Mit Abstand die hochgradigste Erweiterung der 3. Hirnkammer konnte jedoch regelmäßig bei chronisch entzündlichem Aquaeductverschluß festgestellt werden. Kleinhirnmetastasen und -abscesse verursachten mit 11,6 bzw. 12,5 mm Querdurchmesser des 3. Ventrikels einen im Vergleich zu den übrigen im Kleinhirn lokalisierten Neubildungen deutlich geringeren Wert. Dies beruht wohl auf der meist kürzeren Erkrankungsdauer. Bei Meningiomen der hinteren Schädelgrube und Tumoren des caudalen Hirnstammes sahen wir durchschnittlich Erweiterungen des 3. Ventrikels auf 11,0 bzw. 11,1 mm. Bei diesen Geschwülsten kommt es erfahrungsgemäß seltener zu einer völligen Blockade der Liquorabflußwege. Die nur partiellen Liquorabflußstörungen sind sicher auch der Grund, daß bei Arachnitiden im Bereich der großen

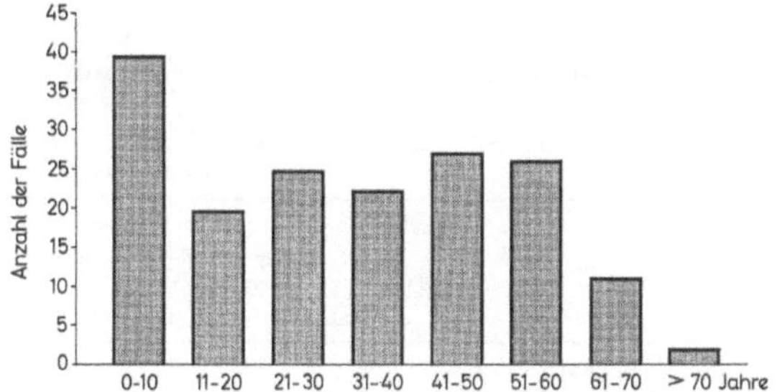

Abb. 97. Altersverteilung bei 171 raumfordernden Prozessen der hinteren Schädelgrube

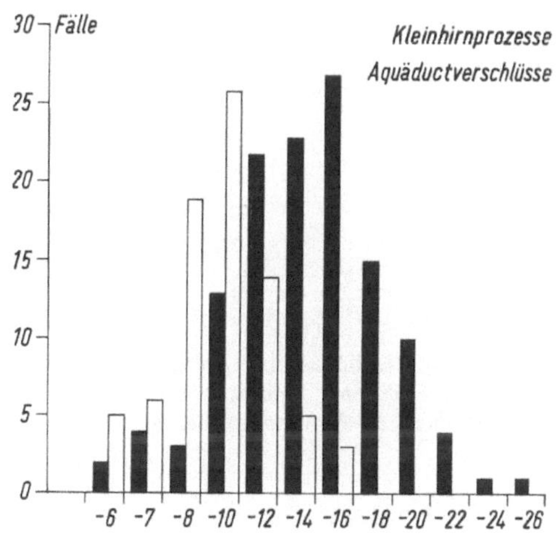

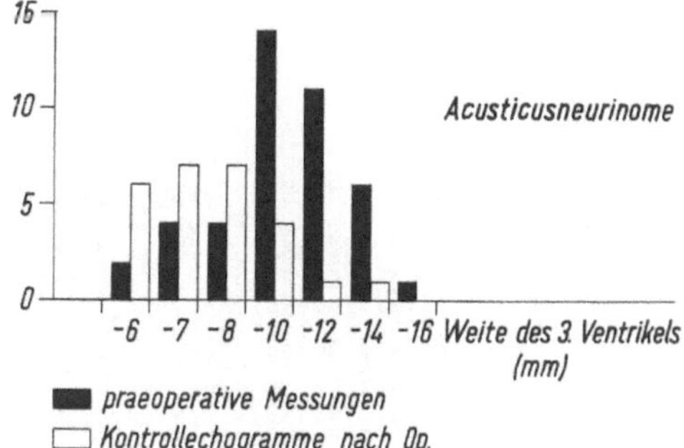

Abb. 98. Häufigkeit und Ausmaß der Erweiterung des 3. Ventrikels bei raumfordernden Prozessen im Bereich der hinteren Schädelgrube (prä- und postoperative Messungen)

Zisterne und bei Arachnoidalsarkomen- bzw. -sarkomatosen meist nur eine leichte Erweiterung des 3. Ventrikels festgestellt werden konnte (9,7 mm).

Die echo-encephalographisch ermittelten Ventrikelweiten stellen Meßwerte an Lebenden dar, ohne daß ein Kontrastmittel in die Liquorräume eingebracht wurde. Sie sind auch nicht durch die Aufnahmetechnik verzeichnet oder vergrößert. Die hohe Zuverlässigkeit dieser Befunde ließ sich bei einer Vergleichsstudie zwischen Ultraschallmessung und pneumencephalographischer Messung bei 56 Patienten mit Kleinhirntumor zeigen. In allen Fällen schien der

Tabelle 12. *Echo-encephalographische Befunde bei 171 raumfordernden Prozessen im Bereich der hinteren Schädelgrube*

Diagnose	Anzahl der Patienten	der Mittelstrukturen		des 3. Ventrikels		des Temporalhorns	durchschnittliche Weite des 3. Ventrikels mm
		normal	verlagert	normal	erweitert		
Kleinhirntumor (68)							(14,4)
Spongioblastom	16	16	—	—	16	14	15,3
Medulloblastom	28	28	—	—	28	20	14,8
Ependymom	15	15	—	—	15	12	14,0
Sonstige	9	9	—	—	9	6	13,9
Meningiom d. hint. Schädelgrube	9	7	1	2	6	4	11,0
Kleinhirnmetastase	9	7	2	—	9	6	11,6
Kleinhirnabsceß	4	4	—	1	3	2	12,5
Acusticusneurinom	45	42	2	6	36	22	10,0
Tumor d. caudalen Hirnstamms	7	7	—	1	6	4	11,1
chron. Aquaeductverschluß	20	20	—	—	20	18	17,1
Arachnitis	9	9	—	2	7	7	9,7
Total	171	164	5	12	155	115	
Prozent	100	95,9	2,9	7,0	90,6	67,2	

3. Ventrikel im Luftbild deutlich größer, als es dem echo-encephalographischen Befund entsprach. Die Vergrößerung kommt durch die Divergenz der Röntgenstrahlen zustande und hängt vom Film-Focus-Abstand ab. Bei der üblichen Aufnahmetechnik beträgt sie bis zu 40%

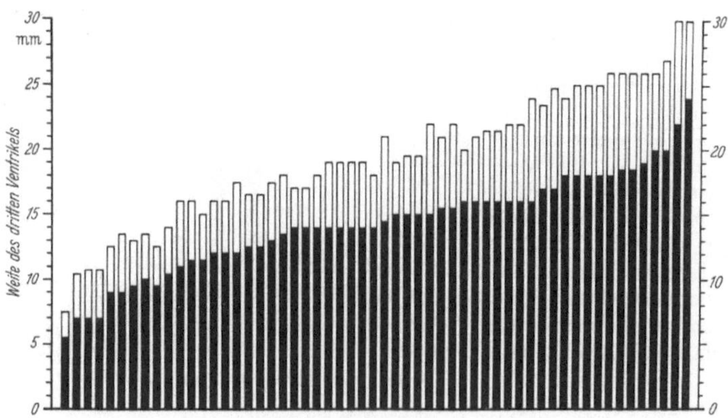

Abb. 99. Vergleich zwischen der Weite des 3. Ventrikels im Echogramm (schwarze Säule) und im Luftbild (gesamte Säule) bei 56 Fällen. Infolge der Divergenz der Röntgenstrahlen liegt der pneumencephalographisch bestimmte Wert bis zu 40 Prozent höher

(s. Abb. 99). Unter Berücksichtigung dieser Tatsache ergab sich zwischen den beiden Verfahren eine völlige Übereinstimmung. Hinzuzufügen ist hierbei noch, daß die echo-encephalographische Messung in den meisten Fällen 1—2 Tage vor der Ventrikulographie stattfand, so daß in der Zwischenzeit sicher keine größeren Veränderungen der Ventrikelweite aufgetreten sein dürften.

Zur Sicherung der echo-encephalographischen Diagnose eines Hydrocephalus internus können auch noch die vom Temporalhorn hervorgerufenen Reflexionen herangezogen werden. Auf die hierzu erforderliche Untersuchungstechnik wurde bereits ausführlich eingegangen. Abb. 100 zeigt die beiden Ableitungen bei einem 10jähr. Jungen mit Ependymom des Kleinhirns. Die obere Kurve demonstriert das Doppelecho des 3. Ventrikels. Im Fernbereich dieses Echogramms erkennt man bereits vor dem Endecho eine kleine Auslenkung des Kathodenstrahls, die von der Außenwand des Temporalhorns stammt. Die untere Kurve wurde beim

gleichen Patienten mit etwas nach basal geneigtem Prüfkopf, der ebenfalls in der linken Schläfengegend angesetzt war, erhalten. Dabei stellten sich hohe Reflexionen von beiden Wänden des erweiterten Unterhorns dar. Schon aus der Lage des *Temporalhornaußenwandechos,* das wegen des Hohlspiegeleffekts meist die größere Amplitude besitzt, können sichere Rückschlüsse auf das Ausmaß eines Hydrocephalus internus erfolgen, selbst wenn die Darstellung des Doppelechos von den Wänden des 3. Ventrikels aus irgendwelchen Gründen nicht gelingt (vgl. Tumoren des oralen Hirnstammes).

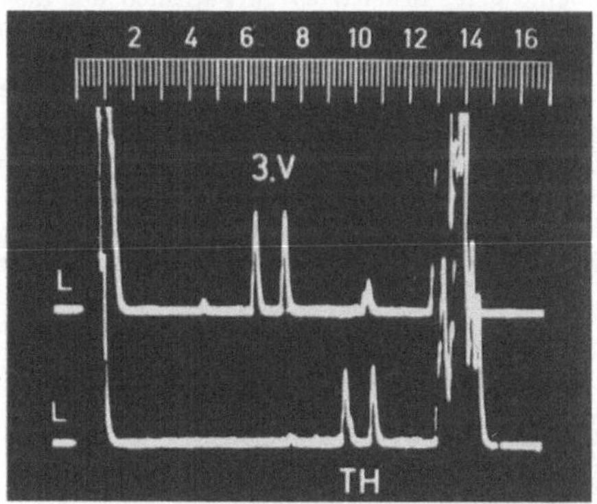

Abb. 100. Echo-Encephalogramme eines 10jährigen Jungen mit Ependymom des Kleinhirns. Sonstige Angaben s. Text. Pat. A. H., Echo-Nr. 1153/64

Wie bereits im allgemeinen Teil beschrieben, hat das Temporalhornaußenwandecho beim Gesunden eine sehr geringe Echohöhe, so daß es in vielen Fällen nicht sicher zu identifizieren ist. Es findet sich normalerweise etwa auf halbem Wege zwischen Mittel- und Endecho. Bei zunehmender Ventrikelerweiterung werden jedoch die Reflexionsbedingungen durch Vergrößerung der reflektierenden Grenzfläche immer günstiger, so daß es keine Schwierigkeiten bereitet, die Unterhornreflexion aufzufangen. Die Amplitude dieses Echos kann ge-

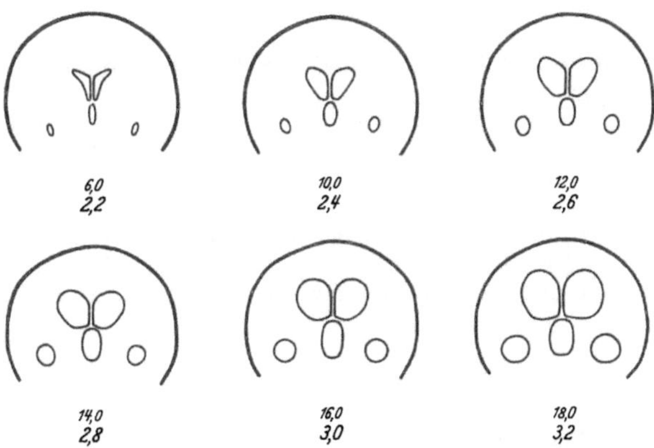

Abb. 101. Schematische Darstellung der Ventrikelweite bei verschiedenen Werten des Hirnmantelindex (große Zahlen). Die kleinen Zahlen zeigen die Weite der 3. Hirnkammer in mm an

legentlich sogar diejenige des M-Echos übersteigen. Mit zunehmendem Hydrocephalus verschiebt sich die Position des Temporalhornaußenwandechos in Richtung Endecho.

Um die Lage des Temporalhornechos als Maßstab für eine allgemeine Ventrikelerweiterung ansehen zu können, mußte geklärt werden, ob bei einem Hydrocephalus internus tatsächlich auch immer eine Erweiterung des Unterhorns vorliegt. Durch Auswertung von über einhundert Ventrikulogrammen kamen wir zu dem Ergebnis, daß die Erweiterung des Temporalhorns im wesentlichen mit der Dilatation der übrigen Hirnkammerabschnitte konform geht, wenn sie auch seltener ein derartiges Ausmaß wie die Erweiterung der Seitenventrikel im Vorderhorn- und Cella-media-Bereich annimmt. Dies gilt vor allem für das Anfangsstadium eines Okklusionshydrocephalus.

In der Übersichtstabelle der echo-encephalographischen Befunde bei raumfordernden Prozessen der hinteren Schädelgrube fällt auf, daß die Messung des Temporalhorns nur 115mal bei 171 Patienten durchgeführt wurde (=67,2%). Diese relativ niedrige Quote rührt daher, daß wir in der ersten Zeit unserer echo-encephalographischen Untersuchungen unser Hauptaugenmerk auf die Messung des Mittelechos und des 3. Ventrikels richteten. Erst später fiel uns die Konstanz dieser zusätzlichen Reflexion bei Vorliegen eines Hydrocephalus auf, und diese wurde dann routinemäßig registriert. So konnte unter den letzten 96 Patienten mit tumorbedingter Ventrikelerweiterung die Position des Temporalhornaußenwandechos in allen Fällen bestimmt werden.

Um die Auswertung der Echo-Encephalogramme bei Vorliegen eines Hydrocephalus zu vereinfachen, wurde ein echo-encephalographischer Hirnmantelindex (HMI) angegeben (SCHIEFER, KAZNER, KUNZE, 1965). Die Berechnung ist bereits oben beschrieben und in Abb. 59 schematisch dargestellt. Beim Gesunden liegt dieser Index bei 2,0 bis 2,2. Bei den durch Kleinhirntumoren hervorgerufenen Ventrikelerweiterungen findet sich meist ein Hirnmantelindex von 2,6 bis 3,2 (vgl. hierzu die schematische Darstellung in Abb. 101). Höhere Werte sind selten und werden fast nur bei kleinen Kindern und Patienten mit Aquaeductverschlüssen beobachtet.

Der Hirnmantelindex gibt auch ein viel sichereres Maß für den Grad einer Ventrikelerweiterung als die einfache Messung der Weite des 3. Ventrikels. Dies gilt besonders für kleinere Kinder. Wie Abb. 102 zeigt, besteht im Bereich zwischen einem HMI von 2,0 bis hinauf zu 3,4 eine deutliche Gleichläufigkeit der Meßergebnisse von 3. Ventrikel und Hirnmantelindex. Jenseits dieser Marke ergeben sich aber erhebliche Streuungen. Sie sind dadurch bedingt, daß bei Kindern mit einem Kopfdurchmesser von 13,0 cm und

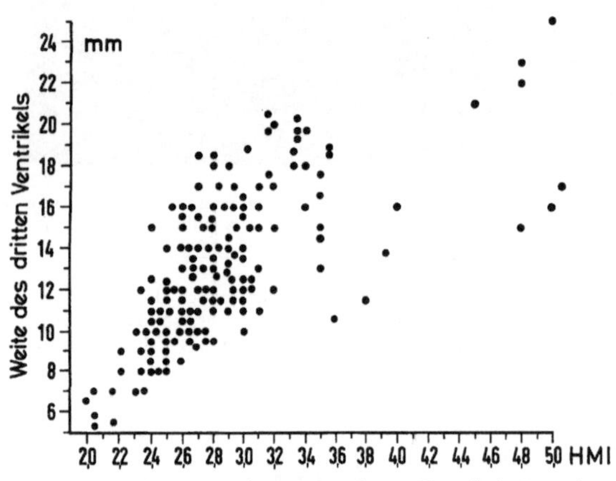

Abb. 102. Beziehung zwischen Weite des 3. Ventrikels im Echogramm und Hirnmantelindex (163 Messungen)

weniger eine bestimmte Weite des 3. Ventrikels mit einem stärkeren Hydrocephalus internus vergesellschaftet ist als beim Erwachsenen. Wir setzen ja im allgemeinen die Breite des 3. Ventrikels nicht in Beziehung zum Kopfdurchmesser. Diesen Fehler gleicht der echo-encephalographische Hirnmantelindex aus. Die Abb. 102 zugrunde liegenden Meßergebnisse wurden bei 96 Patienten in 163 prä- und postoperativen Echo-Encephalogrammen ermittelt.

Kasuistik

Der Wert der Echo-Encephalographie bei Vorliegen eines raumfordernden Prozesses im Bereich der hinteren Schädelgrube soll im folgenden durch einige Krankheitsberichte erläutert werden.

Fall 7: Carmela B., 30 J., Echo-Nr. 28/63. Angeblich früher nie ernstlich krank gewesen. Am 7. 1. 1963 normale Geburt eines gesunden Kindes. Nach komplikationslosem Wochenbett Entlassung nach Hause. Drei Tage später anfallsweise heftigste Kopfschmerzen, besonders im Bereich des Hinterkopfes. Befund bei Krankenhausaufnahme am 25. 1. 1963: angedeutete Nackensteifigkeit, Abducensparese links, keine eindeutigen Koordinationsstörungen, am Augenhintergrund beiderseits Stauungspapille von 2 bis 3 dptr. mit frischen Blutungen. Im Liquor 39/3 Zellen. Gesamteiweiß 1,0 E nach Kafka, leichte Xanthochromie. Auf Grund der Vorgeschichte und des Liquorbefundes wurde zunächst an eine postpartale Hirnvenenthrombose gedacht. Bei der Echo-Encephalographie fand sich jedoch ein gedoppeltes Mittelecho mit einem Abstand der beiden Reflexionen von 14,0 mm (siehe Abb. 103 b). Einen derartigen Befund hatten wir bis dahin weder selbst gesehen, noch war in der echo-encephalographischen Literatur eine solche Beobachtung mitgeteilt worden. Wir vermuteten, daß die beiden Reflexionen von den Wänden eines erweiterten 3. Ventrikels stammen könnten und nahmen einen Okklusionshydrocephalus an. Es wurde daher eine operative Ventrikulographie durchgeführt, die diese Vermutung bestätigte (s. Abb. 103). Die Verlagerung des Aquaeductes nach vorne sprach für einen raumfordernden Prozeß der hinteren Schädelgrube. Bei der Operation am 15. 2. 1963 konnte ein cystisches Angioblastom im Bereich des Kleinhirnwurmes exstirpiert werden. Der Heilverlauf war ohne Besonderheiten.

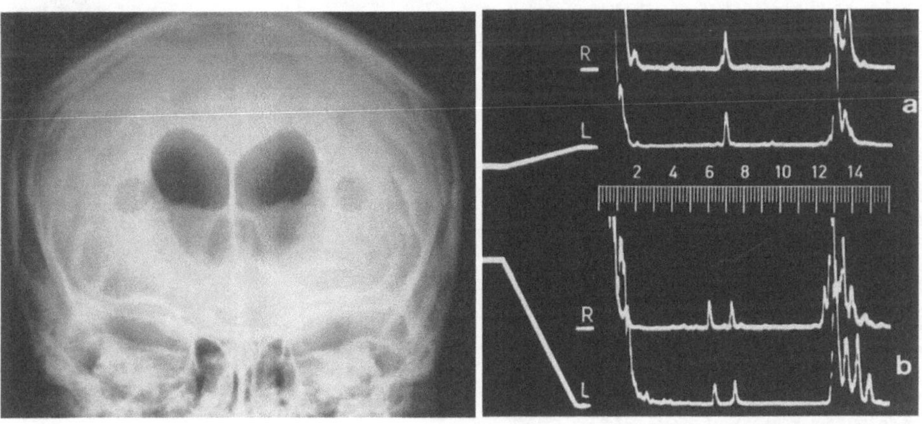

Abb. 103. Echo-Encepholagramme und Ventrikulogramm einer 30jährigen Frau mit Kleinhirnangioblastom. a) normales Mittelecho bei hoch-temporalem Prüfkopfansatz; b) Doppelecho von den Wänden des erweiterten 3. Ventrikels. Pat. C. B., Echo-Nr. 28/63

Fall 8: Klaus L., 9 Jahre, Echo-Nr. 1977/65. Seit 4 Wochen Erbrechen. Wenige Tage vor der Klinikaufnahme Nackenkopfschmerzen und eigenartige Kopfschiefhaltung. Neurologischer Befund am Aufnahmetag (24. 11. 1965) regelrecht, Augenhintergrund ohne Stauungszeichen. Im Echo-Encephalogramm (Abb. 104 a bis c) Mittelstrukturen an normaler Stelle. Doppelecho von den Wänden des auf 15,0 mm erweiterten 3. Ventrikels. Hohe Reflexionen von der in Richtung Endecho verlagerten Temporalhornaußenwand bei Beschallung von rechts und von links. Aus der Position des Temporalhornechos errechnet sich ein Hirnmantelindex von 2,72, der einen deutlichen Hydrocephalus internus anzeigt. Bestätigung des echo-encephalographischen Befundes durch operative Ventrikulographie, die für einen Kleinhirntumor spricht (Abb. 104 d). Bei der anschließenden Operation (26. 11. 1966) wird ein Medulloblastom aus der linken Kleinhirnhemisphäre exstirpiert.

Fall 9: Ida Sch., 59 Jahre, Echo-Nr. 2046/66. Die Patientin wurde am 4. 1. 1966 wegen Gangunsicherheit und zeitweisem Erbrechen in der Klinik aufgenommen. Die neurologische Untersuchung ergab einen nur zeitweise vorhandenen, nach rechts gerichteten Spontannystagmus, Schwerhörigkeit links, eine leichte Gangataxie und angedeutete Dysdiadochokinese beiderseits. Eine Stauungspapille bestand nicht. Im Echo-Encephalogramm fand sich aber eine erhebliche Erweiterung des Ventrikelsystems (s. Abb. 105 rechts), die am Vorliegen eines raumfordernden Prozesses im Bereich der hinteren Schädelgrube keinen Zweifel mehr ließ. Die daraufhin durchgeführte Vertebralisangiographie zeigte ein Angioblastom in der linken Kleinhirnhemisphäre (s. Abb. 105 links).

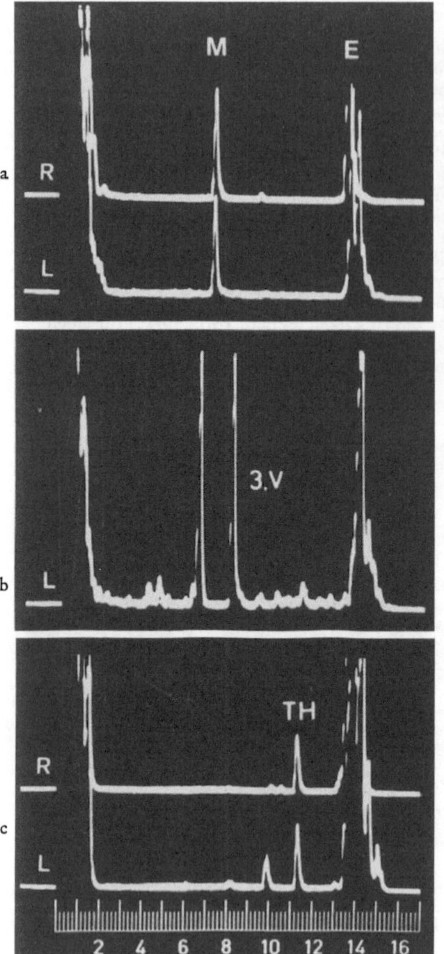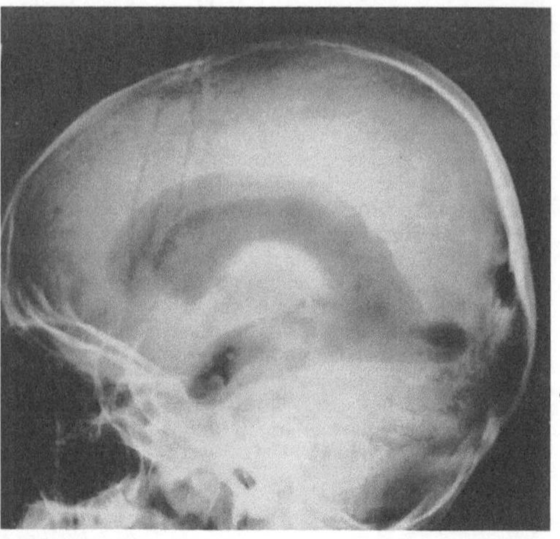

Abb. 104. Echogramme und Ventrikulogramme eines 9jährigen Jungen mit Medulloblastom in der linken Kleinhirnhemisphäre. a) normales Mittelecho, b) abnormes Doppelecho von den Wänden des auf 15 mm erweiterten 3. Ventrikels (3. V), c) aus der Position des Temporalhornechos errechnet sich ein echo-encephalographischer Hirnmantelindex von 2,72, d) Ventrikulogramm des gleichen Patienten mit typischer Abknickung und Verlagerung des Aquaeducts nach vorne. Pat. K. L., Echo-Nr. 1977/65

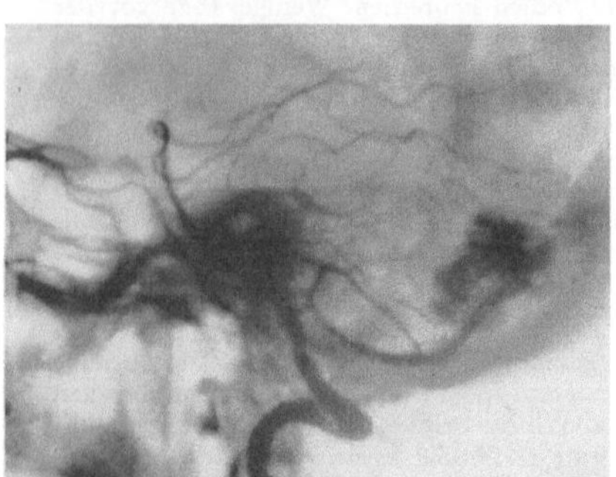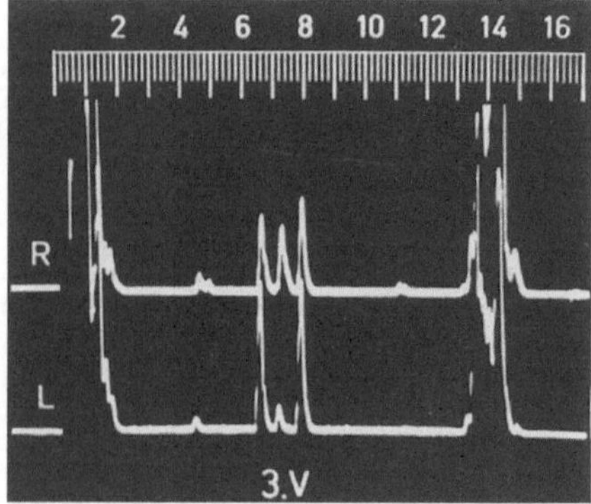

Abb. 105. Echogramm mit erweitertem 3. Ventrikel (15 mm Durchmesser) und Vertebralisangiogramm bei einer 59jährigen Frau mit Angioblastom. Pat. I. Sch., Echo-Nr. 2046/66

Postoperative Untersuchungen

In der postoperativen Phase bietet die Echo-Encephalographie *erstmalig die Möglichkeit, zu jedem Zeitpunkt nach einem Eingriff im Bereich der hinteren Schädelgrube die Weite des Ventrikelsystems zu kontrollieren.* Bei 104 derartigen Patienten wurden postoperative Ultraschalluntersuchungen vorgenommen. Bei einem Teil der Kranken kontrollierten wir vom ersten Tage an in Zeitabständen von 24 bis 48 Std den echo-encephalographischen Befund. Im übrigen wurden echo-encephalographische Nachuntersuchungen zwischen 4 Wochen und 6 Jahren nach dem operativen Eingriff durchgeführt. Bei 91 dieser Patienten verfügen wir über einen präoperativen Ultraschallbefund, so daß die Veränderungen des Ventrikelsystems nach der Tumorexstirpation im Echo-Encephalogramm erfaßt und verglichen werden konnten.

Die dabei erzielten Resultate waren überraschend. In der Literatur wurde bisher nur vereinzelt über den Rückgang einer Ventrikelerweiterung berichtet, meistens handelte es sich um Kontrolluntersuchungen nach Torkildsendrainage (TORKILDSEN, 1941, 1960; TÖNNIS, 1948; FINCHER, STREWLER und SWANSON, 1948; PIA, 1953; LANG und PIA, 1961; VOGELSANG, 1964). Die frühesten Nachuntersuchungen erfolgten jedoch erst 1 bis 3 Monate nach Wiederherstellung der Liquorpassage. Bei den meisten Kontrollen lag die Operation noch wesentlich länger zurück. Genaue Aussagen über den Verlauf der Rückbildung in einem bestimmten Zeitraum gab es bisher nicht.

Als Maßstab für den Rückgang einer Ventrikelerweiterung hat sich die Messung der Weite des 3. Ventrikels bewährt. Abb. 106 gibt zwei charakteristische Verlaufskurven wäh-

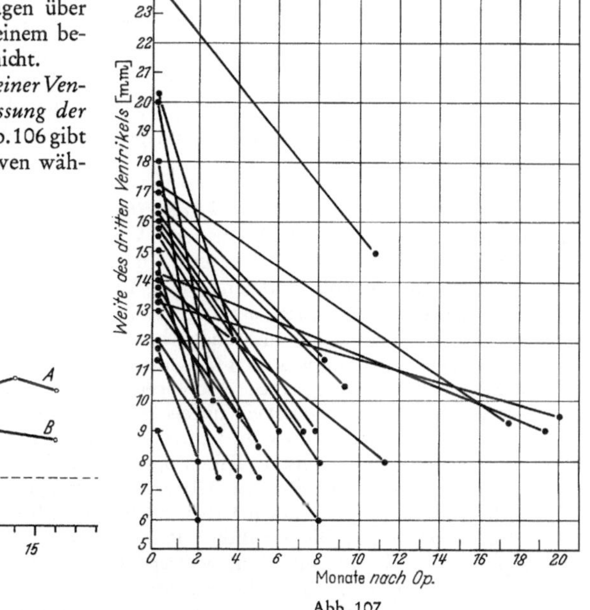

Abb. 106   Abb. 107

Abb. 106. Echo-encephalographische Rückbildungskontrollen der Weite des 3. Ventrikels in den beiden ersten Wochen nach der Operation: A. chronisch-entzündlicher Aquaeductverschluß (Pat. D. K., 36 J., Echo-Nr. 1747/1—10/65); B. Kleinhirntumor (Pat. K. G., 37 J., Echo-Nr. 1721/1—8/65)

Abb. 107. Rückgang der Erweiterung des 3. Ventrikels im Echo-Encephalogramm 2 bis 20 Monate nach Operation eines Kleinhirntumors. 23 Beobachtungen

rend der beiden ersten Wochen nach Entfernung eines Kleinhirntumors bzw. nach Anlegen einer Torkildsendrainage bei Aquaeductverschluß wieder. Es ist bemerkenswert, in welchem Ausmaß sich schon innerhalb von 72 Std der Hydrocephalus verringert, bzw. der 3. Ventrikel verschmälert. Gleichartige Beobachtungen wurden inzwischen auch von ULBRICHT und DE SEIXAS (1966, 1967) und GELETNEKY (1967) mitgeteilt. Die Abhängigkeit der Weite des

3. Ventrikels vom Liquordruck ließ sich auch bei ausgiebigen Lumbalpunktionen zeigen. So konnte in mehreren Fällen nach Ablassen von 50—70 cm³ Liquor eine Verschmälerung des 3. Ventrikels um 1 bis 2, in einem Falle sogar um 3,0 mm beobachtet werden.

Bei 23 Patienten wurden Vergleichsuntersuchungen nach Kleinhirntumorexstirpation über längere Zeiträume durchgeführt. Wie aus Abb. 107 zu ersehen ist, war bei allen diesen Patienten ein deutlicher, wenn auch oft unterschiedlicher Rückgang der Weite des 3. Ventrikels im Echogramm zu registrieren. Er betrug im Durchschnitt fast 6,0 mm. Die Beobachtungszeiträume schwankten bei dieser Gruppe zwischen 2 und 20 Monaten. In dieser schematischen Darstellung wurden die Ausgangswerte mit den Kontrollergebnissen durch eine gerade Linie verbunden, was natürlich nicht einem linear verlaufenden Rückgang der Ventrikelerweiterung entsprechen soll.

In der Zwischenzeit wurde die Anzahl der nachuntersuchten Patienten so groß, daß Verlaufskurven der Weite des 3. Ventrikels nach Exstirpation eines Kleinhirntumors, bzw. eines Acusticusneurinoms über einen Zeitraum von 5 Jahren ermittelt werden konnten. Die Berechnung der beiden Kurven in Abb. 108 wurde anhand von 322 Einzelmessungen vorgenommen. Daraus läßt sich entnehmen, *daß nach einem halben Jahr in der Regel der Rückgang der Ventrikelerweiterung bereits fast zum Stillstand gekommen ist.* Bis zu diesem Zeitpunkt hat die Weite des 3. Ventrikels bei Kleinhirntumoren durchschnittlich um 5,5 mm, bei Acusticusneurinomen um 2,7 mm abgenommen. In den folgenden Jahren ließ sich nur noch ein weiterer Rückgang um 0,8 bzw. 0,3 mm registrieren. Mit den bisherigen Untersuchungsmethoden waren derartige Einblicke in das Verhalten des komprimierten Gehirns nach Druckentlastung nicht möglich.

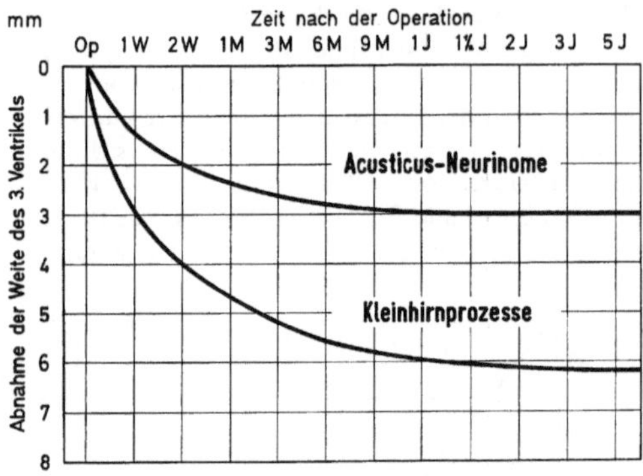

Abb. 108. Rückgang der Ventrikelerweiterung nach Tumorexstirpation. Mittelwertskurve aus 322 echo-encephalographischen Verlaufskontrollen

Abb. 98 zeigt die postoperativen Meßergebnisse des 3. Ventrikels bei 104 Patienten. Beim Vergleich mit den präoperativen echo-encephalographischen Resultaten ist eine deutliche Linksverschiebung des Häufigkeitsgipfels zu verzeichnen. Insgesamt 24 Patienten hatten jetzt einen normal weiten 3. Ventrikel. Bei 13 Patienten, die vor Einführung der Echo-Encephalographie in unserer Klinik operiert wurden, haben wir 3 bis 6 Jahre nach Entfernung einer Kleinhirngeschwulst Ultraschallmessungen vorgenommen. Die Weite der 3. Hirnkammer betrug bei diesen Fällen 8,0 mm im Mittel und lag damit nur geringfügig über dem Normalwert. Die kindlichen Patienten dieser Gruppe hatten sich im Laufe der Jahre praktisch völlig normalisiert, während bei den Erwachsenen der 3. Ventrikel meist einen Wert von 10,0 mm nicht mehr unterschritt.

An Hand des hier bearbeiteten Krankengutes läßt sich sagen, daß für das Ausmaß und die Schnelligkeit der postoperativen Ventrikelverkleinerung sowohl Länge der Anamnese, Alter des Patienten, als auch die Größe des Hydrocephalus von Bedeutung sind. So bildet sich beispielsweise eine kurzzeitig bestehende Ventrikelerweiterung bei Kindern oder jugendlichen Patienten oft bereits innerhalb weniger Monate zurück.

Abb. 109. Rückbildungskontrolle der Ventrikelerweiterung bei einem Kleinkind nach Exstirpation eines Medulloblastoms. Weite des 3. Ventrikels vor der Operation — entsprechend dem Luftbild (oben) — 17,0 mm(a), nach 3 Monaten 12,0 mm (b) und nach 6 Monaten 7,0 mm (c). Pat. G. A., 4 J., Echo-Nr. 1385/1/4/5/64

Abb. 110. Erkennung einer erneuten Liquorpassagebehinderung mit Hilfe der Echo-Encephalographie. Weitere Angaben s. Text. Pat. A. L., 44 J., Echo-Nr. 1143/64

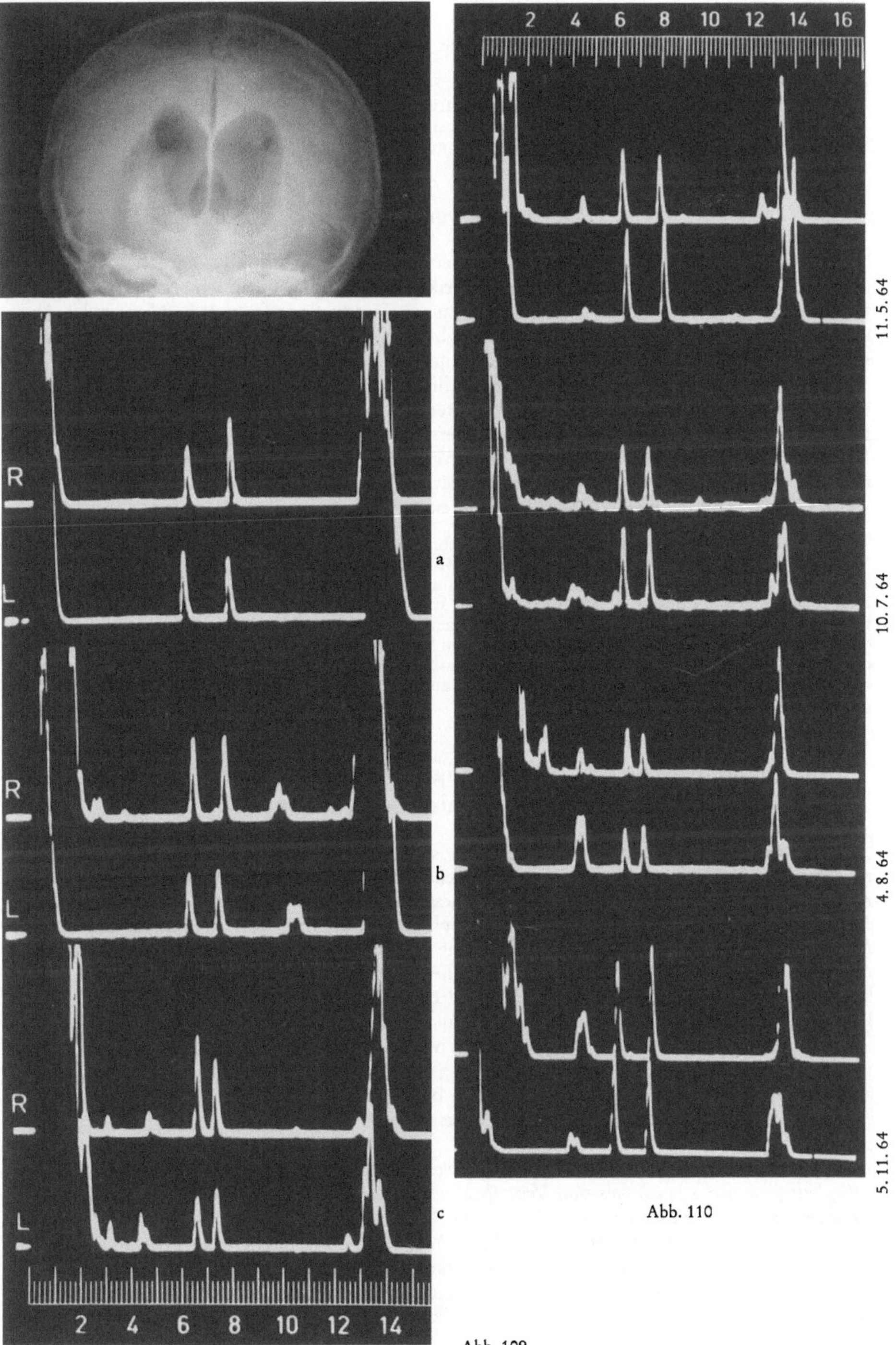

Abb. 109

Abb. 110

Ein Beispiel hierzu gibt Abb. 109. Es handelt sich um einen Jungen von 4 Jahren mit einem Medulloblastom am Ausgang des 4. Ventrikels. Im Ultraschallbild fand sich bei der Aufnahme ein Doppelecho des 3. Ventrikels im Abstand von 17,0 mm (oberes Kurvenpaar). Die Erweiterung der 3. Hirnkammer bestätigte sich bei der Ventrikulographie. Drei Monate nach der Operation hatte das Doppelecho des 3. Ventrikels nur noch einen Abstand von 12,0 mm (mittleres Kurvenpaar), nach 6 Monaten war die Breite des 3. Ventrikels sogar auf 7,0 mm zurückgegangen (unteres Kurvenpaar).

Erkennung von Rezidiven

Ebenso wie eine Abnahme der Ventrikelerweiterung läßt sich echo-encephalographisch auch eine erneute Größenzunahme des Ventrikelsystems ohne besondere Belästigung oder Gefährdung des Patienten schon in der ambulanten Sprechstunde feststellen. Nimmt der Abstand des Doppelechos des 3. Ventrikels nach vorübergehendem Rückgang wieder zu, so weist dies auf eine erneute Beeinträchtigung der Liquorpassage hin. Tumorrezidive oder sonstige Abflußbehinderungen durch chronisch-entzündliche Vorgänge können auf diese Weise rasch erkannt werden. Bisher haben wir bei Patienten, an denen ein Eingriff im Bereich der hinteren Schädelgrube erfolgt war, 7mal eine erneute Erweiterung des Ventrikelsystems im Echogramm beobachtet. In 3 Fällen wurde vor einem erneuten operativen Eingriff das Resultat ventrikulographisch kontrolliert und bestätigt, in den restlichen 4 Fällen konnte ohne weitere Diagnostik die zweite Operation vorgenommen werden.

Abb. 110 zeigt den echo-encephalographisch kontrollierten Verlauf bei einem 44jähr. Mann mit Verschlußhydrocephalus durch Cysticerkose des 4. Ventrikels. Bei der präoperativen Messung am 11. 5. 1964 fand sich ein Doppelecho des 3. Ventrikels im Abstand von 15,0 mm. Bei postoperativen Kontrollen am 10. 7. und 4. 8. 1964 ließ sich ein fortlaufender Rückgang der Ventrikelerweiterung bis auf 8,0 mm Querdurchmesser der 3. Hirnkammer nachweisen. Mit Wiederauftreten von Hirndruckzeichen Anfang November 1964 wurde auch im Echo-Encephalogramm ein entsprechender Befund erhoben. Die Weite des 3. Ventrikels war wieder auf 15,0 mm angestiegen. Als Ursache fand sich bei der Reoperation eine Ependymitis granularis, die zu einem Verschluß am Ausgang des 4. Ventrikels geführt hatte.

6. Zusammenfassende Besprechung der echo-encephalographischen Untersuchungsergebnisse bei Hirntumoren

Ein pathologisches Echo-Encephalogramm ist bei Vorliegen eines Hirntumors nur dann zu erwarten, wenn dieser in dem vom Ultraschallstrahlenbündel erfaßten Bereich Veränderungen hervorruft, die sich auch echo-encephalographisch nachweisen lassen. Würden sich die Aussagemöglichkeiten der Echo-Encephalographie ausschließlich auf die Feststellung einer *Mittellinienverschiebung* erstrecken, so wäre eine erfolgversprechende Anwendung des Verfahrens praktisch auf die Prozesse der Großhirnhemisphären beschränkt (s. Abb. 111). Leider begnügen sich viele Untersucher mit der Mittelechobestimmung und kommen dann verständlicherweise zu etwas enttäuschenden Resultaten.

Auch am eigenen Krankengut von 630 Hirntumoren und -abscessen fand sich tatsächlich nur in 351 Fällen, d. h. 55,7%, eine Verlagerung des Mittelechos. Eine solche Verlagerung war aber auf Grund des pathologisch-anatomischen Befundes in den übrigen Fällen auch gar nicht zu erwarten, da diese Geschwülste nicht zu einer Seitenverschiebung der Mittelstrukturen geführt hatten.

Eine entscheidende Verbesserung der Anwendungsmöglichkeiten brachte erst der echo-encephalographische Nachweis von Ventrikelerweiterungen. Damit lassen sich auch Hinweise auf einen raumfordernden Prozeß der hinteren Schädelgrube und einen Teil der Geschwülste des oralen Hirnstammes gewinnen (s. Abb. 111). Der Anteil pathologischer Echo-Encephalogramme erhöht sich hierdurch am eigenen Krankengut auf 84,6%. Der Nachweis von *Tumorreflexionen* führt nicht zu einer wesentlichen Verbesserung dieser Quote, da meistens gleichzeitig eine Mittellinienverschiebung oder Ventrikelerweiterung vorliegt.

Bei Berücksichtigung von 16 fehlerhaften Interpretationen des Ultraschallbildes (2,5%) verbleiben im eigenen Krankengut von 630 Hirntumoren 81 Fälle (12,9%), die ein völlig normales Echo-Encephalogramm boten. Es handelt sich hierbei vorwiegend um Hypophysenadenome, Acusticusneurinome und kleinere Gliome im Frontal- und Mantelkantenbereich. Während die beiden erstgenannten Tumorgruppen bei der Bewertung der Echo-Encephalographie als Suchmethode außer acht gelassen werden können, da sie meist schon auf Grund des neurologischen Befundes zu diagnostizieren sind, stellt ein Teil der frontalen und parasagittalen Gliome das eigentliche Problem dar. Hier war aber auch vielfach das Angiogramm negativ, und erst die Pneumencephalographie ermöglichte die richtige Diagnose. Wollte man in diesen Fällen das normale, den tatsächlichen Verhältnissen im Untersuchungsbereich entsprechende Echo-Encephalogramm als Mißerfolg der Methode ansehen, so wäre dies eine *Verkennung der Möglichkeiten und Grenzen des Verfahrens.*

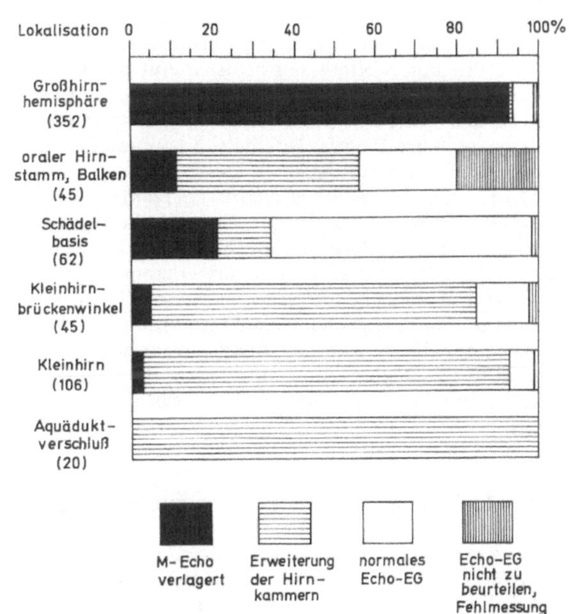

Abb. 111. Echo-encephalographische Befunde bei 630 Hirntumoren. Weitere Angaben im Text

Es muß hier mit aller Deutlichkeit herausgestellt werden, daß die Echo-Encephalographie keine Untersuchung zum sicheren Ausschluß eines Tumors ist. Nur der *positive* Nachweis pathologischer Veränderungen gibt den entscheidenden Beitrag zur Erkennung des vorliegenden Krankheitsbildes. Dies trifft ebenso aber auch für die anderen technischen Hilfsuntersuchungen zu, die oft nur in einem Zusammenspiel die endgültige Diagnose ermöglichen.

C. Das Echo-Encephalogramm bei Schädel-Hirnverletzungen

Durch die erhebliche Zunahme der Straßenverkehrsunfälle in den letzten Jahren steigt der Anteil der Schädel-Hirnverletzungen am Gesamtkrankengut chirurgischer und neurochirurgischer Kliniken immer mehr an. Neben einfachen Schädelfrakturen und Gehirnerschütterungen, die nur einen relativ geringen diagnostischen Aufwand erfordern, sind es vor allem die posttraumatischen intrakraniellen Blutungen und die durch Kontusion hervorgerufenen Schwellungszustände, deren rechtzeitige Erkennung oft auch dem Erfahrenen große Schwierigkeiten bereitet. TÖNNIS, FROWEIN und EULER (1963) konnten an einem großen Krankengut feststellen, daß mit den gewöhnlichen klinischen Untersuchungsmethoden, d. h. ohne Anwendung der Kontrastmittelverfahren, bei zwei Drittel aller hämatomverdächtigen Fälle eine Blutung weder zu sichern noch auszuschließen war. Die Carotisangiographie wird daher von vielen Autoren in derartigen Fällen als unerläßlich angesehen, wenn man sich nicht zu einer Probetrepanation oder Bohrlöchern entschließen will. An zahlreichen Krankenhäusern besteht jedoch keine Möglichkeit zur Gefäßdarstellung, und das Verfahren der Probetrepanation kann auf die Dauer nicht zu befriedigenden Ergebnissen führen, da zahlreiche Hämatome atypisch lokalisiert sind und Hirnkontusionen das Bild einer raumfordernden Blutung vortäuschen können. Es wird daher oft ein Transport von Schädel-Hirnverletzten über größere Entfernungen in ein Spezialkrankenhaus erforderlich. Durch diesen Zeitverlust verschlechtert sich aber die Prognose vielfach entscheidend. Auf der Suche nach einer Vereinfachung und Verbesserung der Diagnostik der raumfordernden Blutungen nach Schädeltrauma entwickelte LEKSELL die „Echo-Encephalographie", und seine erste Veröffentlichung über diese neue Methode im Jahre 1955/56 befaßte sich hauptsächlich mit der Erkennung posttraumatischer Hämatome durch Ultraschall.

Heute stellen die *Schädel-Hirnverletzungen das Hauptindikationsgebiet der Echo-Encephalographie dar*, da sich mit diesem Verfahren innerhalb weniger Minuten die Lage der Mittelstrukturen des Gehirns feststellen läßt und durch raumfordernde Blutungen hervorgerufene Massenverschiebungen sofort erkannt werden können. Darüber hinaus gelingt es durch Registrierung besonderer Reflexionen (Hämatomecho) häufig, sowohl Art als auch Lokalisation und Ausdehnung eines intrakraniellen Hämatoms ohne weiteren diagnostischen Aufwand zu klären (KAZNER, KUNZE, SCHIEFER, 1965). Im folgenden Abschnitt sollen die diagnostischen Möglichkeiten, aber auch die Grenzen der Echo-Encephalographie beim Schädel-Hirntrauma auf Grund der eigenen Erfahrungen bei 903 Patienten besprochen werden.

1. Commotio cerebri — leichte gedeckte Schädel-Hirnverletzung

Bei Patienten mit einfacher Gehirnerschütterung sind Verlagerungen der Mittelstrukturen des Gehirns nicht zu erwarten. So erreichte unter 283 Patienten unserer Serie mit Commotio cerebri die Mittelechoabweichung nur einmal den Grenzwert von 2,0 mm bei einer 41jähr. Frau (Echo-Nr. 2408/66). Auch bei mehrfachen Kontrollen konnte immer wieder diese leichte M-Echo-Verschiebung gefunden werden. Eine Verlagerung des Mittelechos um 1,5 mm stellten wir 8mal (2,8%) fest. Die durchschnittliche Abweichung des Mittelechos von der idealen Mittellinie betrug nur 0,27 mm und hatte damit nahezu den gleichen Wert wie eine Kontrollgruppe von 149 gesunden Vergleichspersonen (s. auch Tab. 6). Gelegentlich wurden

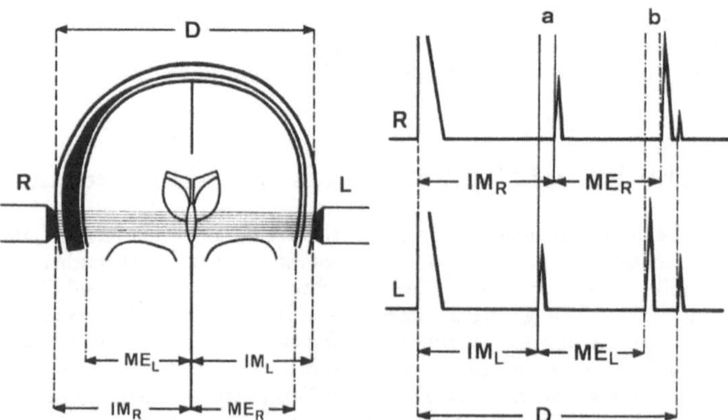

Abb. 112. Schematische Darstellung des Echo-Encephalogramms bei Vorliegen eines Kopfschwartenhämatoms. Das Mittelecho ist scheinbar verlagert. Diese Verlagerung wird durch eine gleichläufige Verlagerung des Endechos kompensiert (a=b). Die für die Beurteilung einer Massenverschiebung entscheidenden Strecken Mittelecho—Endecho (ME_R und ME_L) haben gleiche Länge. (IM=Strecke Initialecho—Mittelecho, R=Ableitung von rechts, L=von links, D=bitemporaler Kopfdurchmesser)

scheinbare Verlagerungen der Mittelstrukturen bei Kopfschwartenhämatomen im Schläfenbereich beobachtet. In diesen Fällen sieht man jedoch eine gleichläufige Verlagerung des Endechos im Echo-Encephalogramm (s. Abb. 112). Der Abstand Mittelecho—Endecho ist bei Beschallung von links und von rechts gleich, wodurch die Unterscheidung von einer echten Massenverschiebung ohne Schwierigkeiten erfolgen kann. Abb. 113 zeigt ein derartiges Echo-Encephalogramm. Nach dem Endecho erkennt man bei Beschallung von der gesunden Seite eine sich deutlich abhebende Reflexion, die das Schädelaustrittsecho darstellt. Es kommt an der Grenze Kopfhaut–Luft zustande. Das Schädelaustrittsecho ist bei gesunden Personen bzw. bei Patienten ohne Verletzung der Kopfschwarte dagegen meist nicht vom Echoendkomplex zu trennen. Auf diese Besonderheiten, die leicht zu echo-encephalographischen Fehlmessungen führen können, hat zuerst JEPPSSON (1961) hingewiesen. Eine ausführliche Besprechung haben CHADDUCK und CRUTCHFIELD (1964) diesem Problem gewidmet.

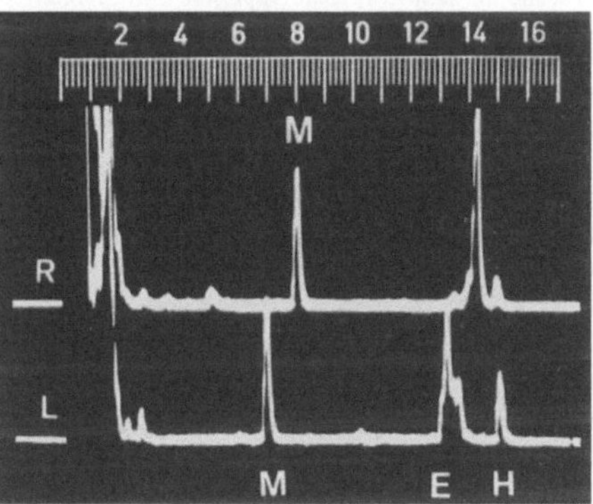

Abb. 113. Scheinbare Mittelechoverlagerung bei einem Patienten mit Kopfschwartenhämatom re. temporal. Der Abstand Mittelecho—Endecho ist bei Beschallung von beiden Seiten gleich, wodurch die Unterscheidung von einer echten Massenverschiebung erfolgen kann. Bei Beschallung von links erkennt man hinter dem Endecho eine weitere Reflexion (H), die an der verdickten Kopfschwarte zustande kommt. Patient D. R., Echo-Nr. 1782/65

Bei 240 Patienten (84,8%) mit Commotio cerebri konnte die Weite des 3. Ventrikels echo-encephalographisch bestimmt werden. Sie lag in 224 Fällen im Bereich der Norm, d. h., der Querdurchmesser des 3. Ventrikels betrug hier weniger als 7,5 mm. Bei den 16 Patienten, die eine Erweiterung des 3. Ventrikels im Echo-Encephalogramm aufwiesen, lag neben der Commotio cerebri als Ursache der Ventrikelerweiterung ein cerebraler Gefäßprozeß oder ein chronisches Anfallsleiden vor. Die Breite der 3. Hirnkammer variierte hier zwischen 7,5 und 12,0 mm.

2. Contusio cerebri — mittelschwere und schwere offene und gedeckte Schädel-Hirnverletzungen

Bei 222 Patienten mit Hirnkontusionen wurden echo-encephalographische Untersuchungen durchgeführt. In den meisten Fällen nahmen wir in den ersten Tagen nach dem Trauma mehrfach Kontrollen vor, um eine sich anbahnende Komplikation erfassen zu können. Bei 144 Verletzten blieb das Mittelecho immer im Bereich der Norm (64,9%). In 3 Fällen ließ sich kein eindeutiges Mittelecho ableiten. Hierbei lagen entweder ausgeprägte Kopfschwartenhämatome vor, so daß infolge der erhöhten Ultraschallabsorption keine ausreichenden Energiemengen mehr zum Prüfkopf zurückgelangen konnten, oder der Schädel war beiderseits so zertrümmert, daß keine Möglichkeit bestand, den Prüfkopf aufzusetzen. In einem Fall handelte es sich um eine Fehlmessung. Das Echogramm zeigte mittelständige Mittelstrukturen an, im Angiogramm fand sich aber eine Verlagerung der inneren Venen um 3 mm. Auch bei der Kontrolle war das Echogramm hier stets unauffällig. Insgesamt lag die Quote der unbefriedigenden Ergebnisse mit 4 von 222 Untersuchungen bei nur 1,8% (s. auch Tab. 13).

74 Patienten mit schweren gedeckten oder offenen Hirnverletzungen wiesen in der Phase nach dem Trauma im Echo-Encephalogramm eine Verlagerung der Mittelstrukturen um 2,0 mm und mehr auf (33,3%). Im Durchschnitt erreichte die Mittelechoverschiebung nur 3,2 mm, lag also erheblich unter dem Mittelwert bei raumfordernden Blutungen. Sofort nach dem Trauma (d. h. bei der ersten Klinikaufnahme) wurde nur in 15 Fällen, innerhalb der ersten 24 Std bei 27 Patienten eine Mittelechoverlagerung gefunden. In diesen Fällen mit Massenverschiebung bereits kurze Zeit nach dem Unfall handelte es sich fast durchwegs um

Tabelle 13. *Echo-encephalographische Untersuchungsergebnisse bei 903 Patienten mit Schädel-Hirnverletzung*

Art der Verletzung	Anzahl der Patienten	Mittelecho normal	verlagert (ab 2,0 mm)	Hämatom-Echo	3. Ventrikel weiter als 7,0 mm	Fehlmessung, Echo-EG nicht verwendbar
Commotio cerebri	283	282	—	—	16	1
Contusio cerebri	222	144	74	—	18	4
Folgezustände nach Schädel-Hirnverletzung	204	199	5	—	84	—
posttraumatische intrakranielle Hämatome (194)						
intracerebrales Hämatom	26	2	24	8	—	—
epidurales Hämatom	63	3	60	48	—	—
akutes subdurales Hämatom	64	—	63	31	—	1
einseitiges chronisches subdurales Hämatom	27	—	26	24	—	1
doppelseitiges chronisches subdurales Hämatom	14	9	5	10	1	—
Total	903	639	257	121	119	7

Patienten mit ausgedehnten Hirnzertrümmerungsherden im Bereich einer Hirnhälfte ohne zusätzliche raumfordernde Blutung. Auffallend war dabei, daß die frühzeitige Mittelechoverlagerung bei Contusio cerebri vorwiegend Kinder bis zum 10. Lebensjahr betraf. (vgl. Tab. 14).

Tabelle 14. *Verhalten des Mittelechos bei mittelschweren und schweren, offenen und gedeckten Hirnverletzungen (Contusio cerebri). Untersuchungsergebnisse bei 218 Patienten*

Mittelecho	Anzahl der Patienten in den Altersgruppen von							
	0—10	11—20	21—30	31—40	41—50	51—60	61—70	über 70 Jahre
zu keinem Zeitpunkt nach dem Trauma verlagert	32	35	30	13	11	9	10	4 (144)
bereits am Unfalltag verlagert	12	3	7	2	1	1	1	— (27)
zu einem späteren Zeitpunkt verlagert	4	8	14	12	2	2	5	— (47)
Total	48	46	51	27	14	12	16	4 (218)

In der Mehrzahl der Fälle (47 Patienten) ließ sich die Verlagerung des Mittelechos erst bei Kontrolluntersuchungen 24 oder 48 Std nach dem Trauma, nicht selten sogar erst eine Woche nach dem Unfall feststellen. Die größten zeitlichen Intervalle zwischen Trauma und erstem Auftreten einer Mittelechoverlagerung betrugen 10 (3mal), 14 (2mal) und 19 Tage (1mal). Gleichlaufend mit der Entwicklung oder Zunahme einer M-Echo-Verlagerung konnte in allen Fällen eine Verschlechterung des klinischen Zustandsbildes beobachtet werden: tiefere Bewußtlosigkeit, Zunahme oder erstes Auftreten von neurologischen Ausfallserscheinungen, Krampfanfälle.

Der *Höhepunkt der Massenverschiebung* wird nach unseren bisherigen Untersuchungsergebnissen *zwischen dem 3. und 5. Tag nach der Verletzung* erreicht. Die kontusionsbedingte Mittelechoverlagerung geht je nach Ausmaß innerhalb von 2 bis 14 Tagen wieder zurück und läßt sich durch fortlaufende echo-encephalographische Überwachung leicht kontrollieren (s. Abb. 114).

Während bei den Hämatomen meist Verlagerungen des Mittelechos um 7 bis 8 mm und mehr beobachtet werden, rufen Kontusionen und posttraumatische Gefäßverschlüsse eine so hochgradige Massenverschiebung nur selten hervor (vgl. Tab. 16). Es sollen daher kurz die Verletzungen der 4 Patienten beschrieben werden, die trotz einer M-Echo-Verschiebung um 8 bis 10 mm kein Hämatom aufwiesen.

1. A. D., 26 J., Echo-Nr. 1177/64. 10,0 mm Verlagerung bereits 2 Std nach dem Trauma. Exitus letalis innerhalb von 5 Std. Es handelte sich um eine völlige Zertrümmerung der linken Hirnhälfte bei handflächengroßer Impression des Schläfen- und Scheitelbeins.

2. H.-E. H., 13 J., Echo-Nr. 1403/64. 8,0 mm Verlagerung der Mittelstrukturen wenige Stunden nach dem Trauma. Bestätigung des Ultraschallbefundes durch Angiographie links. Exitus letalis nach 1 Std. Sektion: massive postkontusionelle Hirnschwellung mit starker Volumenzunahme der linken Hemisphäre. Dünner subduraler Blutfilm links ohne sonstige raumfordernde Blutung.

3. A. Sch., 39 J., Echo-Nr. 1870/65. 8,0 mm Verlagerung der Mittelstrukturen 8 Tage nach der Verletzung. Probetrepanation links temporal: kein Hämatom, massive Hirnschwellung. Exitus letalis 3 Tage nach Op. Sektion: Kontusion links fronto-temporal bis ins Marklager reichend mit Erweichung fast der gesamten linken Hemisphäre.

4. J. Sch., 18 J., Echo-Nr. 2335/66. 8,0 mm Verlagerung 5 Tage nach dem Trauma. Angiographie links: partieller Carotisverschluß mit Mediathrombose links, erhebliche Verlagerung. Entlastungstrepanation mit Entfernung des Knochendeckels. Starke Hirnschwellung, so daß Verschluß der Dura nicht mehr gelingt. Rückgang der Mittelechoverlagerung innerhalb von 2 Wochen nach dem Eingriff, Ausbildung einer Ventrikelerweiterung.

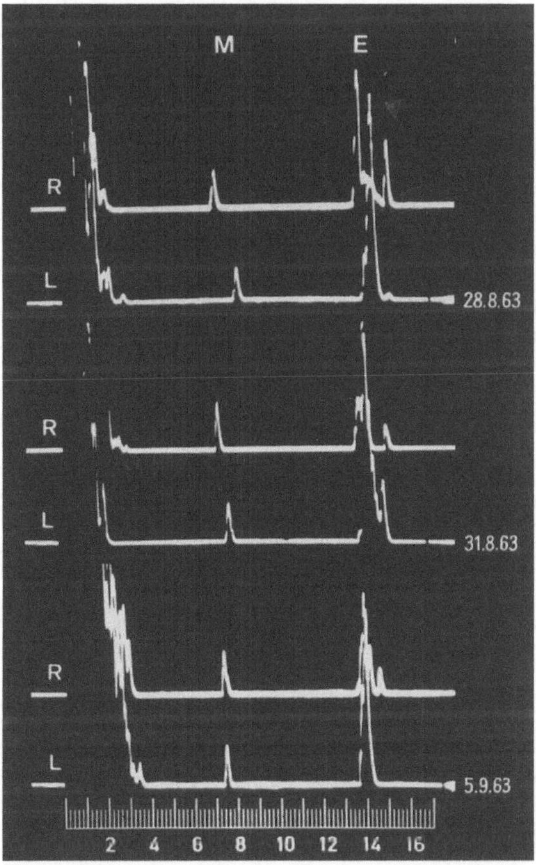

Wir hatten früher den Eindruck, daß die kontusionsbedingte Massenverschiebung bei Kindern ein höheres Ausmaß als bei Erwachsenen erreicht. An Hand der jetzigen Serie ist ein eindeutiger

Abb. 114. Echogramme eines Patienten mit Kontusion im linken Schläfenlappen; wenige Tage nach dem Trauma Auftreten einer Mittelechoverlagerung um 4,0 mm nach rechts (28. 8. 63). Innerhalb einer Woche völlige Normalisierung des Echo-Encephalogramms (5. 9. 63). Pat. M. J., 34 J., Echo-Nr. 672/1—3/63

Unterschied im Ausmaß der Mittelechoverlagerung nach schweren Schädel-Hirnverletzungen zwischen Kindern und Erwachsenen nicht mehr zu erkennen. *Bei Kindern tritt lediglich die Massenverschiebung meist frühzeitiger auf* (s. auch Tab. 14).

Bei 49 Patienten haben wir wegen Zunahme der neurologischen Ausfallserscheinungen, dabei 26mal trotz fehlender Mittelechoverlagerung, eine Carotisangiographie vorgenommen. Nur in einem Fall fand sich keine Übereinstimmung zwischen echo-encephalographischem und angiographischem Meßergebnis (2%). 41mal wurde ein operativer Eingriff durchgeführt, meistens bei Impressionsfrakturen und offenen Hirnverletzungen. Bei 22 Patienten verfügen wir über einen Sektionsbefund. Bezüglich der Massenverschiebung konnte in allen Fällen eine Übereinstimmung mit dem echo-encephalographischen Befund nachgewiesen werden.

Bei starken Zertrümmerungen des Schläfenlappens in Verbindung mit einem Kopf-schwartenhämatom ist es oft nicht möglich, von der Seite der Verletzung her das Mittelecho zu erhalten. Der Ultraschall wird bereits von den prüfkopfnahen Strukturen so stark reflektiert und absorbiert, daß die das Mittelecho verursachenden Hirnabschnitte nicht mehr von ausreichenden Ultraschallmengen getroffen werden. Auch das Endecho ist dann oft kaum mehr zu erkennen. Man sieht in solchen Fällen auf dem Bildschirm ein extrem verlängertes Initialecho, das aus multiplen, steil ansteigenden Reflexionen besteht („Gras"). Ganz allgemein läßt sich sagen, daß bei Vorliegen einer Kontusion des Schläfenlappens die Beurteilung des Echo-Encephalogramms erschwert ist und sich oft auf die Ableitung von der Gegenseite allein stützen muß. Ein Beispiel hierzu gibt Abb. 115.

Die *Weite des 3. Ventrikels* ließ sich bei frischen Kontusionen nur in 153 von 222 Fällen (69%) bestimmen. Bei 18 Patienten stellten wir im Echo-Encephalogramm eine Erweiterung der 3. Hirnkammer fest, die bereits im akuten Stadium zu beobachten war. Nur bei 3 älteren Patienten boten sich Hinweise auf das Bestehen eines cerebralen Gefäßprozesses, so daß die echo-encephalographisch gefundene Ventrikelerweiterung hierauf zurückgeführt werden kann. Bei den übrigen 15 Patienten handelte es sich aber fast durchwegs um jüngere Personen. Zweimal lag sicher eine Tamponade des Ventrikelsystems mit Blut vor. Die Breite der 3. Hirnkammer betrug hier 9,0 und 11,0 mm. Die abnorme Ventrikelweite konnte bei den restlichen 13 Patienten nicht definitiv abgeklärt werden. Zwar ergab sich bei 9 Patienten nach dem klinischen Befund der Verdacht auf eine Hirnstamm- oder Kleinhirnkontusion; eine operative oder autoptische Bestätigung erfolgte aber nicht. Liquorabflußstörungen im Bereich des Aquaeducts durch Schwellung des caudalen Hirnstammes bzw. des Kleinhirns müssen als Ursache dieses Phänomens diskutiert werden. Die Weite des 3. Ventrikels lag in solchen Fällen zwischen 7,5 und 9,0 mm. Im weiteren Verlauf konnte gerade bei diesen Patienten später häufig eine fortschreitende Erweiterung der 3. Hirnkammer registriert werden. Dabei war auffällig, daß die Dilatation des Ventrikelsystems zum Stillstand kam, wenn die Patienten das Bewußtsein wieder erlangten. Dagegen nahm die Ventrikelerweiterung bei Patienten, die bewußtlos blieben, bis zum Tode zu (s. Abb. 146).

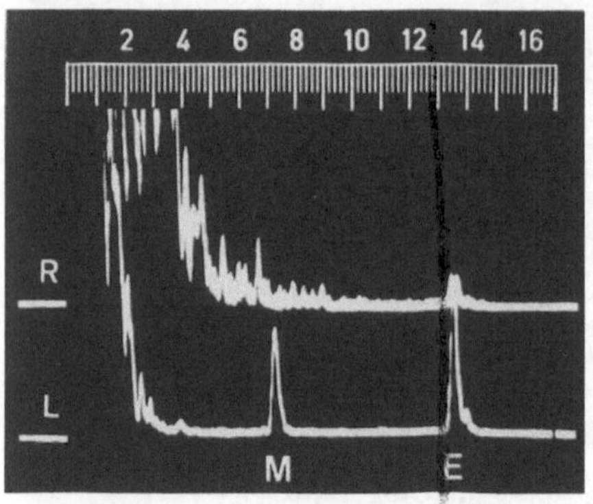

Abb. 115. Echogramm eines 82jährigen Mannes mit ausgedehntem Kopfschwartenhämatom rechts temporal und Kontusion im rechten Schläfenlappen. Das Echo-Encephalogramm läßt sich nur bei Beschallung von links aus beurteilen, da bei Ableitung von rechts keine verwertbaren Reflexionen zu erhalten sind. Pat. J. G., Echo-Nr. 1730/65

3. Posttraumatische intrakranielle Hämatome

Die Echo-Encephalographie hat sich in den letzten 5 Jahren als eine sehr wertvolle Hilfe bei der Diagnostik raumfordernder Blutungen nach Schädeltraumen erwiesen. Ein besonderer Vorteil der Methode liegt darin, daß bei Patienten mit frischen Schädel-Hirnverletzungen eine *fortlaufende Überwachung* durch wiederholte Vornahme der Ultraschalluntersuchung möglich ist. Man kann so eine sich erst entwickelnde Blutung noch vor dem Auftreten alarmierender klinischer Erscheinungen feststellen.

Insgesamt wurden an der Neurochirurgischen Universitätsklinik Erlangen in diesem Zeitraum 194 Patienten mit posttraumatischen intrakraniellen Hämatomen beobachtet und echo-encephalographisch untersucht. Die Verteilung auf die einzelnen Blutungsformen ergibt sich aus der Übersichtstabelle (Tab. 13). Bei kombinierten Hämatomen wurde die betreffende Blutung unter derjenigen Gruppe eingeordnet, die vom ultraschall-physikalischen Standpunkt aus im Vordergrund stand, z. B. sind alle epiduralen Hämatome mit gleichzeitig vorliegendem akutem subduralem Hämatom unter den epiduralen Blutungen aufgeführt, da die speziellen Reflexionen im Echo-Encephalogramm hier auf das epidurale Hämatom zurückgehen. Die Gruppe der chronischen subduralen Blutungen enthält auch alle Fälle von Pachymeningitis haemorrhagica interna mit Ausnahme der kindlichen Subduralergüsse, die gesondert besprochen werden.

a) Epidurales Hämatom

Seit Anwendung der Echo-Encephalographie konnten wir 63 epidurale Hämatome beobachten. Die echo-encephalographischen Befunde sind bei dieser speziellen Blutungsform so bedeutsam, daß eine ausführliche Besprechung erforderlich erscheint.

Findet sich bei der Mittelecho-Bestimmung nach einem frischen Schädeltrauma eine Verlagerung der Mittelstrukturen, die 2 mm übersteigt, so kann ein raumfordernder Prozeß im Bereich der entsprechenden Großhirnhemisphäre angenommen werden. Ist die Bestimmung des Mittelechos nur von einer Seite her möglich, da auf der Gegenseite ein für den Ultraschall undurchdringliches Kopfschwartenhämatom besteht, so muß diese eine Messung ausreichen. Von der Gegenseite der vermuteten Raumforderung aus wird die Ultraschall-Untersuchung fortgesetzt. Man bemüht sich nun, von einer direkt über dem Ohransatz liegenden Prüfkopfposition aus, Reflexionen von Hämatomgrenzflächen (vgl. S. 69 ff.), die auf dem Bildschirm vor dem Endecho in Erscheinung treten, zu erhalten (s. Schema in Abb. 116). Dabei wird mit dem Ultraschallstrahlenbündel durch kippende Bewegungen des Prüfkopfes, wobei aber der völlige Kontakt mit der Kopfhaut gewahrt bleiben muß, ein großer Bezirk der gegenüberliegenden Hemisphäre abgetastet. Bei Anwendung dieses Verfahrens gelingt es, epidurale

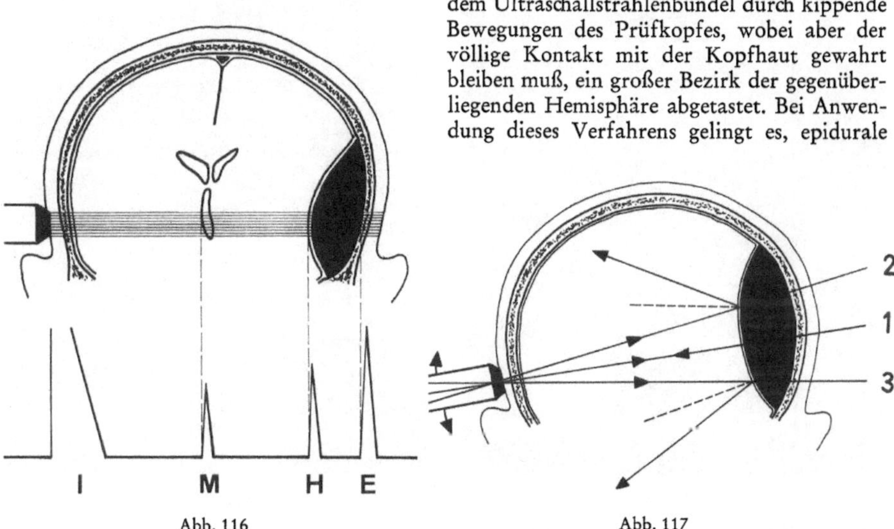

Abb. 116   Abb. 117

Abb. 116. Schematische Darstellung der Entstehung des Echogramms bei einem temporalen Epiduralhämatom. Von der Grenze Gehirn/Dura/Blut läßt sich eine hohe Reflexion (H), das Hämatomecho, ableiten

Abb. 117. Einfluß der Beschallungsrichtung auf den Nachweis eines Hämatomechos. Nur bei weitgehend senkrechtem Auftreffen des Ultraschalls auf die Dura kann genügend Energie zum Prüfkopf zurückgelangen (1). Schon geringe Abweichungen von der Senkrechten verhindern die Entstehung eines Hämatomechos (2. 3). Siehe auch Abb. 72

Hämatome in einem relativ großen Bereich an Hand von eindeutigen Hämatomechos zu erfassen. Ausnahmen machen die frontalen, occipitalen, teilweise auch die temporo-basalen und über dem Sinus sagittalis superior liegenden, die sogenannten coronaren Blutungen, welche bei dieser Untersuchungstechnik vom Ultraschall nicht senkrecht getroffen werden können. Für das Zustandekommen des Hämatomechos bildet ja das senkrechte Auftreffen des

Ultraschalls auf die von der Blutung abgedrängte Dura die entscheidende Voraussetzung (s. Abb. 72). *Aus der Richtung, bei der die Hämatomreflexion die größte Amplitude hat, können die genaue Lage und das Zentrum der Blutung bestimmt werden. Die Dicke des Hämatoms ergibt sich aus dem Abstand des Hämatomechos vom Endecho.*

Auf Grund der physikalischen Gegebenheiten läßt sich ein Duraecho immer nur in *einer* bestimmten Schallrichtung (aber durchaus von verschiedenen Ansatzpunkten des Prüfkopfs) ableiten, nämlich dann, wenn die harte Hirnhaut senkrecht vom Ultraschall getroffen wird. Das Hämatomecho wandert nicht etwa auf das Endecho zu, wenn der Prüfkopf langsam nach oben oder unten gekippt wird, sondern verschwindet sofort völlig (s. hierzu auch das Schema in Abb. 117). Bisher konnten wir nur einmal zwei verschiedene Duraechos bei ein und demselben Patienten von einer Seite aus registrieren. Das eine tauchte bei Richtung des Ultraschalls nach temporal 18 mm vor dem Endecho auf, das andere bei Richtung nach parietal

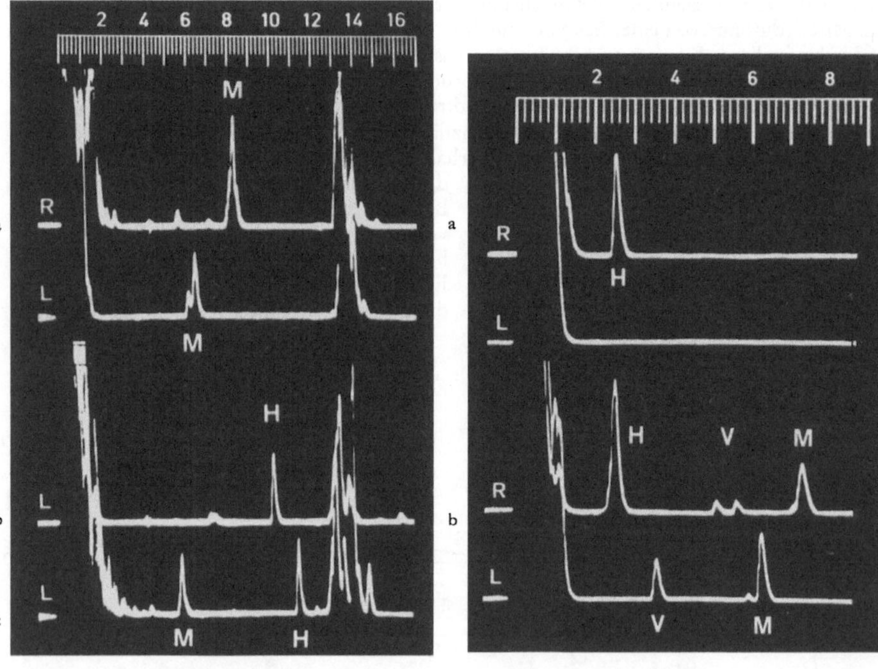

Abb. 118   Abb. 119

Abb. 118. Echo-Encephalogramme eines 55jährigen Mannes mit Epiduralhämatom. a) Mittelechoverlagerung um 9,0 mm nach links. b) Hämatomecho (H) 32 mm vor dem Endecho bei Richtung des Ultraschalls nach re. parietal. c) weiteres Hämatomecho (H) 18 mm vor dem Endecho bei Richtung des Ultraschalls nach temporo-basal. Nähere Angaben siehe Text. Pat. A. St., Echo-Nr. 2516/66

Abb. 119. Echo-Encephalographie beim Epiduralhämatom mit Dehnung der Zeitachse und Prüfköpfen höherer Frequenz. a) Echogramm mit 4 MHz-Prüfkopf 10 mm Durchmesser. Außer dem Hämatomecho (H) bei Beschallung von rechts ist keine weitere Reflexion zu erkennen. b) gleiche Untersuchungstechnik wie a, jedoch mit 2 MHz-Prüfkopf 10 mm Durchmesser. Neben dem Hämatomecho (H) werden nun auch das Mittelecho (M) und Echos von den Seitenventrikelwänden (V) sichtbar. Pat. E. H., 8 J., Echo-Nr. 686/63

32 mm vor dem Endecho (s. Abb. 118). Bei der ohne weitere Untersuchungen vorgenommenen Operation fanden sich als Erklärung dieses Befundes zwei aneinandergrenzende Epiduralhämatome, ein kleineres in der Temporal- und ein größeres in der Parietalregion.

Falls das Hämatomecho bei horizontaler Beschallung auftritt, so kann auch von der Seite der Blutung das Duraecho als hohe Reflexion kurz hinter dem Initialechokomplex erscheinen (s. Abb. 120, Abb. 123 oben und 125). Hierzu ist es erforderlich, entweder den sogenann-

ten Tiefenausgleich des Gerätes einzuschalten, wodurch die übrigen sonst im Nahbereich des Echo-Encephalogramms auftretenden Reflexionen unterdrückt werden können, oder mit Prüfköpfen höherer Frequenz zu arbeiten. Es haben sich zu diesem Zwecke Prüfköpfe von 10 und 15 mm Durchmesser mit 4 MHz bewährt. Zusätzlich kann zur besseren Übersicht die Zeitachse (= Längsachse) gedehnt werden (s. Abb. 119 a und b).

Bei temporo-frontalen Blutungen wird das Hämatomecho am höchsten, wenn man einen weiter occipital liegenden Ansatzpunkt für den Prüfkopf an der gesunden Schädelseite wählt, bei temporo-occipitalen einen etwas vor dem Ohr gelegenen. Beim Geübten dauert die Untersuchung durchschnittlich 3 bis 5 Minuten einschließlich photographischer Aufnahmen des Schirmbildes. Unter erschwerten Verhältnissen (sehr unruhiger Patient, subgaleale Hämatome im Schläfenbereich, temporale Platzwunden oder Impressionsfrakturen) kann die Ableitung des Echo-Encephalogramms auch einmal 10 min dauern (vgl. hierzu auch JEFFERSON, 1966). Da durch diese Methode im allgemeinen aber eine schnelle und sichere Möglichkeit besteht, posttraumatische Komplikationen ohne Belastung des Patienten zu erkennen, dürfte dieser Zeitaufwand wohl in jedem Falle zu rechtfertigen sein, zumal auf Grund des echo-

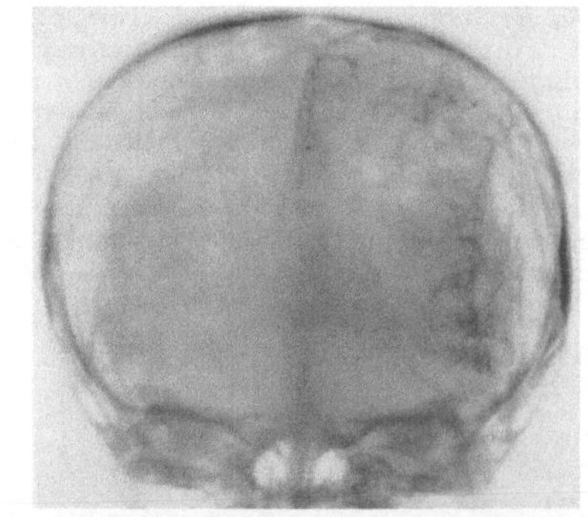

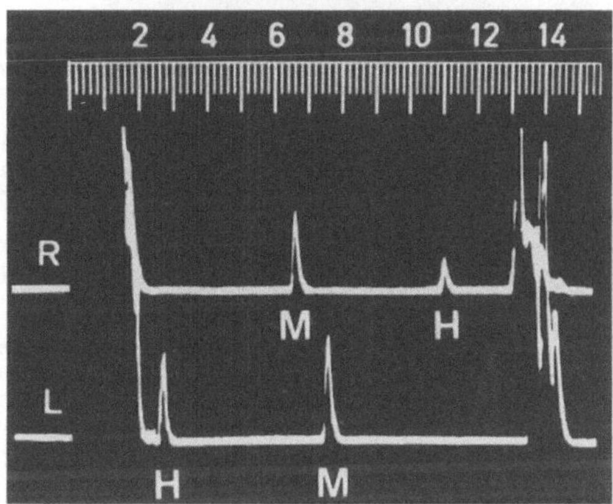

Abb. 120. Epidurales Hämatom li. temporo-parietal. Neben der Mittelechoverlagerung Hämatomecho (H), das von beiden Seiten her abzuleiten ist. Der Abstand des Hämatomechos vom Endecho entspricht genau der Dicke der Blutung im Angiogramm. Pat. S. M., 14 J., Echo-Nr. 570/63

encephalographischen Befundes nicht selten auf die sonst bei Hämatomverdacht übliche Angiographie verzichtet werden kann. In den meisten Fällen stellt die Echo-Encephalographie überhaupt keine Zeitverzögerung dar, da sie gleichzeitig während Blutentnahme, Blutdruckmessung und Anaesthesievorbereitung ausgeführt werden kann.

Unterscheidung des Duraechos von anderen Reflexionen

Neben dem von der Dura verursachten Echo gibt es eine Reihe weiterer Reflexionen im Bereich zwischen Mittel- und Endecho, die mit diesem verwechselt werden können. Mit zunehmender Erfahrung finden sich aber einige Unterscheidungsmerkmale, die meistens eine hinreichend sichere Differenzierung ermöglichen.

1. Reflexion beim Gesunden knapp 1 cm vor dem Endecho bei Richtung des Ultraschalls nach temporo-occipito-basal. Dieses Echo wurde bei einer Reihe unserer Patienten beobachtet; es läßt sich

meist von beiden Seiten her ableiten und entsteht nach unserer Ansicht an *Knochenvorsprüngen* im Bereich der mittleren Schädelgrube. Bei leichter Richtungsänderung ist oft ein Wandern dieses Echos zu beobachten, außerdem hat es keinen so steilen Anstieg wie das Duraecho. Ein weiteres Echo, das in ähnlicher Richtung zu erhalten und meist nur 6—8 mm vom Endecho entfernt ist, stammt wahrscheinlich vom Sinus sigmoideus.

2. Von der *Außenwand des Temporalhornes* läßt sich bei vielen Patienten — besonders gut bei erweiterten Hirnkammern — ein hohes, scharfes Echo auffangen. Es liegt normalerweise auf halbem Wege zwischen Mittel- und Endecho, bei einem Hydrocephalus internus näher beim Endecho. Da hierbei fast nie Massenverschiebungen zu registrieren sind, schließt sich eine Verwechslungsmöglichkeit nahezu von selbst aus. Weiterhin kann meist eine leichte Pulsation des Temporalhorns auf dem Bildschirm beobachtet werden, eine Erscheinung, die wir bisher bei einem Duraecho niemals gesehen haben.

3. Im Falle einer *Verlagerung des Temporalhornes* zur Mitte hin durch eine umschriebene Hirnschwellung oder ein akutes subdurales Hämatom kann das Temporalhornecho nach medial hin verlagert sein und diagnostische Schwierigkeiten bereiten (vgl. auch DREESE, 1966). Manchmal, besonders bei älteren Personen, wo *Verkalkungen im Glomus des Plexus chorioideus* vorliegen, erhält man ein besonders hohes Echo, das im Falle einer zusätzlichen Massenverschiebung nur sehr schwer oder gar nicht von einem Duraecho zu unterscheiden ist. Wir haben bisher dreimal eine derartige Reflexion in Kombination mit einer Massenverschiebung beobachtet. Zweimal handelte es sich um akute subdurale Hämatome von etwa 2 cm Dicke, einmal um ein intracerebrales Hämatom oberhalb der Fissura Sylvii. Die Reflexion lag etwa 4 cm vor dem Endecho und war auch von der Seite der Blutung hinter dem Initialecho klar zu erkennen (s. Abb. 121). Wegen des außergewöhnlichen Abstandes dieser Reflexion vom Endecho — ein epidurales Hämatom von 4 cm Dicke war bisher nur einmal bei einem Säugling beobachtet — wurde angiographiert und die richtige Diagnose gestellt.

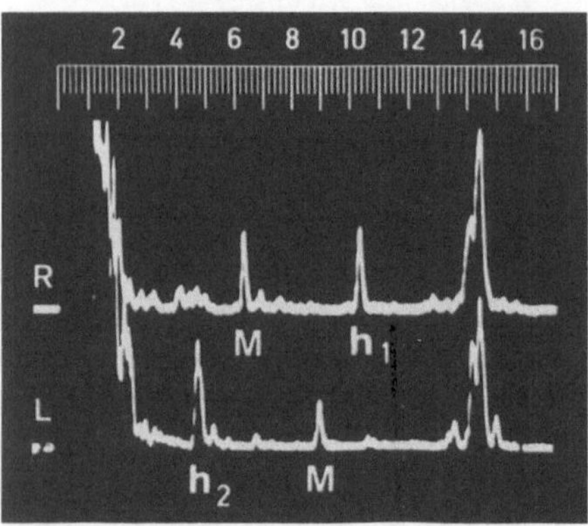

Abb. 121. Fehlerhafte Interpretation eines Echo-Encephalogramms bei einem 46jährigen Mann mit linksseitigem akuten Subduralhämatom. Neben dem verlagerten M-Echo beiderseits hohe Reflexionen (h_1, h_2), die zunächst als Hämatomecho angesehen wurden. Angiographisch nur 1,5 cm dickes Hämatom. Die zusätzliche Reflexion muß im Bereich der Fissura Sylvii oder des Seitenventrikels entstanden sein. Pat. A. Sch., Echo-Nr. 1288/64

Auch Reflexionen aus dem Bereich der *Fissura Sylvii* können mit einem Duraecho verwechselt werden. Meistens sind jedoch auffallend starke *Echopulsationen* von den aufsteigenden Mediaästen zu sehen (s. auch S. 46), die zur Klarstellung des Befundes dienen können, da das Duraecho nicht pulsiert.

4. Bei den *akuten subduralen Hämatomen* sieht man gelegentlich Reflexionen von der Hämatomoberfläche. Wie bereits bei der Besprechung des Hämatomechos gezeigt, entsteht hier aber nur ein Echo geringer Amplitude, dessen diagnostische Bedeutung gegenüber der Reflexion beim epiduralen Hämatom erheblich zurücktritt. Die Beobachtung der Unterschiede zwischen diesen beiden Blutungsformen im Echo-Encephalogramm legte die Vermutung nahe, daß die Dura als Entstehungsort des Hämatomechos beim epiduralen Hämatom anzusehen ist. Bildbeispiele für Echogramme bei akuten subduralen Hämatomen bieten die Abb. 136 und 137.

5. Das *chronische subdurale Hämatom* bzw. die Pachymeningitis haemorrhagica interna ist meist an typischer Stelle im Parietalbereich lokalisiert. Von der Grenzfläche Gehirn/Hämatommembran/Blut läßt sich vielfach eine deutliche Reflexion auffangen, wenn man den Prüfkopf nach oben kippt und damit den Ultraschall senkrecht auf die Blutansammlung richtet (BRÜCKNER, 1963; DE VLIEGER, 1964). Das Echo beim chronischen subduralen Hämatom erreicht aber kaum die Höhe eines Duraechos, so daß im Zusammenhang mit der Vorgeschichte wohl immer eine Differenzierung möglich ist.

6. Auch bei *intracerebralen Hämatomen* im Bereich des Schläfenlappens können Reflexionen beobachtet werden, die an der Grenze der Blutung zum Hirngewebe entstehen. Meist handelt es sich um Komplexe aus mehreren Reflexionen unterschiedlicher Amplitude, die wegen ihrer besonderen Form nach unseren Erfahrungen kaum mit dem nadelscharfen Duraecho zu verwechseln sind. Abb. 138 zeigt ein Echogramm bei einer großen intracerebralen Blutung mit Hämatomechokomplex.

7. Dem Duraecho ähnliche Reflexionen entstehen bei *Impressionsfrakturen* in der TemporoParietalregion, wenn ein imprimiertes Knochenbruchstück mit seiner Innenfläche weitgehend senkrecht zum Ultraschallstrahl steht. Die Verwechslung mit einem Duraecho oder dem Endecho ist möglich. Eine Röntgenaufnahme im sagittalen Strahlengang klärt die Situation (s. Abb. 122).

8. In einzelnen Fällen haben wir bei *Tumorcysten* Echos von den Wänden der flüssigkeitsgefüllten Hohlräume registriert, wenn sie temporal lokalisiert waren. Das Echo hat jedoch meist nicht den charakteristischen steilen Anstieg und eine so große Amplitude wie das Duraecho; es besteht manchmal sogar aus mehreren nebeneinander liegenden Zacken. Die Unterscheidungsmöglichkeit ergibt sich außerdem schon allein durch die Vorgeschichte.

Kasuistik

Unsere Erfahrungen mit der Echo-Encephalographie bei epiduralen Hämatomen stützen sich auf insgesamt *63 Fälle*, davon 54 traumatische und 9 epidurale Blutungen nach Trepanationen. Die nachfolgend wiedergegebenen Krankengeschichten sollen die Bedeutung der Echo-Encephalographie bei diesem Krankheitsbild veranschaulichen.

Fall 10: Roland S., Echo-Nr. 1280/64. 7jähriger Junge, am 11. 8. 1964 Sturz vom Rad. Scheinbar keine Verletzungen. Wenige Stunden später erneuter Sturz vom Fahrrad. Sofort bewußtlos. Krankenhausaufnahme. Am folgenden Tag zunehmendes Aufklaren des Bewußtseins. Neurologischer Befund ohne Besonderheiten. Am Morgen des 13. 8. sekundäre Bewußtseinsstörung, die rechte Pupille wurde weiter und die linke Körperseite paretisch. Sofortige Verlegung wegen Verdachts auf intrakranielle Blutung. Bei Aufnahme am 13. 8. gegen 10 Uhr neben Mydriasis rechts und Hemiparese links, doppelseitige Pyramidenbahnzeichen. Kind reagierte nur gering auf starke Schmerzreize. Röntgenaufnahme des Schädels: zarte Fissur in der rechten Temporalschuppe. Das Echo-Encephalogramm (Abb. 123) wies eine Mittelechoverschiebung um 10 mm und ein Hämatomecho in 28 mm Abstand vom Endecho bei Beschallung von links auf. Auch von der Seite der Blutung ließ sich das Duraecho einwandfrei darstellen. Diagnose eines maximal etwa 3 cm dicken Epidural-

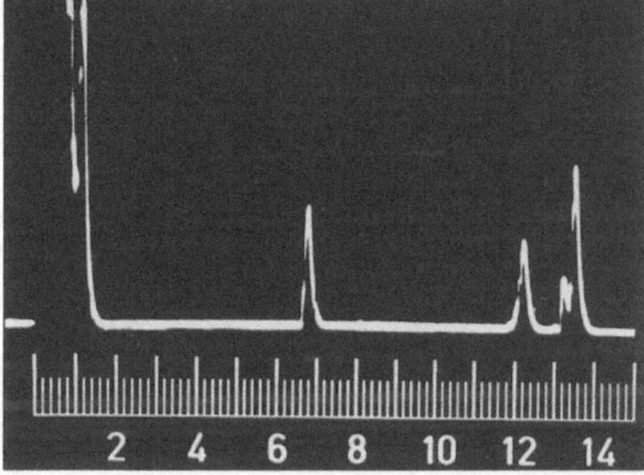

Abb. 122. Echo-Encephalogramm von rechts bei einer links temporal gelegenen Impressionsfraktur. Vor dem Endecho hohes, scharfes Echo, das am Imprimat hervorgerufen wird. Pat. R. M., 9 J., Echo-Nr. 1000/64

hämatoms in der rechten Schläfen-Scheitelbeingegend damit gesichert. Sofortige rechts temporale osteoplastische Craniotomie (Zentrum: die Stelle der größten Amplitude des Duraechos). Im freigelegten Bezirk fand sich das erwartete Hämatom (s. Abb. 124), das in der Mitte eine Dicke von knapp 3 cm hatte. Das Kind erholte sich nach dem Eingriff rasch. Entlassung nach 23 Tagen in beschwerdefreiem Zustand. Noch Reste der Okulomotoriuslähmung rechts.

Bei dem hier geschilderten Fall handelte es sich um ein epidurales Hämatom mit typischer Anamnese und Symptomatologie. Auch ohne das Echogramm wäre eine Diagnose möglich gewesen. Der charakteristische Ultraschallbefund hat aber das Vorgehen insoweit bestimmt, als die osteoplastische Freilegung genau über dem Hämatom erfolgen konnte. Eine Angiographie war nicht notwendig, sie hätte keine exaktere Lokalisations- oder Artdiagnose der Blutung ermöglicht und nur unnötigen Zeitverlust bedeutet.

Fall 11: Erich H., Echo-Nr. 686/63. 8jähr. Junge. Am 28. 8. 1963 beim Spielen aus einem Leiterwagen gefallen. 5 min bewußtlos, dann Erbrechen. Wegen zunehmender Kopfschmerzen Krankenhausaufnahme am 30. 8. 1963. Da sich linksseitige Pyramidenbahnzeichen entwickelten und kurzfristige Bewußtseinsstörungen auftraten, wurde das Kind zu uns verlegt. Bei der Klinikaufnahme am 31. 8. 1963 Pat. völlig wach, linksseitige Pyramidenbahnzeichen nicht mehr auslösbar, aber Zehenspreizphänomen am rechten Fuß. Schädelübersichtsaufnahme: kein Anhalt für Fraktur. Zunächst weitere Beobachtung. Kind durfte am 6. 9. 1963 erstmals aufstehen, jedoch Schwindel, Benommenheit und

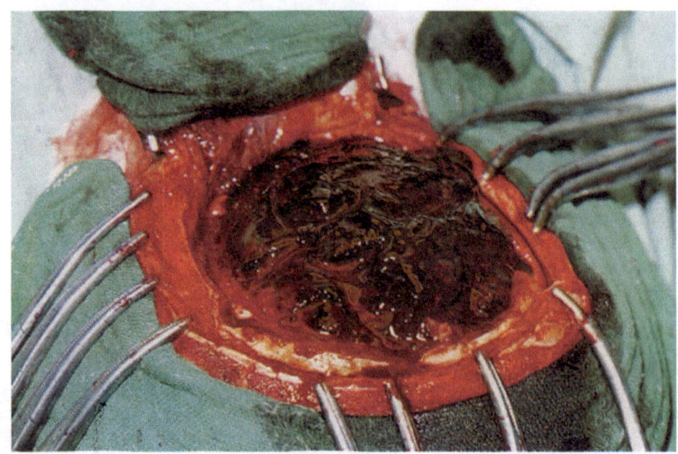

Abb. 124. Osteoplastische Craniotomie rechts temporo-parietal über einem lediglich echo-encephalographisch lokalisierten Epiduralhämatom. Operationssitus. Vgl. Echo-Encephalogramm in Abb. 123. Pat. R. S., 7 J.

auffallend teilnahmslos. EEG: konstanter Deltawellenherd in der rechten Temporo-Parieto-Occipitalregion, Befund als Hirnkontusion gedeutet. Echo-Encephalogramm: überraschenderweise Mittellinienverschiebung um 6 mm nach links und hohes Echo, das von beiden Seiten her abzuleiten war (s. Abb. 125). Diese Reflexion ließ an ein epidurales Hämatom rechts temporo-occipital von 18 mm

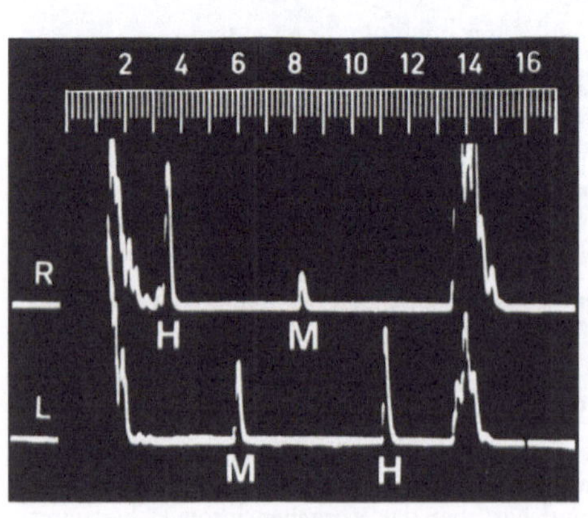

Abb. 123

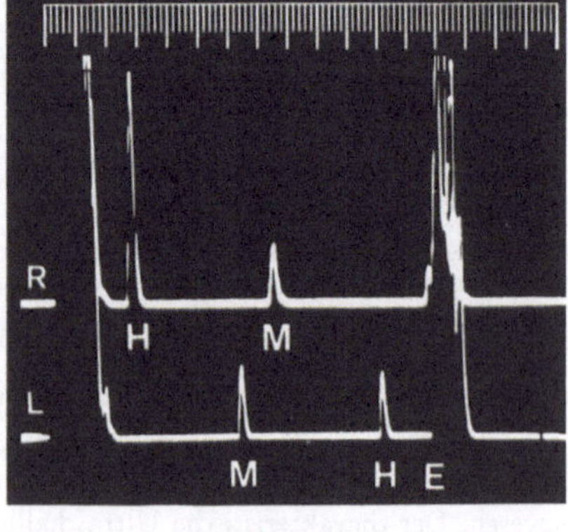

Abb. 125

Abb. 123. Echogramm bei einem temporo-parietalen Epiduralhämatom. Hämatomecho (H) von beiden Seiten, das auf eine 28 mm dicke Blutung schließen läßt. Erhebliche M-Echoverlagerung. Pat. R. S., 7 J., Echo-Nr. 1280/64

Abb. 125. Echo-Encephalogramm bei einem temporo-occipitalen Epiduralhämatom. Mittelechoverschiebung um 6 mm und Hämatomecho (H), das von beiden Seiten abzuleiten ist. Weitere Angaben siehe Text. Pat. E. H., 8 J., Echo-Nr. 686/63

Dicke denken. Um das Hämatom zu verifizieren, wurde eine rechtsseitige Carotisangiographie vorgenommen (s. Abb. 126). Das a.-p.-Angiogramm schien die Diagnose zunächst nicht zu bestätigen. Keine Abdrängung der Hirngefäße von der Schädelkalotte, lediglich im Phlebogramm deutliche Verlagerung der inneren Hirnvenen. Nur wegen des echo-encephalographischen Befundes wurde noch eine Bildserie mit um 30° nach links gedrehtem Kopf (s. Abb. 127) angefertigt. Dabei kam nun das echo-encephalographisch diagnostizierte Hämatom zur Darstellung. Trepanation am 10. 9. 1963: Blutung teilweise schon organisiert und von schwieliger Kapsel umgeben. Beschwerden schwanden nach dem Eingriff völlig.

Durch die Echo-Encephalographie wurde ein chronisches Epiduralhämatom in der rechten Temporo-Occipitalgegend diagnostiziert, obwohl die klinischen Befunde keine Hinweise auf eine raumfordernde Blutung gaben. Auch angiographisch wäre wahrscheinlich ohne die Kenntnis des Echo-Encephalogramms die Blutung nicht erkannt worden. Unter unseren 54 posttraumatischen Epiduralhämatomen finden sich insgesamt 3 Patienten mit einer Blutung dieser Lokalisation. Alle boten einen subakuten bis chronischen Verlauf und ließen eine sekundäre Bewußtseinsstörung vermissen.

Fall 12: Werner S., Echo-Nr. 1296/64. 17jähr. Patient, am 18. 8. 1964 gegen 21 Uhr mit dem Moped gestürzt. Konnte noch ohne Unterstützung nach Hause gehen, wurde kurze Zeit später benommen und erbrach. Gegen 23 Uhr völlige Bewußtlosigkeit. Aufnahme in auswärtigem Krankenhaus. Wegen Verdachts auf intrakranielle Blutung sofortige Verlegung zu uns, Transport über 70 km. Aufnahme am 19. 8. 1964 gegen 1 Uhr. Beide Pupillen reagierten schwach auf Licht, rechte eine Spur weiter, doppelseitige Pyramidenbahnzeichen. Im Echogramm Massenverschiebung um 6 mm nach links (s. Abb. 128). Bei Beschallung von links parietal nach rechts temporo-basal (s. Abb. 128, unten) 25 mm vor dem Endecho hämatomverdächtige Reflexion. Sie schien uns nicht eine sofortige Craniotomie zu rechtfertigen. Angiographie rechts: temporo-basales Epiduralhämatom. Noch während der Angiographie wurden beide Pupillen weit und reaktionslos. Die Trepanation bestätigte den echo-encephalographischen und angiographischen Befund. Der postoperative Verlauf war sehr erschwert. Nach 14tägiger Phase mit Streckkrämpfen, Hyperthermie und reaktionslosen Pupillen kam es endlich zu einer langsamen Aufhellung des Bewußtseins, aber noch wochenlanger Stupor. Erst nach 2 Monaten wurden wieder einige Worte gesprochen. Patient begann zu dieser Zeit auch selbständig zu essen und mit Unterstützung zu gehen. Im weiteren Verlauf zunehmende Besserung, wegen der psychischen Veränderungen wurde aber Unterbringung in einer Nervenklinik erforderlich.

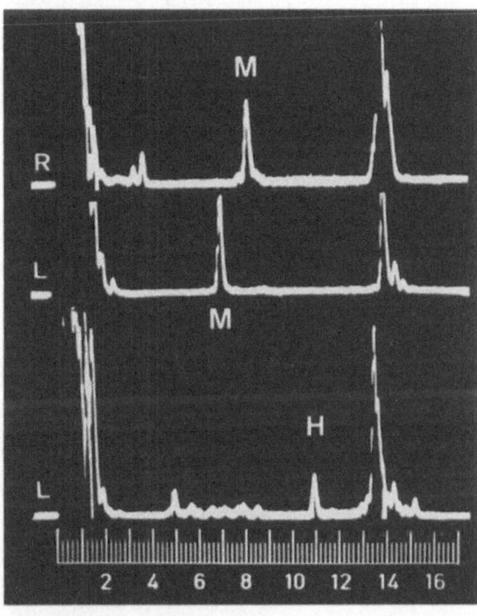

Abb. 128. Echo-Encephalogramm bei einem temporobasalen Epiduralhämatom rechts. Oberes Kurvenpaar: Mittelechoverlagerung um 6 mm nach links. Unten: bei Beschallung von links parietal nach rechts temporobasal kommt eine hämatomverdächtige Reflexion (H) zur Darstellung. Pat. W. S., 17 J., Echo-Nr. 1296/64

Der vorliegende Krankheitsfall zeigt einen sehr akuten Verlauf eines epiduralen Hämatoms. Der klinische Befund allein war für die Lokalisationsdiagnose nicht ausreichend. Da wir zu diesem Zeitpunkt noch keine größeren Erfahrungen mit der Echo-Encephalographie bei *temporo-basalen* Hämatomen gesammelt hatten, hielten wir die Reflexion vor dem Endecho nicht für typisch. Die deshalb vorgenommene Angiographie bedeutete einen erheblichen Zeitverlust, der sich als sehr verhängnisvoll erwies. In der Folgezeit wurde bei ähnlichen echo-encephalographischen Befunden in einem derart fortgeschrittenen Stadium (doppelseitige Pyramidenbahnzeichen!) immer auf zeitraubende Kontrastmitteluntersuchungen verzichtet und sofort trepaniert.

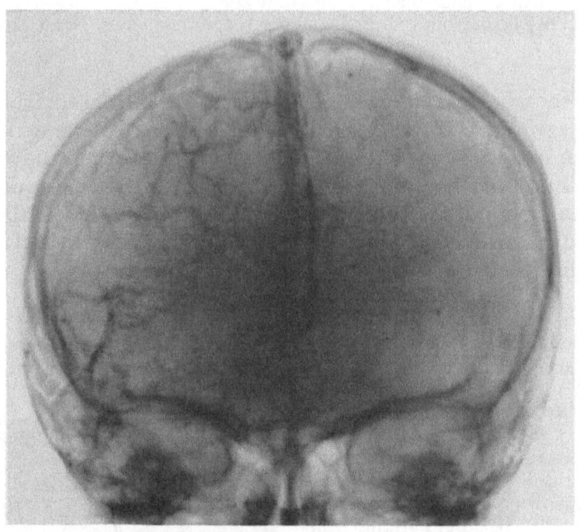

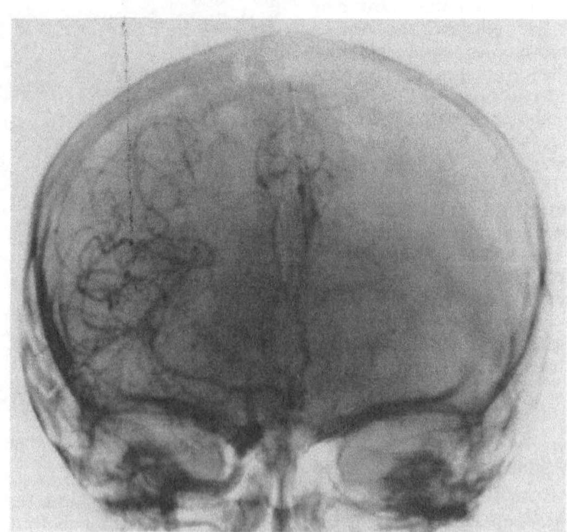

Abb. 126. Arterio- und Phlebogramm in a.-p.-Richtung bei einem Patienten mit echo-encephalographisch diagnostiziertem Epiduralhämatom rechts temporo-occipital. Nur geringe Verlagerung der inneren Venen, temporal kein gefäßfreier Bezirk. Pat. Erich H., 8 J. (s. Fall 11)

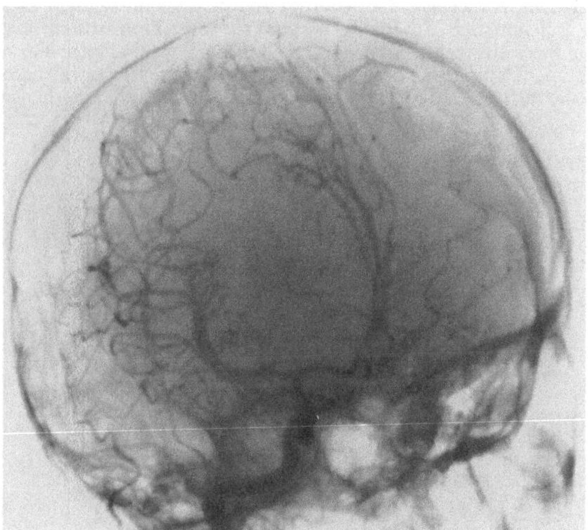

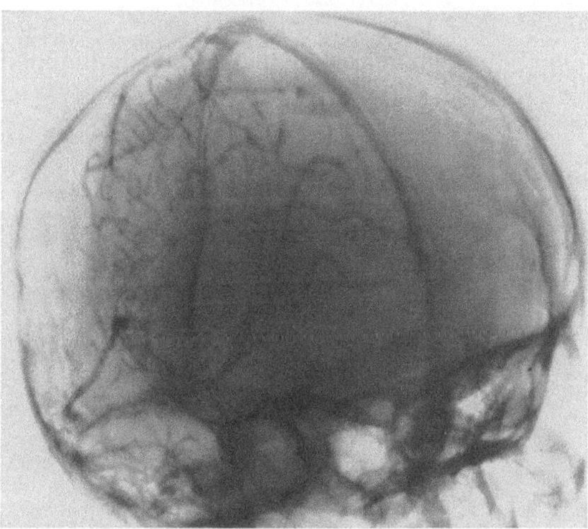

Abb. 127. Arterio- und Phlebogramm mit um 30° nach links gedrehtem Kopf beim gleichen Patienten wie in Abb. 126. Man erkennt nun deutlich das Hämatom über der rechten Temporo-Occipitalregion. Bestätigung des echo-encephalographischen Befundes in Abb. 125

Fall 13: Maria B., Echo-Nr. 676/63. Die 53jähr. Patientin stieß am 2. 9. 1963 gegen 6 Uhr als Radfahrerin mit einem Kraftwagen zusammen. Sofort bewußtlos, Klinikaufnahme gegen 8 Uhr. Bedrohliches Bild: tiefe Bewußtlosigkeit, Atmung durch starke Bronchorrhoe erheblich behindert. Auf Schmerzreize Streckkrämpfe, Pupillen übermittelweit, in ihrer Reaktion träge, nicht seitendifferent. Links Monokelhämatom. Sonst abgesehen von einer Hautabschürfung im Schulterbereich keine äußeren Verletzungszeichen. Außerdem doppelseitige Pyramidenbahnzeichen. Es wurde zunächst eine Hirnstammkontusion angenommen. Schädelübersichtsaufnahme: Frakturlinie in der linken Schläfenbeinschuppe, die in die Basis einstrahlt. Daher sofortige Echo-Encephalographie: M-Echo-Verlagerung von links nach rechts um 9,5 mm und bei Beschallung von rechts temporal nach links parietal eine 28 mm vor dem Endecho auftretende Reflexion, die als Hämatomecho angesehen wurde (s. Abb. 129).

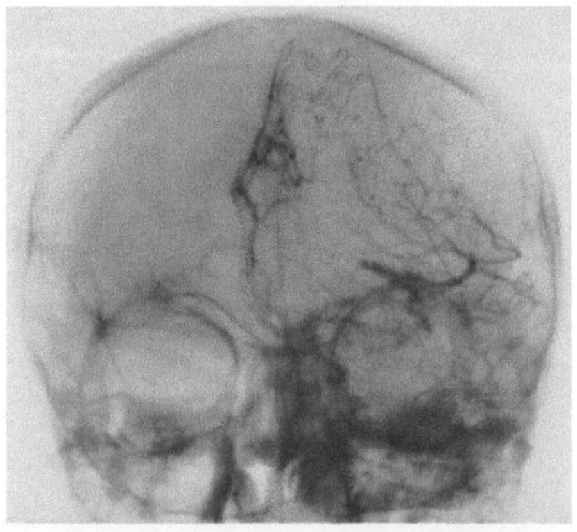

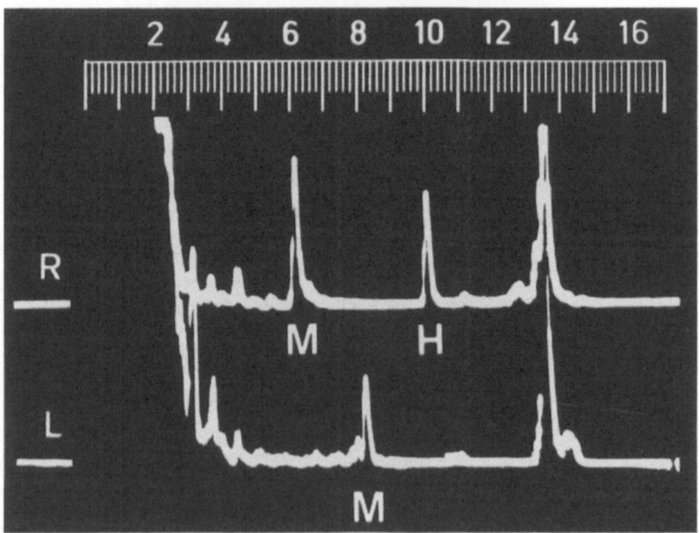

Abb. 129. Echo-Encephalogramm und Carotisangiogramm einer 53jährigen Patientin mit parietalem Epidural-Hämatom. Weitere Angaben siehe Text. Pat. M. B., Echo-Nr. 676/63

Angiographie und Operation mit osteoplastischer Freilegung links parietal bestätigten das echo-encephalographisch gefundene Epiduralhämatom. Trotz schweren Zustandsbildes relativ rasche Erholung. Nach 15 Monaten noch Kopfschmerzen und deutliche Affektlabilität, wahrscheinlich als Folge der gleichzeitig erlittenen Hirnkontusion.

Ohne Kenntnis des echo-encephalographischen Befundes wäre die Patientin zunächst keiner weiteren Untersuchung unterzogen worden, da man die primäre Bewußtlosigkeit, doppelseitige Streckspasmen und Pyramidenbahnzeichen als Folge einer tiefgreifenden kontusionellen Hirnschädigung („Hirnstammkontusion") ansehen mußte. Epidurale Hämatome, die durch gleichzeitig bestehende Kontusionssymptome maskiert werden und keinen mehrphasischen Verlauf bieten, bereiten diagnostisch die größten Schwierigkeiten. Hier hat die Echo-Encephalographie eine entscheidende Verbesserung der Erkennungsmöglichkeiten und damit auch der Prognose solcher Kombinationsverletzungen gebracht.

Fall 14: Josef N., Echo-Nr. 1309/64. 55jähr. Mann, Epileptiker. Sturz in eine Baugrube im Anfall am Nachmittag des 11. 9. 1964. Links parieto-occipitale Platzwunde. Nach kurzer Zeit wieder wach, nach 2 Std Klagen über Kopfschmerzen und Erbrechen. Wegen zunehmender Bewußtseinsstörung Untersuchung in auswärtigem Krankenhaus, sofortiger Weitertransport wegen Verdachts auf ein epidurales Hämatom. Fahrt über 150 km!

Bei Aufnahme war der Patient tief bewußt-, reflex- und reaktionslos; Pupillen nicht seitendifferent, eng, ohne Lichtreaktion. Tiefe, regelmäßige Atmung. Echogramm: Massenverschiebung um 7,5 mm von links nach rechts und Hämatomecho 27 mm vor dem linken Endecho. Da diese Reflexion nach parietal zu am höchsten war (s. Abb. 130), wurde sofort — ohne vorherige Röntgenaufnahme — in der linken Scheitelbeinregion trepaniert: es fand sich ein bis zu 3 cm dickes, etwa 150 cm³ großes Epiduralhämatom über dem linken Schläfen-Scheitelhirn. Die Blutung war bereits ½ Std nach der Krankenhausaufnahme entleert. Trotzdem erholte sich der Patient nicht mehr und verstarb am 11. postoperativen Tag. Sektion: keine Hirndruckzeichen, Operationsgebiet reizlos. Es muß angenommen werden, daß durch die lang bestehende Hirnstammkompression mit Einklemmung im Tentoriumschlitz bei durch Epilepsie vorgeschädigtem Gehirn irreversible Verletzungsfolgen eingetreten sind.

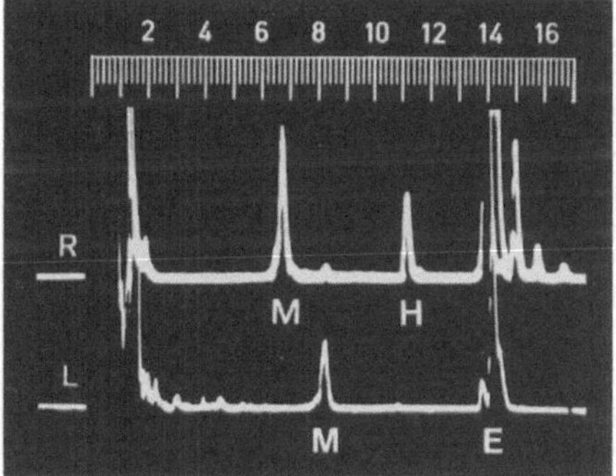

Abb. 130. Echo-Encephalogramm bei einem epiduralen Hämatom links parietal. Die Amplitude des Hämatomechos (H) war bei Richtung des Ultraschalls nach links parietal am größten. Hierdurch gelang eine genaue Lokalisation der Blutung. Pat. J. N., 55 J., Echo-Nr. 1309/64

Bei dem 55jähr. Patienten lag ein Epiduralhämatom über der linken Hemisphäre mit klassischem Verlauf vor. Trotz raschester Trepanation, die durch die Echo-Encephalographie genau über dem Hämatom möglich war, gelang es nicht mehr, den durch den langen Transport verursachten Zeitverlust einzuholen. Daher wäre anzustreben, daß in Zukunft auch kleinere Krankenhäuser mit chirurgischen Abteilungen sich mit der Echo-Encephalographie vertraut machen, um in derartigen Notfällen mit ausreichender Sicherheit an der richtigen Stelle trepanieren zu können.

Fall 15: Renate D., Echo-Nr. 866/63. 16jähr. Mädchen verunglückte am 20. 11. 1963 gegen 23 Uhr mit dem Motorrad. Soll kurz bewußtlos gewesen sein, war aber bei Aufnahme im auswärtigen Krankenhaus ansprechbar und erbrach. Schädelübersichtsaufnahmen: Sprengung der Kranznaht. Am nächsten Morgen bewußtlos und motorisch stark unruhig. Verlegung zu uns. Bei der Aufnahme (etwa 12 Std. nach dem Unfall) war die Patientin tief bewußtlos, sehr unruhig und reagierte auf Schmerzreize mit Streckspasmen. Pupillen anfangs seitengleich, übermittelweit mit schwacher Reaktion auf Licht, kurze Zeit später linke Pupille maximal weit. Babinski beiderseits positiv, Reflexe an den unteren Extremitäten klonisch. Das Echogramm wies eine Massenverschiebung um 7,5 mm von rechts nach links auf. Bei Ableitung von links temporal mit nach rechts präzentral gerichtetem Ultraschallstrahlenbündel wurde eine hämatomverdächtige Reflexion in 18 mm Abstand vor dem Endecho sichtbar (s. Abb. 131). Diagnose: epidurales Hämatom *rechts* präzentral, trotz linksseitiger Pupillenerweiterung, die den Pfleger veranlaßte, die Patientin zunächst auf die falsche Seite zu lagern, da er glaubte, der Operateur habe sich mit der Seitenangabe geirrt. Bei der oesteoplastischen Freilegung rechts präzentral konnte das bis zu 2 cm dicke Hämatom entleert werden. Patientin bereits am folgenden Tage ansprechbar, Entlassung nach Hause in beschwerdefreiem Zustand am 16. postoperativen Tag.

Die Echo-Encephalographie hat hier durch die schnelle Lokalisation sicher zu dem günstigen Ausgang beigetragen. Der vorliegende Krankheitsfall zeigt die *Unzuverlässigkeit des klinischen Befundes für die Seitenbestimmung. Hier ist die Echo-Encephalographie eindeutig überlegen.*

Fall 16: Johann B., Echo-Nr. 1435/64. 45jähr. Patient am Morgen des 29. 11. 1964 gegen 3 Uhr in seiner Wohnung von der Ehefrau am Boden liegend aufgefunden worden. Anfänglich noch Lallen, dann innerhalb weniger Minuten völlig bewußtlos. Im Krankenhaus wurden Monokelhämatom links und zunehmende Parese der rechten Körperseite festgestellt. Eine Pupillendifferenz bestand nicht. Röntgenaufnahmen ließen keine sichere Beurteilung zu (starke motorische Unruhe). In den nächsten Stunden keine wesentliche Änderung, Verlegung des Patienten am gleichen Tag gegen 11 Uhr. Neurologischer Befund noch unverändert (rechtsseitige Hemiparese und tiefe Bewußtlosigkeit). Pupillen bei Stecknadelkopfgröße ohne Reaktion auf Licht. Zunächst dachte man an hypertonische Massenblutung, da Hochdruck bekannt. Für eine raumfordernde Blutung sprach auch der echo-encephalographische Befund mit einer Mittelechoverlagerung um 6,5 mm nach rechts. Ein Hämatomecho fand sich nicht. Sofort linksseitige Angiographie: großer raumfordernder Prozeß im Bereich des linken Stirnhirns, der im Zusammenhang mit einer jetzt deutlich erkennbaren Frakturlinie im linken Stirnbein als epidurales Hämatom diagnostiziert werden konnte (s. Abb. 132). Osteoplastische Craniotomie: fast gänseeigroße epidurale Blutung über dem linken Stirnhirnpol, die bis an den Sinus sagittalis superior heranreichte. Der Patient erholte sich innerhalb weniger Tage völlig und konnte am 8. 12. 1964 bereits das Bett verlassen.

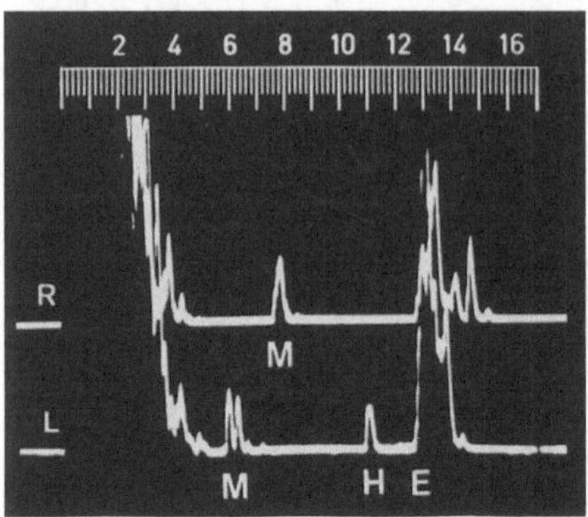

Abb. 131. Echo-Encephalogramm bei einem rechts präzentralen Epiduralhämatom. Weitere Angaben siehe Text. Pat. R. D., 16 J., Echo-Nr. 866/63

Die vorliegende Krankengeschichte zeigt, daß bei Fehlen eines Hämatomechos eine Angiographie unerläßlich ist, da mit einer atypischen Lokalisation der raumfordernden Blutung gerechnet werden muß. Diese Forderung gilt bis zu einer Mittelecho-Verlagerung von 7,5 mm. Alle raumfordernden Blutungen mit einer Verschiebung um 8 mm und mehr sind dagegen von einer großen temporo-parietalen Freilegung aus zu entleeren (s. auch S. 146).

Fall 17: Johann L., Echo-Nr. 962/64. 58jähr. Mann am 3. 12. 1963 bei einer Schlägerei zu Boden geworfen. Am 10. 12. 1963 Krankenhausaufnahme wegen zunehmender Somnolenz und beginnender Lähmung der rechten Körperseite. Verlauf in den folgenden Wochen wechselnd. Der hinzugezogene Neurologe vermutet subdurales Hämatom über der linken Hemisphäre. Am 3. 1. 1964 Aufnahme des Patienten bei uns. Er war ansprechbar, aber deutlich verlangsamt und desorientiert; rechte Pupille zeigte Mydriasis mit träger Lichtreaktion. Auf der rechten Seite durchgehende Parese mit gesteigerten Muskeleigenreflexen und positiven Pyramidenbahnzeichen. Schädelübersichtsaufnahme: Frakturlinie im *rechten Os occipitale*. Echogramm: Mittelechoverlagerung um 3 mm nach rechts, demnach nur geringe Massenverschiebung. Zunächst kein Hämatomecho (s. Abb. 133 a). Bei der linksseitigen Carotisangiographie fiel auf dem a.-p.-Bild bei fehlender Anteriorverlagerung in der venösen Phase ein medialwärts konvex verlaufendes Gefäß auf, das der inneren Begrenzung eines occipitalen Hämatoms

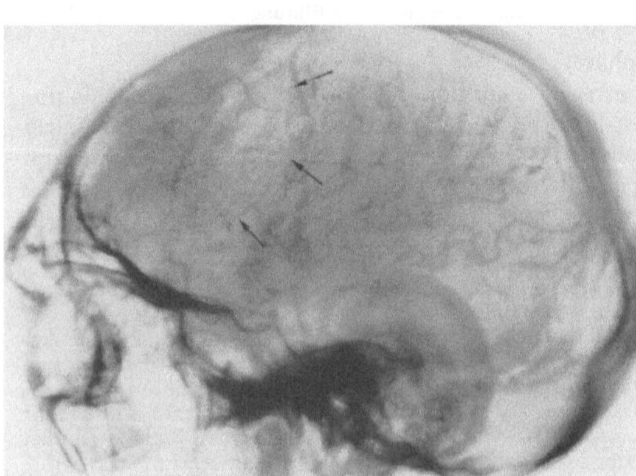

Abb. 132. Carotisangiogramm (spät-arterielle Phase) bei einem frontalen Epiduralhämatom. Auffällige Gefäßarmut über dem Stirnhirn (Pfeile). Pat. J. B., 45 J.

entsprechen konnte (s. Abb. 134 a). Zur Sicherung der Diagnose weitere Serie mit nach rechts gedrehtem Kopf: deutliche Gefäßabdrängung (s. Abb. 134 b). Auf Grund der Anamnese erschien ein epidurales Hämatom am wahrscheinlichsten. Nach der Angiographie wurde noch versucht, von einem weiter

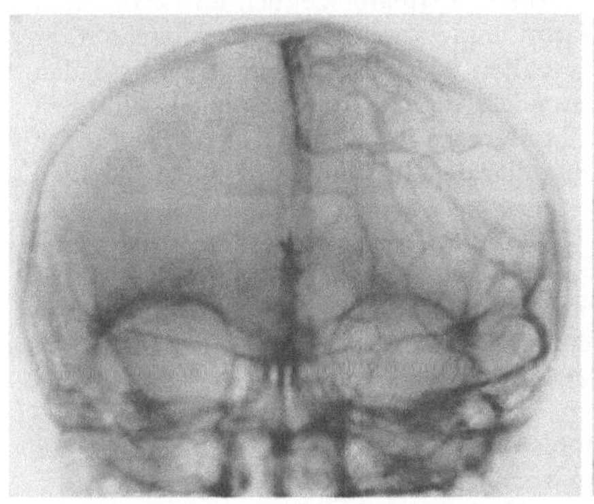

frontal gelegenen Ansatzpunkt aus eine Reflexion der abgedrängten Dura zu erhalten (Ultraschall nach occipital zu gerichtet). Tatsächlich gelang es, von der rechten Temporo-Frontalregion aus eine dem Endecho 24 mm vorauseilende Zacke abzuleiten, während von links her bei gleicher Richtung keine zusätzliche Reflexion zu registrieren war (s. Abb. 133 b). Bei der Operation fand sich ein bereits abgekapseltes Epiduralhämatom von 2,5 cm Dicke. Die Ausfallserscheinungen bildeten sich nach dem Eingriff zurück.

Der zuletzt beschriebene Fall zeigt, daß auch bei einseitigen occipitalen Epiduralhämatomen die Möglichkeit besteht, diese Diagnose allein aus dem Echo-Encephalogramm zu stellen, wenn an diese Lokalisation gedacht und eine entsprechende Untersuchungstechnik angewandt wird. In der Zwischenzeit wurden 2 weitere Blutungen auf diese Weise echo-encephalographisch erkannt.

Abb. 133. a) Verlagerung des M-Echos um 3 mm nach rechts bei einem occipitalen Epiduralhämatom links. b) Ein Hämatomecho (H) ist nur bei Richtung des Prüfkopfes nach occipital zu erhalten. Pat. J. L., 58 J., Echo-Nr. 962/64

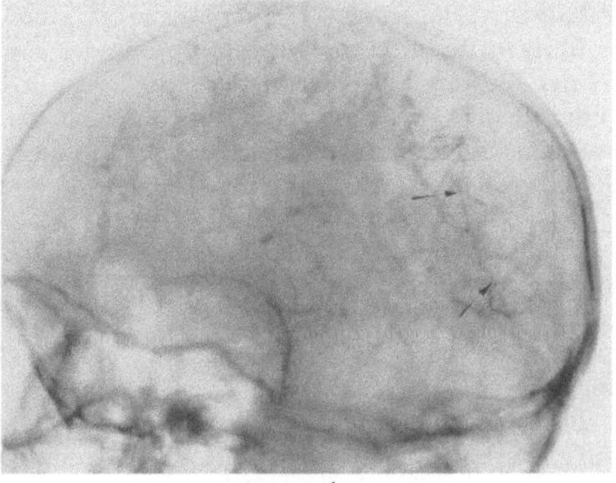

a   b

Abb. 134. Angiogramme des gleichen Pat. wie in Abb. 133. a) im sagittalen Strahlengang zeigt sich in der venösen Phase lediglich ein medialwärts konvex verlaufendes Gefäß, jedoch kein gefäßfreier Bezirk. b) Erst Schrägaufnahmen lassen das occipitale Epiduralhämatom einwandfrei erkennen (Pfeile). Pat. J. L., 58 J.

Besprechung der echo-encephalographischen Untersuchungsergebnisse beim epiduralen Hämatom

Bei einem großen Teil der epiduralen Hämatome genügt das Echo-Encephalogramm, um eine exakte Lokal- und Artdiagnose zu stellen. Die entscheidenden Kriterien sind:

1. die Registrierung einer Mittelechoverlagerung, welche die Seite einer raumfordernden Blutung angibt und

2. der Nachweis eines sogenannten Hämatomechos, das an der durch die Blutung abgedrängten Dura entsteht (s. S. 71).

Bei 60 von 63 epiduralen Hämatomen unserer Beobachtungsserie zeigte sich eine *deutliche Verlagerung des Mittelechos* (95%), die im Durchschnitt 7,3 mm betrug. JEPPSSON (1961) gibt 6,2 mm als Mittelwert an, LITHANDER (1961) 7 mm. Die größte durchschnittliche Mittelechoverschiebung ließen die akuten epiduralen Hämatome in der Temporal- und Parietalregion mit 9,0 bzw. 7,8 mm erkennen. AMBROSE (1964), GELETNEKY (1964) und FISCHGOLD (1967) haben mitgeteilt, daß einzelne frontale Epiduralhämatome keine echo-encephalographisch nachweisbare Massenverschiebung verursacht hätten und deshalb übersehen werden könnten. Unsere 5 Patienten mit frontalen Hämatomen zeigten aber immerhin eine durchschnittliche M-Echo-Verlagerung von 5,6 mm und waren damit eindeutig als raumfordernde Prozesse zu diagnostizieren. Die chronischen Blutungen (9 Patienten, Intervall zwischen Trauma und Diagnosestellung 8 Tage und länger) wiesen nur eine durchschnittliche Verlagerung des Mittelechos um 4,8 mm auf, im Gegensatz zu 7,9 mm der akuten und subakuten Hämatome.

Bei 48 unserer 63 epiduralen Blutungen konnte ein sogenanntes *Hämatomecho* registriert werden (76%). Es handelte sich um alle temporalen, parietalen, temporo-präzentralen und temporo-occipitalen sowie einen Teil der temporo-basalen Hämatome. Bei frontalen, occipitalen und coronaren Blutungen vermißten wir ein Hämatomecho. Zweimal erschien das Hämatomecho fraglich, einmal stellten wir diese Reflexion erst nach der Angiographie fest. Das Duraecho ermöglichte also in 45 Fällen die Diagnose eines epiduralen Hämatoms (71%). Vergleicht man dieses Ergebnis mit den sich aus dem Angiogramm ergebenden differential-diagnostischen Möglichkeiten, so schneidet hier die Echo-Encephalographie sehr gut ab. Nach TÖNNIS, FRIEDMANN, SCHMIDT-WITTKAMP und WALTER (1963) gelang auch durch die Angiographie nur bei 31 von 40 epiduralen Hämatomen (77,5%) die richtige, später operativ bestätigte *Art*diagnose.

Bei 33 besonders akuten Verläufen konnte auf die Angiographie verzichtet und trotzdem durch den echo-encephalographischen Befund die osteoplastische Craniotomie genau über dem Hämatom durchgeführt werden (49%). Bei Fehlen sicherer Hämatomzeichen im Echogramm (Mittelechoverlagerung + Hämatomecho) ist eine Carotisangiographie unerläßlich, wenn nicht die übrigen Befunde in Verbindung mit der festgestellten Massenverschiebung auch so den Ort der Blutung klar erkennen lassen. Dies gilt besonders für die frontalen und occipitalen Epiduralhämatome. Zum Nachweis der über dem Hinterhauptslappen gelegenen Blutungen kann aber ein weiter frontal gewählter Ansatzpunkt für den Prüfkopf in einzelnen Fällen die diagnostischen Möglichkeiten verbessern.

Die echo-encephalographisch festgestellte *Hämatomdicke* lag im Durchschnitt bei 21,4 mm, bei Erwachsenen maximal 32 mm, minimal 12 mm. Nur bei einem 6 Monate alten Säugling mit einem außergewöhnlich großen Epiduralhämatom betrug der Durchmesser der Blutung 40 mm. Bei einer bestimmten Massenverschiebung kann man eine Hämatomdicke erwarten, die beim Epiduralhämatom etwa das Dreifache der gemessenen Mittelechoverlagerung erreicht.

Bisher lag die *Letalität* des epiduralen Hämatoms nach Angaben des Schrifttums immer noch unverhältnismäßig hoch. Sie hängt einmal ab von der gleichzeitig vorliegenden Hirnverletzung, andererseits vom Zeitpunkt der operativen Entleerung der Blutung. Die *Prognose* des epiduralen Hämatoms kann durch den Einsatz der Echo-Encephalographie entscheidend verbessert werden.

Tab. 15 zeigt den in den letzten Jahren durch Einführung der Echo-Encephalographie vollzogenen *Wandel in der Diagnostik epiduraler Hämatome,* der von einer erheblichen Senkung der Letalität begleitet war. Unter Abzug der 9 postoperativ aufgetretenen Epiduralhämatome, die alle überlebten, verstarben von den übrigen 54 posttraumatischen Fällen, die seit Anwendung der Echo-Encephalographie an unserer Klinik behandelt wurden, nur 10. Selbst bei Patienten mit doppelseitigen Streckkrämpfen kann bei sofortiger Trepanation noch in einem relativ hohen Prozentsatz mit einem günstigen Ausgang gerechnet werden. So überlebten von 7 Patienten mit einer derartigen Komplikation in den beiden letzten Jahren 5.

Von den 10 verstorbenen Patienten hatten 5 ein freies Intervall. Sie wurden jedoch nach Stellung der Verdachtsdiagnose teilweise über Strecken von mehr als 100 km transportiert und waren präoperativ in einem prognostisch sehr ungünstigen Zustand (beiderseits weite,

Tabelle 15. *Diagnostik und Behandlungsergebnisse bei 84 epiduralen Hämatomen der Jahre 1959—1966*

Jahr	Anzahl der Patienten	Angiographie	diagnostiziert durch		verstorben
			Echo-EG + Angiographie	Echo-Encephalographie	
1959—1962	21	21	—	—	10 (48%)
1963—1964	36	—	23	13	7 (19%)
1965—1966	27	2	5	18	3 (11%)
Total [1]	84	23	28	31	20 (24%)

[1]) Die Quersumme ergibt nur 82 Patienten. Zwei Fälle wurden durch Operation, bzw. Sektion diagnostiziert. (1. Fall: Echo o. B., Entdeckung eines 1,5 cm dicken Epiduralhämatoms bei Hebung einer Impressionsfraktur im Parietalbereich, 2. Fall: Mittelecho um 5,0 mm verlagert. Kein Hämatomecho. Unterlassung weiterer Diagnostik wegen Mehrfachverletzung; Sektion zeigte 3 cm dickes frontales Epiduralhämatom.)

reaktionslose Pupillen, reflexlos, Atemstörungen, Streckkrämpfe). 3 Patienten hatten eine so schwere begleitende Hirnverletzung, daß der letale Ausgang darauf zurückzuführen war. Die übrigen 2 Patienten wiesen neben dem epiduralen Hämatom Thoraxverletzungen auf, die zusätzlich durch Hypoxie zu einer irreversiblen Hirnschädigung geführt hatten. Ideale diagnostische und operative Möglichkeiten sowie eine gut funktionierende Organisation vorausgesetzt, könnte die Letalität des epiduralen Hämatoms auf etwa 10% herabgemindert werden (vgl. hierzu auch BÖHMER und CARLSSON, 1964).

b) Akutes subdurales Hämatom

Die echo-encephalographischen Befunde beim akuten subduralen Hämatom lassen keine so weitgehenden diagnostischen Schlüsse zu wie bei den epiduralen Blutungen, da ein derart charakteristisches Hämatomecho fehlt (vgl. S. 71). Die Reflexion, die zwischen Hirnoberfläche und Blutansammlung entsteht, hat eine wesentlich kleinere Amplitude als das Duraecho (vgl. Abb. 69 b und 70). Von 64 akuten subduralen Hämatomen, die wir echo-encephalographisch untersucht haben, wiesen 63 ein pathologisches Ultraschallbild auf, wodurch die Diagnose einer intrakraniellen Raumforderung im Bereich einer Großhirnhemisphäre gestellt werden konnte (vgl. auch Tab. 13). Die durchschnittliche Verlagerung des Mittelechos betrug 7,4 mm, unterschied sich also nicht von derjenigen bei epiduralen Hämatomen. Die Fälle mit einer Massenverschiebung unter 6,0 mm zeigten flächenhafte Blutungen von nur 4,0 bis 8,0 mm Dicke. Die ganz akuten Verlaufsformen führten meist zu einer Verlagerung des Mittelechos um 8,0 bis 11,0 mm. Nur in einem Fall wurde eine vorhandene Massenverschiebung im Echo-Encephalogramm nicht angezeigt. Während sich im Angiogramm eine Verlagerung der inneren Hirnvenen um knapp 1 cm fand, war das Echogramm auch bei Kontrolle nach der Gefäßdarstellung exakt mittelständig. Eine Erklärung für diese Fehlmessung bzw. Fehlanzeige fand sich nicht.

In 31 Fällen (48%) konnte eine zusätzliche Reflexion vor dem Endecho bei Beschallung von der Gegenseite der Blutung registriert werden, die eine Amplitude von nur wenigen Millimetern aufwies und deren durchschnittlicher Abstand vom Endecho 12,6 mm betrug. Eine Darstellung des Hämatomechos bei der akuten Subduralblutung von der Seite der Läsion aus ist nach unseren bisherigen Erfahrungen nicht möglich. Meist findet sich eine Verlängerung des Initialechos, in manchen Fällen gelingt sogar die Registrierung des Mittelechos von der Hämatomseite her kaum (vgl. hierzu auch DREESE, HAYES, KEMPE und McHENRY, 1966; JEFFERSON und HILL, 1966).

Ein Hämatomecho ließ sich bei den subakuten Verlaufsformen häufiger feststellen als bei den akuten. Unter der Operation ist zu beobachten, daß bei den akuten subduralen Hämatomen meist die Furchen und Windungen noch deutlich ausgeprägt sind (vgl. Abb. 135), während später eine zunehmende Abplattung eintritt. Sicherlich ändern sich dadurch auch die Reflexionsbedingungen für den Ultraschall.

Mit zunehmender Erfahrung war es immer häufiger möglich, auch bei dieser Blutungsform die Artdiagnose aus dem Echo-Encephalogramm abzulesen. Es erfordert aber eine längere Zeit zur Einarbeitung, da das Hämatomecho, wie bereits mehrfach erwähnt, lange nicht so charakteristisch ist wie beim epiduralen Hämatom. Immerhin war in 26 Fällen von akutem Hämatom der echo-encephalographische Befund so eindeutig, daß auf jegliche Kontrastmitteldiagnostik verzichtet werden konnte (41%). Bei den übrigen 38 Patienten führten wir zur Sicherung der Diagnose eine Carotisangiographie durch.

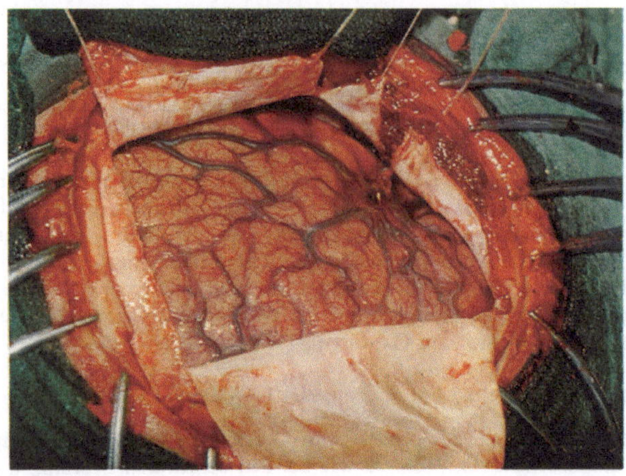

Abb. 135. Zustand nach Entleerung eines echo-encephalographisch lokalisierten akuten subduralen Hämatoms links präzentral (vgl. Echogramm des gleichen Pat. in Abb 137). Trotz der Kompression des Gehirns durch die Blutung sind die Hirnwindungen und Furchen noch deutlich ausgeprägt. Dadurch ergeben sich für den Ultraschall ungünstige Reflexionsbedingungen an der Hämatomgrenzfläche. Pat. H. B., 60 J.

Beim akuten subduralen Hämatom hat sich die echo-encephalographische Verlaufsbeobachtung als sehr wertvoll erwiesen. Mehrfach konnte bei der Klinikaufnahme kurz nach dem Trauma noch ein mittelständiges Echogramm abgeleitet werden, während sich bereits eine halbe Stunde später eine Mittelechoverlagerung um 4,0 bis 6,0 mm fand, bei ganz akuten Verläufen sahen wir sogar die Entstehung einer Massenverschiebung um 10 mm innerhalb einer knappen Stunde. *Ein mittelständiges Echogramm darf also keinesfalls dazu verleiten, den Patienten nicht weiter zu kontrollieren!*

Kasuistik

Zwei Krankengeschichten von Patienten mit akuten subduralen Hämatomen sollen die echo-encephalographischen Möglichkeiten bei dieser Blutungsform veranschaulichen.

Fall 18: Luise H., Echo-Nr. 1932/65. Die 37jähr. Patientin wurde am Morgen des 31. 10. 1965 in einem auswärtigen Krankenhaus in bewußtlosem Zustand aufgenommen. Ein Trauma war nicht zu eruieren; nach durchzechter Nacht konnte die Patientin morgens nicht mehr erweckt werden. Nachdem ein Koma durch Stoffwechselerkrankung oder Vergiftung ausgeschlossen war und sich eine linksseitige Hemiparese entwickelt hatte, erfolgte Verlegung am 1. 11. 1965 mit Verdacht auf eine *rechtsseitige Hirnblutung.* Aufnahmebefund: keine äußeren Verletzungszeichen. Tiefe Bewußtlosigkeit, schnarchende Atmung; auf Schmerzreize Abwehrbewegung mit dem rechten Arm und Bein, links Strecktendenz. Pupillen leicht seitendifferent, links Spur weiter als rechts, Bulbi divergent. Reflexe lebhaft, seitengleich, Babinski bds. positiv. Geringe Nackensteifigkeit, Liquor leicht blutig. Echo-Encephalogramm: Verlagerung des Mittelechos von links nach rechts um 7,0 mm (s. Abb. 136 b). Bei

Richtung des Ultraschalls nach links parietal kleine, auf ein subdurales Hämatom verdächtige Reflexion 11 bis 12 mm vor dem Endecho (s. Abb. 136 a). Wegen der unklaren Vorgeschichte und der homolateralen Parese erfolgte zur Sicherheit Carotisangiographie links, die ein *akutes subdurales Hämatom über der linken Hemisphäre bestätigte* (s. Abb. 136 c). Entleerung der Blutung über osteoplastische Freilegung. Sie stammte aus einer kleinen Kontusion links parietal mit Abriß einer Hirnrindenarterie. Postoperativ langsame Erholung und Rückbildung der linksseitigen Hemiparese. Nachbehandlung in einer Nervenklinik wegen Parkinsonismus.

Während der klinische Befund mit einer linksseitigen Hemiparese für einen raumfordernden Prozeß im Bereich der rechten Großhirnhemisphäre zu sprechen schien, war durch das Ergebnis der Echo-Encephalographie sofort zu erkennen, daß es sich um eine homolaterale Parese handeln mußte. Differentialdiagnostisch wurde wegen der kleinen hämatomverdächtigen Reflexion, die bei Beschallung nach links auftrat, in erster Linie an ein akutes subdurales Hämatom gedacht. Im Hinblick auf die unklare Vorgeschichte erfolgte aber zur Sicherheit noch eine linksseitige Carotisangiographie.

Fall 19: Hans B., Echo-Nr. 1965/65. Der 60-jähr. Mann wurde am Morgen des 16. 11. 1965 gegen 6 Uhr bewußtlos im Treppenhaus vor seiner Wohnung aufgefunden und zu uns gebracht. Wahrscheinlich war er bereits gegen 23 Uhr am Vorabend dort gestürzt. Aufnahmebefund: tiefe Bewußtlosigkeit, schnarchende Atmung, erhebliche Unterkühlung (28° C rectal). Auf Schmerzreize schwache Abwehrbewegungen mit der rech-

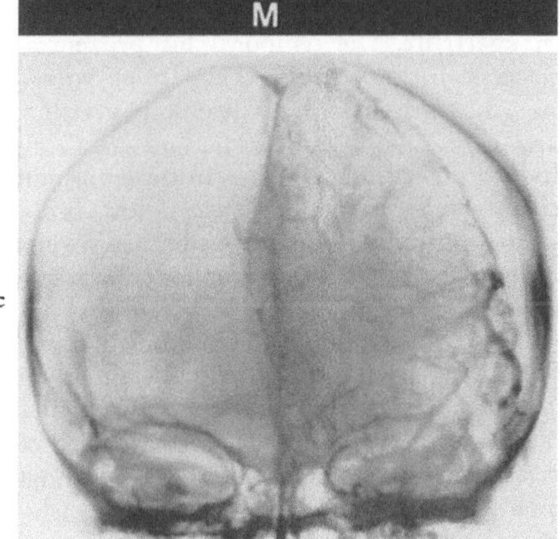

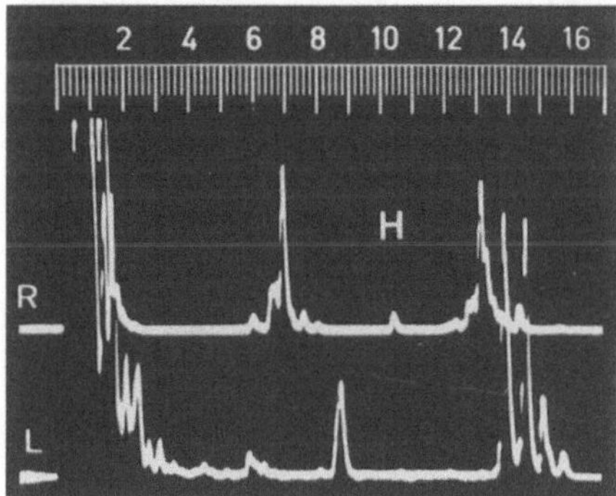

Abb. 136 a—c
Abb. 137

Abb. 136 a bis c. Echo-Encephalogramme und Angiogramm einer 37jährigen Patientin mit akutem Subduralhämatom über der linken Hemisphäre. Weitere Angaben s. Text. Pat. L. H., Echo-Nr. 1932/65

Abb. 137. Echo-Encephalogramm eines 60jährigen Mannes mit akutem Subduralhämatom links präzentral. Weitere Angaben s. Text. Pat. H. B., Echo-Nr. 1965/65

ten Körperseite. Linke Pupille weit und reaktionslos, rechts mittelweit, ebenfalls ohne Reaktion auf Licht. Keine Muskelreflexe, keine Pyramidenbahnzeichen. Äußere Verletzungszeichen fehlten. Echo-Encephalogramm: massive Verdrängung von links nach rechts um 10 mm (s. Abb. 137). Bei Richtung des Ultraschalls von rechts nach links präzentral 23 mm vor dem Endecho Reflexion geringer Amplitude, die im Zusammenhang mit dem klinischen Befund auf ein ausgedehntes akutes subdurales Hämatom im linken Präzentralbereich verdächtig erschien (s. Abb. 137 oben). Osteoplastische Craniotomie links temporo-präzentral ohne weitere Diagnostik. Entleerung eines maximal 2,5 cm dicken akuten subduralen Hämatoms, das aus einer abgerissenen Brückenvene im Bereich der Fissura Sylvii stammte (s. Abb. 135). Postoperativ zunächst Aufklaren des Bewußtseins innerhalb einer Woche. Nach wechselhaftem Verlauf Exitus letalis am 30. 12. 1965 im Herz-Kreislaufversagen.

Durch den echo-encephalographischen Befund war im vorliegenden Falle die vollständige Diagnose möglich, auf Kontrastmitteluntersuchungen konnte verzichtet werden. Die osteoplastische Craniotomie erfolgte über dem Ort des Hämatomechos. Ein solches Vorgehen erbringt meist einen Zeitgewinn von etwa einer halben Stunde, die bei einem akuten intrakraniellen Hämatom von lebensentscheidender Bedeutung sein kann. Der 60jähr. Patient war aber nicht mehr in der Lage, die durch Hirnstammkompression und Unterkühlung erlittenen Schäden zu kompensieren.

c) Intracerebrales Hämatom

Auch intracerebrale Hämatome führen rasch zu einer *deutlichen Massenverschiebung*, die im Echo-Encephalogramm an einer Verlagerung des Mittelechos zu erkennen ist. Die 23 einseitig ausgebildeten Blutungen verursachten eine durchschnittliche Mittelechoverlagerung um 6,3 mm. Dieser relativ niedrige Wert kommt vor allem dadurch zustande, daß 12 (52%) der einseitigen intracerebralen Hämatome im Stirnhirnbereich lokalisiert waren (vgl. Kap. über Abhängigkeit der Mittelechoverlagerung von der Tumorlokalisation, S. 82/83). Die durchschnittliche Massenverschiebung der frontalen Blutungen betrug 5,4 mm. Sie ließen sich hierdurch einwandfrei als raumfordernde Prozesse erkennen. Bemerkenswert ist, daß diese mittlere Verlagerung den Wert bei den frontalen Gliomen von etwa 3 mm erheblich übertrifft. Die temporal bis präzentral gelegenen intracerebralen Hämatome wiesen eine durchschnittliche Mittellinienverschiebung von 7,2 mm auf. Hämatome im Occipitallappen wurden in Übereinstimmung mit den Angaben in der Literatur nicht beobachtet. Differentialdiagnostische Hinweise ergaben sich aus dem Ausmaß der Massenverschiebung nicht.

Drei intracerebrale Hämatome waren doppelseitig frontal entwickelt. Zwei hiervon wiesen ein unauffälliges Echo-Encephalogramm auf, einmal wurde eine Mittelechoverlagerung um 2,5 mm registriert, bedingt durch unterschiedliche Größe der beiden Blutungen.

Von den Hämatomen selbst hervorgerufene *Komplexe pathologischer Echos* können nur bei temporaler bzw. präzentraler Lokalisation einer Blutung registriert werden, da die frontalen Hämatome vom Ultraschall bei der von uns angewandten Untersuchungstechnik nicht zu erfassen sind. Von 11 im Bereich des Schläfenlappens und etwas ober-

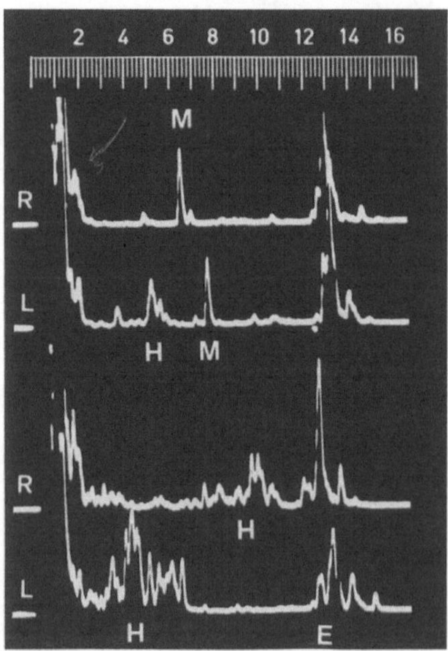

Abb. 138. Echo-Encephalogramme einer 45jährigen Patientin mit intracerebralem Hämatom im linken Schläfenlappen. Oberes Kurvenpaar: Verlagerung des Mittelechos (M) um 5,5 mm von links nach rechts, zusätzlich hämatomverdächtige Reflexion (H) vor dem *Mittelecho bei Beschallung von links.* Unteres Kurvenpaar: Bei Richtung des Ultraschalls nach temporobasal kommt ein deutlicher Komplex pathologischer Echos (H) zur Darstellung, der dem Hämatom entspricht. Pat. R. M., Echo-Nr. 1074/64

halb der Fissura Sylvii gelegenen Hämatomen sahen wir bei 8 Hämatomechokomplexe (vgl. Abb. 138), die eine genauere Lokalisation der Blutung ermöglichten.

Bei 6 Patienten wurde wegen des besonders akuten Verlaufs auf eine Angiographie verzichtet. Ein Beispiel hierzu bietet die folgende Krankengeschichte:

Fall 20: Dieter B., Echo-Nr. 1864/65. Der 17jähr. Junge verunglückte am 17. 9. 1965 kurz nach 19 Uhr mit dem Moped. Bei der Klinikaufnahme zunächst noch ansprechbar, motorisch unruhig. Die einfache Röntgenaufnahme des Schädels zeigte eine frontale Impression beiderseits, links stärker als rechts ausgeprägt. Innerhalb weniger Minuten entwickelte sich eine *linksseitige* Hemiparese, der Patient wurde tief bewußtlos, die linke Pupille erweiterte sich maximal und reagierte nicht mehr auf Licht. Auch die rechte Pupille wurde wenig später weit und reaktionslos. Im Echo-Encephalogramm, das sofort abgeleitet wurde, fand sich eine Verlagerung der Mittelstrukturen um 6,5 mm von links nach rechts. Es sprach demnach für einen raumfordernden Prozeß *links*. Also bestand eine homolaterale Parese. Im Zusammenhang mit dem klinischen Befund wurde sofort (45 min nach dem Unfallereignis) eine große osteoplastische Freilegung links frontal durchgeführt. Nach Eröffnung der Dura, die maximal gespannt war und schwarzblau durchschimmerte, stieß man zunächst auf ein knapp einen Zentimeter dickes akutes subdurales Hämatom, das von frontal bis temporal reichte. Nach Entleerung dieser Blutung fand sich dann ein etwa 60 cm³ großes intracerebrales Hämatom im linken Stirnhirn, das aus einer größeren Arterie, die durch einen Knochensplitter eröffnet war, stammte.

Nach dem Eingriff erholte sich der Patient langsam innerhalb von 4 Wochen. Nach einem Jahr bestand noch eine deutliche Hirnleistungsschwäche, das Sehvermögen des linken Auges war fast erloschen. Im Echogramm zeigte sich jetzt eine deutliche Erweiterung des Ventrikelsystems.

Vor Einführung der Echo-Encephalographie hätte man bei dieser Symptomatologie sicher eine Carotisangiographie vorgenommen, da sich aus dem klinischen Befund allein wohl nur selten klar erkennen läßt, ob eine vorhandene Parese homolateral ist. Hier hat sich die Echo-Encephalographie als eine sehr wertvolle Hilfe bei der Diagnostik von Komplikationen nach Schädel-Hirntrauma erwiesen. Speziell bei frontalen bzw. präzentralen Hämatomen kommt nach unseren Erfahrungen eine homolaterale Parese relativ häufig vor. Der von der Blutung ausgehende Druck pflanzt sich diagonal durch den Schädel fort und führt am gegenseitigen Tentoriumrand zu einer Mittelhirneinklemmung. Der erste Patient mit Hämatomverdacht, bei dem wir eine Echo-Encephalographie vornahmen, wies eine solche Symptomatik auf. Da sich unsere echo-encephalographischen Studien am Anfang befanden, wurde das Ultraschalluntersuchungsergebnis für falsch gehalten und auf der zur Hemiparese kontralateralen Seite angiographiert. Es fand sich eine Verdrängung der Anterior zur gleichen Seite. Die Angiographie der Gegenseite ergab dann ein intracerebrales Hämatom im Stirnhirn. *Die Echo-Encephalographie ist zur Seitenlokalisation eines raumfordernden Prozesses wesentlich zuverlässiger als der klinische Befund.*

d) Chronisches subdurales Hämatom, ein- und doppelseitig

Unter den 41 von uns beobachteten chronischen subduralen Hämatomen waren 27 einseitig und 14 doppelseitig ausgebildet (s. Tab. 13). Alle *einseitigen* zeigten *eine deutliche Verlagerung des Mittelechos*, die durchschnittlich 8,8 mm betrug (JEPPSSON 8,6 mm, 1961). Sie lag damit etwas höher als diejenige der akuten intrakraniellen Blutungen. Zieht man für die Berechnung des Mittelwertes nur die älteren Blutungen heran, die im Angiogramm eine bikonvexe Form haben, so kommt man sogar auf einen Durchschnitt von 9,3 mm.

Unter den *doppelseitigen subduralen Hämatomen* wiesen — bedingt durch die unterschiedliche Größe der beiden Flüssigkeitsansammlungen — immerhin 5 eine Verschiebung des Mittelechos auf, die verständlicherweise kein sehr hohes Ausmaß erreichte (je einmal 2,0; 3,0; 4,0; 5,0 und 6,0 mm). Bei den übrigen 9 Patienten fand sich das Mittelecho an normaler Stelle.

Bei einem Patienten unterlief eine Fehlmessung. Es handelte sich um einen 12jähr. Jungen mit einem ausgedehnten subduralen Hämatom, das fast über die gesamte rechte Hemisphäre reichte. Gleichzeitig lag eine temporale Arachnoidalcyste vor, die die Ableitung des Mittelechos erschwerte. Da außerdem noch im EEG ein linksseitiger Herd vorhanden war, konnten wir uns nicht zu einer Seitenangabe nach dem Echogramm entschließen. Die Diagnose wurde erst durch Carotisangiographie geklärt.

Auch bei den chronischen subduralen Hämatomen läßt sich in vielen Fällen von der Grenzfläche Gehirn/Hämatomkapsel/Blutung eine zusätzliche Reflexion ableiten. Mit der üblichen Beschallungstechnik kann aber nur die Massenverschiebung festgestellt werden, da das Hämatom meist höher liegt und nicht vom Ultraschallstrahlenbündel erfaßt wird.

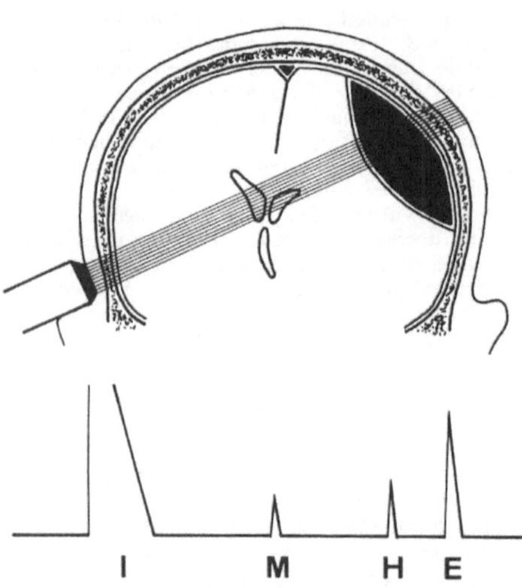

Abb. 139. Beschallungstechnik beim chronischen subduralen Hämatom

Durch eine spezielle Untersuchungstechnik (BRÜCKNER, 1963; DE VLIEGER, 1964), wobei der Prüfkopf temporal angesetzt und in Richtung auf die gegenüberliegende Parietalregion nach oben gekippt wird, läßt sich das *Hämatomecho* aber darstellen (vgl. Schema in Abb. 139). Die Reflexion taucht nur auf, wenn der Ultraschall die Grenzfläche weitgehend senkrecht trifft. Das Hämatomecho erreicht in diesen Fällen ungefähr ein Viertel bis die Hälfte der Endechohöhe. Nur das erste von uns mit Ultraschall untersuchte einseitige chronische subdurale Hämatom und der eben erwähnte Fall einer Fehlmessung zeigten im Echogramm diese Reflexion nicht, da an diese spezielle Untersuchungsmöglichkeit nicht gedacht worden war.

Auch bei den *doppelseitigen Subduralhämatomen* konnten in 10 von 14 Fällen durch Schrägbeschallung *beiderseits Hämatomechos* registriert werden. Während die diagnostische Zuverlässigkeit des Hämatomechos im Falle einer einseitigen Blutung nach unseren Erfahrungen sehr groß und die exakte Diagnose tatsächlich bei den meisten Patienten durch Ultraschall allein möglich ist, kann eine hämatomverdächtige Reflexion, die beiderseits vor dem Endecho auftritt, nicht

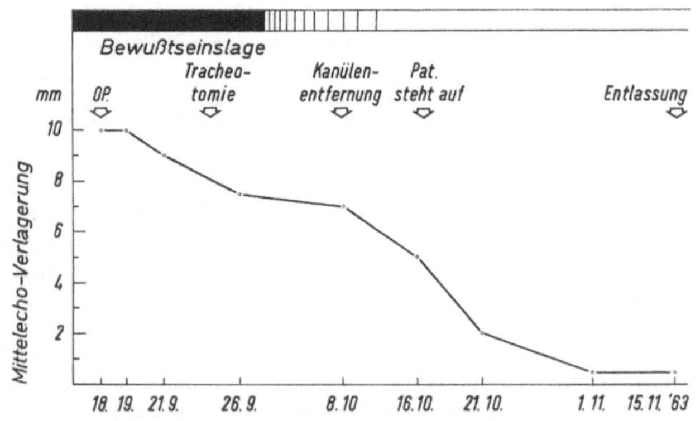

Abb. 140. Echo-encephalographische Verlaufskontrolle nach Entleerung eines subakuten subduralen Hämatoms bei einem 55jährigen Patienten. Pat. J. R., Echo-Nr. 758/1—9/63

als beweisend für das Vorliegen eines doppelseitigen subduralen Hämatoms angesehen werden. Ähnliche Reflexionen finden sich auch bei einer Reihe von Patienten mit cerebralen Gefäßprozessen. Diese Echos stammen von erweiterten subarachnoidalen Räumen. Trotzdem kann die Echo-Encephalographie auch bei doppelseitigen chronischen subduralen Hämatomen in einzelnen Fällen von großem Nutzen sein, worauf weiter unten noch näher eingegangen wird.

Das Hämatomecho hatte bei den einseitigen Blutungen durchschnittlich 20,0 mm Abstand vom Endecho, bei den bilateralen 16,0 mm. Durch Carotisangiographie, die in allen Fällen erfolgte, und bei der Operation ließ sich die echo-encephalographisch gemessene Dicke der Blutung bestätigen. Während wir präoperativ nach der Echo-Encephalographie immer die Gefäßdarstellung durchführen, kann in allen Fällen auf eine Kontrollangiographie nach Entleerung der Blutung verzichtet werden, da der Erfolg der Operation durch Rückbildung der Massenverschiebung und Verschwinden des Hämatomechos echo-encephalographisch einwandfrei zu beurteilen ist. Der Rückgang der Mittelechoverlagerung dauert im allgemeinen 4 bis 6 Wochen (s. Abb. 140) (vgl. auch FISCHGOLD et al., 1967). Dieser Zeitraum entspricht den angiographischen Verlaufsbeobachtungen von McLAURIN und HELMER (1966).

Ein Hämatomecho ist meist auch noch eine Zeitlang zu registrieren, allerdings in einem wesentlich geringeren Abstand vom Endecho, dem es sich langsam nähert. Die Echogrammserie in Abb. 141 zeigt die echo-encephalographische Rückbildungskontrolle der Blutung an Hand des Hämatomechos, das nach 6 Wochen nicht mehr nachweisbar ist. PARKINSON und CHOCHINOW (1960) gelangten durch röntgenologische Kontrolle der an Dura und Hirnoberfläche angebrachten Silberclips zu Zeiträumen von 30 bis 60 Tagen, die bis zum völligen Anliegen des Gehirns an der Dura benötigt wurden.

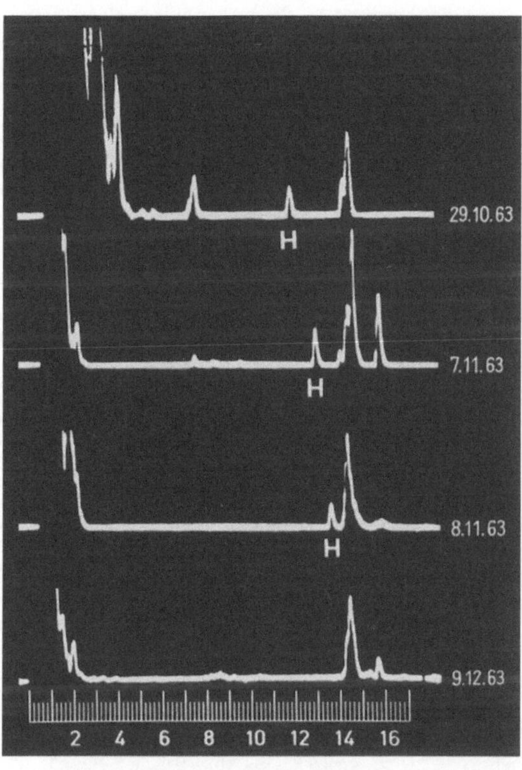

Abb. 141. Echo-encephalographische Rückbildungskontrolle eines chronischen subduralen Hämatoms nach operativer Entleerung. Langsame Annäherung des Hämatomechos (H) an das Endecho. Nach 6 Wochen ist kein Hämatomecho mehr nachzuweisen. Pat. B. Sch., 59 J., Echo-Nr. 821/63

Kasuistik

Fall 21: Josef M., Echo-Nr. 876/63. Der 41jähr. Patient hatte am 20. 9. 1963 ein Schädeltrauma erlitten. Commotionssyndrom, anschließend längere Zeit Kopfschmerzen. Gegen Ende November 1963 zunehmende Benommenheit. Aufnahme bei uns am 26. 11. 1963. Patient deutlich verlangsamt und nicht klar orientiert, neurologischer Befund unauffällig. Stauungspapille beiderseits. EEG ohne Herdhinweis. Echo-Encephalogramm: Verlagerung des Mittellinienechos um 11,0 mm von links nach rechts (s. Abb. 142 unten), bei Schrägbeschallung von rechts nach links parietal 26 mm vor dem Endecho Hämatomreflexion (s. Abb. 142 oben). Diagnose: chronisches subdurales Hämatom über der linken Großhirnhemisphäre von 26 mm Dicke. Bestätigung des echo-encephalographischen Befundes durch Carotisangiographie (s. Abb. 142) und anschließende Operation.

Durch die Echo-Encephalographie kann bei fehlendem Seitenhinweis im neurologischen Befund oder im EEG sofort die Lokalisation eines einseitigen Hämatoms festgestellt werden.

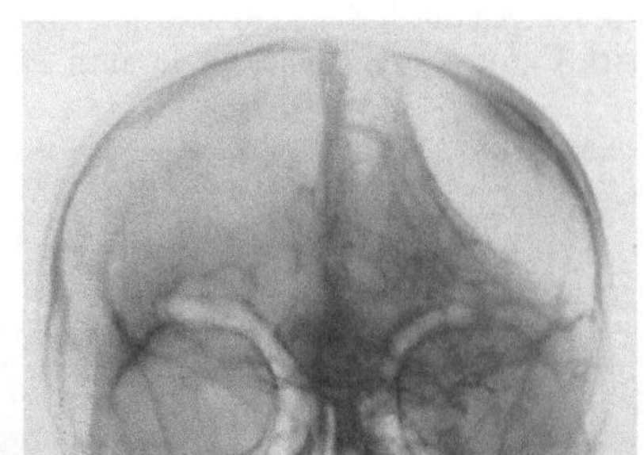

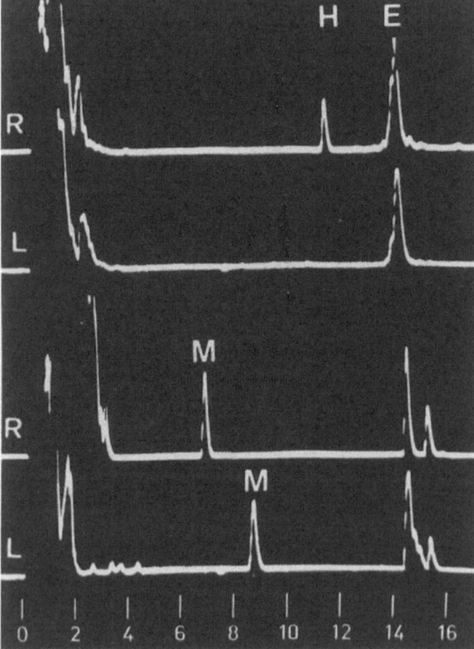

Abb. 142. Echo-Encephalogramme eines 41jährigen Mannes mit chronischem subduralen Hämatom über der linken Hemisphäre. Unteres Kurvenpaar: Verlagerung des Mittelechos (M) um 11,0 mm nach rechts. Oberes Kurvenpaar: Erst bei Anwendung der Schrägbeschallungstechnik taucht ein Hämatomecho (H) in 26,0 mm Abstand vom Endecho (E) auf und zeigt ein dickes chronisches subdurales Hämatom links parietal an. Oben: Bestätigung der echo-encephalographischen Diagnose durch Carotisangiographie. Pat. J. M., Echo-Nr. 876/63

Durch Anwendung der Schrägbeschallung gelingen sowohl Artdiagnose als auch Dickenmessung der Blutung.

Fall 22: Frieda H., Echo-Nr. 2177/66. Die 67jähr. Frau wurde wegen eines angiographisch festgestellten chronischen subduralen Hämatoms über der rechten Hemisphäre (s. Abb. 143) aus einer auswärtigen Nervenklinik verlegt. Der angiographische Befund mit gefäßfreiem Bezirk im Parietalbereich und deutlicher Anteriorverlagerung schien für eine einseitige Lokalisation zu sprechen. Im Echo-Encephalogramm fand sich eine Verschiebung der Mittelstrukturen um nur 6,0 mm bei einem Hämatomecho rechts parietal in 24,0 mm Abstand vom Endecho (s. Abb. 143). Eine derart geringfügige Mittelechoverlagerung bei einem so ausgedehnten Hämatom schien suspekt auf ein zweites Hämatom über der linken Hemisphäre. Die Schrägbeschallung von rechts nach links ergab in 12,0 mm Abstand vom Endecho nach parieto-occipital zu ein weiteres hämatomverdächtiges Echo (s. Abb. 143 unten). Nach der Entleerung des rechtsseitigen Hämatoms über ein parietales Bohrloch wurde daher eine zweite Trepanation links parieto-occipital vorgenommen. Es fand sich das echo-encephalographisch vermutete zweite Hämatom, das maximal 1,5 cm dick war.

Der vorliegende Fall zeigt den Wert der *Echo-Encephalographie als Ergänzung zur Angiographie.* Da die Hämatomdicke bei chronischen subduralen Blutungen einseitiger Entwicklung nach unseren Erfahrungen durchschnittlich nur das 2,3fache der Mittelechoverlagerung beträgt, mußte trotz eindeutig erscheinenden angiographischen Befundes an ein doppelseitiges Hämatom gedacht werden, da hier der 4fache Wert errechnet wurde. Es ließ sich auch ein einwandfreies Hämatomecho auf der nicht angiographierten Seite feststellen. Der Ultraschallbefund wurde operativ bestätigt.

Fall 23: Josef R., Echo-Nr. 1034/64. Der 65jähr. Mann kam wegen eines bereits angiographisch festgestellten chronischen subduralen Hämatoms über der linken Hemisphäre zur Aufnahme. Da sich die A. cerebri anterior nahezu mittelständig verhielt, erfolgte auch noch Angiographie rechts, die jedoch nirgends eine Gefäßabdrängung von der Kalotte erkennen ließ. Das Echo-Encephalogramm zeigte eine geringgradige Abweichung des Mittellinienechos (1,5 mm nach links). Bei der Schrägbeschallung wurde von rechts her sofort ein Hämatom-

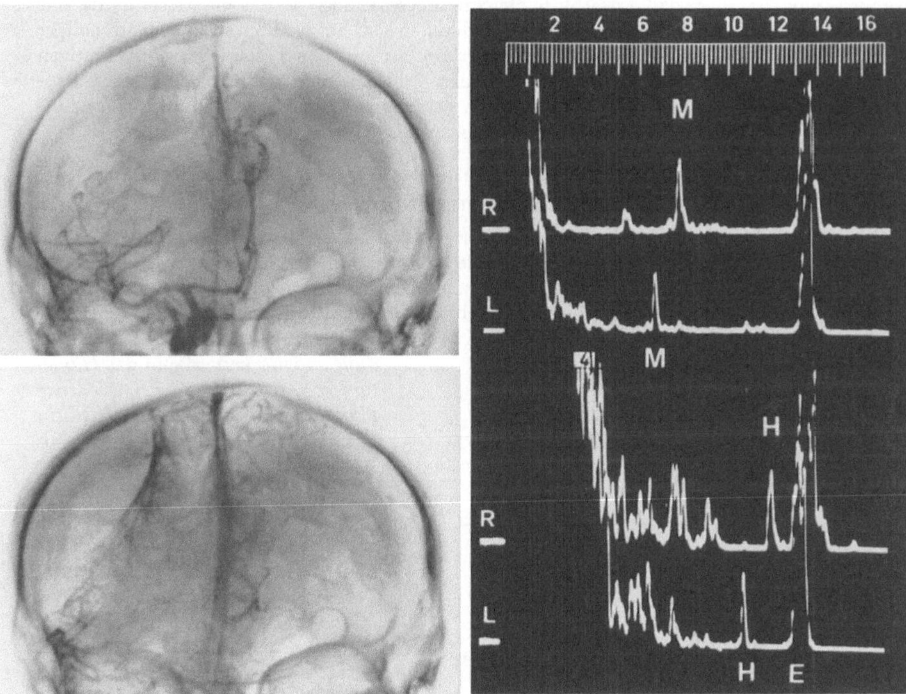

Abb. 143. Echo-encephalographische Diagnose eines doppelseitigen chronischen Subduralhämatoms. Trotz eindeutiger Verlagerung von A. cerebri anterior und inneren Venen handelt es sich nach dem Echogramm um ein doppelseitiges Hämatom, da beiderseits durch Schrägbeschallung Hämatomechos (H) nachzuweisen sind (unteres Kurvenpaar). Hämatomdicke rechts 24, links 12 mm. Bestätigung durch Operation. Pat. F. H., 67 J., Echo-Nr. 2177/66

echo sichtbar (s. Abb. 144), während bei Ableitung von links erst bei Richtung des Ultraschallstrahlenbündels nach rechts occipito-parietal eine hämatomverdächtige Reflexion auftauchte. Der echo-encephalographische Befund sprach also für eine zweite Blutung auf der rechten Seite, die weiter occipital lokalisiert sein mußte. Diese Annahme bestätigte sich bei der Operation. Beiderseits wurden Hämatome von 2 cm Durchmesser über Bohrlöcher entleert.

Auch bei diesem Patienten mit doppelseitigem subduralen Hämatom stellte die Echo-Encephalographie eine wertvolle Ergänzung des angiographischen Befundes dar.

Nach den eigenen Erfahrungen läßt sich beim einseitigen chronischen subduralen Hämatom immer eine Grenzflächenreflexion ableiten, so daß beispielsweise eine Abgrenzung gegenüber einer geschwulstbedingten Massenverschiebung kaum Schwierigkeiten bereitet.

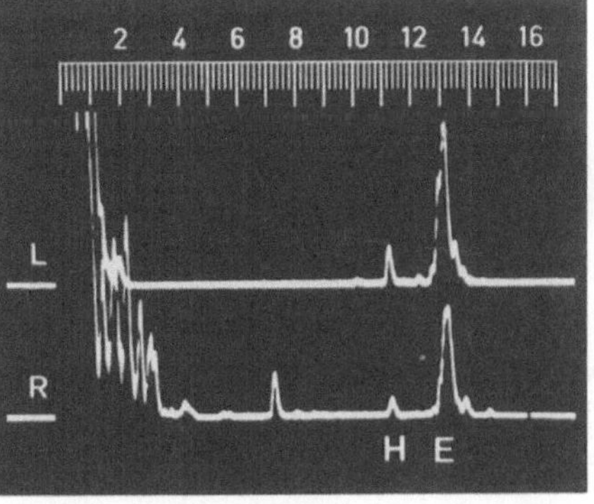

Abb. 144. Echo-Encephalogramm eines 65jährigen Mannes mit doppelseitigem chronischen Subduralhämatom. Hämatomecho (H) beiderseits vor dem Endecho (E). Weitere Angaben im Text. Pat. J. R., Echo-Nr. 1034/64

Voraussetzung ist aber, daß tatsächlich die Schrägbeschallung vorgenommen wird, da nur hierdurch die echo-encephalographischen Möglichkeiten voll auszuschöpfen sind. Nach einiger Übung gelingt die Darstellung des Hämatomechos fast in allen Fällen. Bei doppelseitigen „Außenzacken" muß immer an die Gefahr einer Verwechslung mit hirnatrophischen Prozessen gedacht werden, weshalb grundsätzlich in derartigen Fällen vor einem operativen Eingriff die Gefäßdarstellung vorgenommen werden sollte.

e) Differentialdiagnose der posttraumatischen intrakraniellen Blutungen durch die Echo-Encephalographie

Auf Grund des *Ausmaßes der Mittelechoverlagerung* ist aus dem Echo-Encephalogramm *keine Differentialdiagnose der einzelnen Blutungsformen möglich*, da alle einseitigen posttraumatischen Blutungen zu einer ähnlich hohen M-Echo-Verschiebung führen (im Mittel epidurale 7,3 mm, akute subdurale 7,4, intracerebrale 6,1 und chronische subdurale Hämatome 8,8 mm). Die einzige *Unterscheidungsmöglichkeit* erlaubt das *Hämatomecho*, das *bei den verschiedenen Hämatomen auch unterschiedliche Form oder Amplitude besitzt* (s. Abb. 145).

Hämatomreflexionen wurden bei den 194 intrakraniellen Blutungen nach Schädeltrauma in 121 Fällen registriert. Dies entspricht einem Prozentsatz von 62,3. *Intracerebrale Hämatome* konnten 8mal durch besondere Echokomplexe allein durch Ultraschall richtig identifiziert werden (31%). Die Quote ist hier vor allem deshalb so niedrig, da nicht weniger als 15 Blutungen frontal und nur 11 temporal lokalisiert waren. Wesentlich günstiger sind die Resultate einer echo-encephalographischen Differentialdiagnostik bei den *akuten subduralen Hämatomen,* wo von 64 Fällen 31 ein Hämatomecho aufwiesen (48%). Diese Reflexion hat hier aber meist nur eine Zackenhöhe von wenigen Millimetern, wodurch eine Unterscheidung von den epiduralen Blutungen möglich wird. Beim *epiduralen Hämatom* sehen wir in einem hohen Prozentsatz ein charakteristisches, hohes, nadelscharfes Echo von der abgedrängten Dura, das eine einwandfreie Unterscheidung von anderen intrakraniellen Blutungen gestattet. 48 von 63 epiduralen Blutansammlungen zeigten eine besondere Reflexion, die 46mal eindeutig die Diagnose eines epiduralen Hämatoms ermöglichte (71%). *Hier erreichte die Echo-Encephalo-*

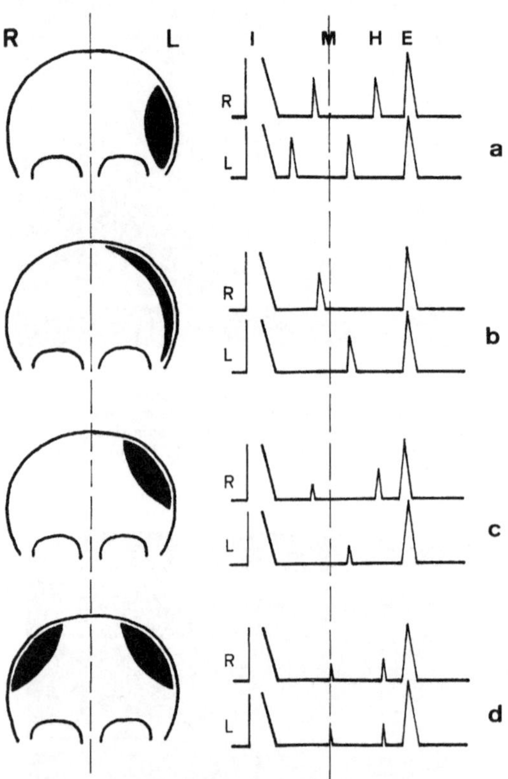

Abb. 145. Schematische Darstellung der Echogramme bei verschiedenen Formen extracerebraler Blutungen. a) epidurales Hämatom; außer der Mittelechoverlagerung sind von beiden Seiten Hämatomechos (H) registrierbar. b) akutes subdurales Hämatom: Mittelechoverlagerung, meist jedoch kein eindeutiges Hämatomecho. c) einseitiges chronisches subdurales Hämatom: Mittelechoverlagerung und Hämatomecho bei Schrägbeschallung. d) doppelseitiges chronisches subdurales Hämatom: keine Verlagerung des Mittelechos. Hämatomecho beiderseits bei Schrägbeschallung. [Aus SCHIEFER, KAZNER u. BRÜCKNER; Fortschr. Neurol. Psychiat. **31**, 457 (1963)]

graphie nahezu die differentialdiagnostische Sicherheit der Angiographie. Dem direkten echo-encephalographischen Nachweis entgehen praktisch nur atypisch lokalisierte epidurale Hämatome. Das Hämatomecho bei der extraduralen Blutung hat mindestens ein Drittel der Endechohöhe, bei völlig senkrechtem Auftreffen des Ultraschalls auf die Dura kann die Amplitude des Endechos sogar überschritten werden. Auf die Unterscheidungsmöglichkeiten des Duraechos von anderen lateralen Reflexionen wurde bereits ausführlich eingegangen (s. S. 123).

Sehr günstig sind auch die Resultate bei den chronischen subduralen Hämatomen. An unserem Krankengut erlaubte unter den einseitigen Blutungen das Hämatomecho bei 24 von 27 Fällen (89%) eine nähere Differenzierung der vorliegenden Raumforderung, bei den doppelseitigen lag der Prozentsatz mit 10 von 14 Fällen (71%) wesentlich niedriger. Das Hämatomecho kann jedoch nur bei Anwendung einer besonderen Beschallungstechnik registriert werden. Es hat eine Amplitude von wenigen Millimetern, selten erreicht es ein stärkeres Ausmaß.

Es ist anzunehmen, daß sich derartige Ergebnisse noch weiter verbessern lassen, da in dieser Aufstellung auch die ersten von uns untersuchten Patienten mit posttraumatischen Blutungen enthalten sind. Durch Verwendung besser geeigneter Prüfköpfe und Kontaktmittel konnte speziell bei den akuten subduralen Hämatomen in den beiden letzten Jahren immer häufiger eine Grenzflächenreflexion zwischen Hirnoberfläche und Blutansammlung gefunden werden (20 von 32 Hämatomen, entsprechend 63%).

f) Differentialdiagnose postkontusionelles Ödem — posttraumatisches intrakranielles Hämatom

Von großem Interesse ist immer wieder die Frage, ob sich *durch die Echo-Encephalographie eine Unterscheidungsmöglichkeit zwischen postkontusionellem Hirnödem bzw. Hirnschwellung und einer raumfordernden Blutung* ergibt. Unserer Untersuchung zu diesem speziellen Problem liegen echo-encephalographische Befunde von insgesamt 410 Patienten mit Kontusionen und Hämatomen zugrunde (vgl. Tab. 16).

Bei Vorliegen eines normalen Echo-Encephalogramms (Gruppe I in Tab. 16) in der akuten Phase eines Schädeltraumas ist die Wahrscheinlichkeit einer raumfordernden intrakraniellen

Tabelle 16. *Differentialdiagnose zwischen Hirnkontusion und posttraumatischem intrakraniellen Hämatom durch die Echo-Encephalographie* (Untersuchung an Hand von 410 eigenen Beobachtungen)

Art der Verletzung	Zahl der Fälle	Mittelecho normal	Mittelecho verlagert (mm)							
			2—3	—4	—6	—8	—10	—12	—14	darüber
Hirnkontusion	218	144	54	7	9	3	1			
posttraumatisches intrakranielles Hämatom	192	14	17	9	41	54	37	14	5	1
Total	410	158 *Gruppe I*	137 *Gruppe II*			115 *Gruppe III*				

Blutung sehr gering, *völlig ausgeschlossen werden kann eine solche Komplikation durch ein normales Echogramm aber nicht.* Unter den 14 Hämatomen ohne Mittelechoverlagerung waren 9 doppelseitige chronische subdurale Hämatome und 2 subakute epidurale Hämatome, deren Träger jedoch keine gröberen Bewußtseinsstörungen aufwiesen. Von den akuten Hämatomen lagen 2 intracerebral (doppelseitig frontal) und eines epidural über dem oberen Längssinus.

In der Gruppe II (Mittelecho-Verlagerung 2,0 bis 6,0 mm) finden sich Hämatome und Kontusionen etwa gleich häufig (67 zu 70). Bei einer Abweichung des M-Echos um 4,5 bis 6,0 mm liegt aber bereits mit einer 80%igen Wahrscheinlichkeit eine intrakranielle Blutung vor. Die Hämatome dieser Gruppe waren meist kleiner, atypisch lokalisiert, oder die geringe Massenverschiebung beruhte auf gleichzeitig vorliegenden, kontralateralen Kontusionsherden.

Hierdurch wurde die vom Hämatom ausgehende Druckwirkung auf die Mittelstrukturen des Gehirns teilweise kompensiert.

Bei einer Mittelechoverlagerung um 6,5 mm und mehr (Gruppe III) ist mit einer Wahrscheinlichkeit von über 95% ein Hämatom zu erwarten. Alle Blutungen, die eine Mittelechoverschiebung um mehr als 8,0 mm verursacht hatten, lagen im temporo-parietalen Bereich. Man wird bei einem derartigen echo-encephalographischen Befund durch eine große temporoparietale osteoplastische Freilegung praktisch in allen Fällen das Hämatom entleeren können. Insgesamt wurde 63mal bei besonders akutem Verlauf, im wesentlichen gestützt auf den echo-encephalographischen Befund, eine Craniotomie ohne vorherige Carotisangiographie vorgenommen (31 epidurale, 26 akute subdurale und 6 intracerebrale Hämatome). In keinem Fall ergab sich bei der Operation ein negativer Befund.

Zusammenfassend kann festgestellt werden, daß rund *zwei Drittel aller intrakraniellen Hämatome allein schon durch das Ausmaß der Mittelecho-Verlagerung von Kontusionen zu unterscheiden* sind. Nicht berücksichtigt wurde hierbei das außerordentlich wichtige Hämatomecho, das eine weitere Differenzierung gestattet. Von wesentlicher Bedeutung ist darüber hinaus der *Zeitpunkt,* zu dem eine Massenverschiebung nach einem Schädeltrauma auftritt. Während wir bei den akuten posttraumatischen Hämatomen mit Ausnahme von 3 Patienten in allen Fällen die Mittelechoverlagerung bereits innerhalb der ersten 24 Std beobachten konnten, trat nur bei 27 von 218 Kontusionen (= 12,4%) eine echo-encephalographisch nachweisbare Massenverschiebung am ersten Tage auf. Dies betraf vor allem Kinder bis zum 10. Lebensjahr, bei denen eine sichere Differenzierung demzufolge am schwierigsten ist (vgl. auch Geletneky, 1965).

Unter Berücksichtigung aller echo-encephalographischen Kriterien (Ausmaß der Mittelechoverlagerung, Hämatomecho, Zeitpunkt des Auftretens einer Massenverschiebung) kann bei 9 von 10 Patienten mit schwerer Schädel-Hirnverletzung eine Unterscheidung zwischen Blutung und Hirnkontusion erfolgen. Die Konsequenzen, die sich aus dieser Feststellung im Hinblick auf die Durchführung einer Carotisangiographie ergeben, sollen im nachfolgenden Abschnitt näher erläutert werden.

g) Echo-encephalographischer Befund beim Schädel-Hirntrauma und Indikation zur Carotisangiographie

Zu Beginn unserer echo-encephalographischen Untersuchungen wurde verständlicherweise jeder Befund angiographisch kontrolliert, um erst einmal die Möglichkeiten und Grenzen des Ultraschall-Impuls-Echoverfahrens abzuklären. Seit etwa 3 Jahren haben sich bei Vorliegen eines Schädel-Hirntraumas unter Berücksichtigung des echo-encephalographischen Befundes folgende Indikationen zur Gefäßdarstellung ergeben.

Eine *Carotisangiographie ist erforderlich:*

1. wenn eine Mittelechoverlagerung zwischen 2,0 und 6,0 mm vorliegt, kein Hämatomecho zu registrieren ist und nach dem klinischen Befund Hämatomverdacht besteht;

2. wenn die Mittelechoverlagerung einen hämatom-typischen Wert von 6,5 bis 8,0 mm erreicht, kein Hämatomecho vorliegt und nach dem klinischen Befund der Ort der Blutung nicht mit Sicherheit bestimmt werden kann;

3. *wenn trotz normalen echo-encephalographischen Befundes klinisch Hämatomverdacht besteht.*

Auf eine *Carotisangiographie* kann im allgemeinen *verzichtet werden,* wenn die Verlagerung des Mittelechos 8,0 mm übersteigt, selbst wenn kein Hämatomecho zu registrieren ist, da alle Blutungen mit einer so hohen Massenverschiebung von einer großen osteoplastischen Freilegung im Temporo-Parietalbereich aus zu entleeren sind.

Eine Carotisangiographie ist nicht mehr zulässig:

1. wenn nach dem Echogramm ein Hämatom exakt zu lokalisieren ist und der Patient bereits das Bewußtsein verloren hat;

2. wenn bei typischer Mittelechoverlagerung Hämatomreflexionen im Echo-Encephalogramm fehlen, nach dem klinischen Befund und der einfachen Röntgenaufnahme des Schädels

die Blutung aber lokalisiert werden kann und bereits Zeichen einer Mittelhirneinklemmung im Tentoriumschlitz bestehen.

Diese Gesichtspunkte haben sich bei kritischer Überprüfung der echo-encephalographischen Untersuchungsergebnisse in Beziehung zum klinischen Befund und den therapeutischen Resultaten bei rund 150 akuten intrakraniellen Hämatomen nach Schädel-Trauma ergeben. Einschränkend muß gesagt werden, daß ein Vorgehen nach diesen Richtlinien nur dem mit der Echo-Encephalographie Vertrauten möglich ist. *Im Zweifelsfalle heißt die Alternative immer Angiographie!*

4. Folgezustände nach Schädel-Hirnverletzungen. Bedeutung der Echo-Encephalographie in der Unfallbegutachtung

Die Tatsache, daß sich echo-encephalographisch die Weite bestimmter Hirnkammerabschnitte, speziell des 3. Ventrikels, bestimmen läßt, kann zur Verlaufsbeobachtung bei Schädel-Hirnverletzungen ausgenützt werden. Unsere Untersuchungsserie enthält 204 Patienten, die vier Wochen bis 32 Jahre vor der Ultraschalluntersuchung ein Hirntrauma erlitten hatten (vgl. Tab. 17).

Tabelle 17. *Weite des 3. Ventrikels im Echo-Encephalogramm bei Folgezuständen nach Schädel-Hirn-Verletzungen*

Zustand nach	Anzahl der Fälle	M-Echo normal	M-Echo verlagert	Weite des 3. Ventrikel im Echogramm (mm)							
				normal		vergrößert					
				—6,0	—7,0	—8,0	—9,0	—10,0	—11,0	—12,0	weiter
Commotio cerebri	26	26	—	20	5	1					
Hirnkontusion mit bis zu 1-wöchiger Bewußtlosigkeit	27	27	—	16	10						
Hirnkontusion mit mehr zu 1-wöchiger Bewußtlosigkeit	44	42	2	1	4	17	5	8	4	2	3
offener Hirnverletzung mit umschriebener Kontusion	50	47	3	21	14	8	1	2			1
intracerebralem Hämatom	7	7	—	1	2	1	3				
epiduralem Hämatom	21	21	—	10	2	3	3	2			1
akutem subdur. Hämatom	13	13	—	2	2	3	2	1	3		
chron. subdur. Hämatom	16	16	—	3	2	5	2	2	1		
Total	204	199	5	74	41	38	16	15	8	2	5
				115		84					

Eine *Verlagerung des Mittelechos* wurde nur 5mal registriert. Sie betrug in allen Fällen 2,0 mm, entsprach dem pneumencephalographischen Befund und betraf 3 Patienten mit offener Hirnverletzung sowie 2 Kranke mit schweren gedeckten Hirnschädigungen. Die Verschiebung der intrakraniellen Strukturen war stets zur Seite des Traumas hin erfolgt, bedingt durch einseitige hirnatrophische Vorgänge. Bei 26 Patienten *konnte nach einer Commotio in keinem Fall eine posttraumatische Erweiterung des 3. Ventrikels festgestellt werden. Ein Patient mit einem Querdurchmesser der 3. Hirnkammer von 8,0 mm (s. Tab. 17) litt an einem cerebralen Gefäßprozeß. *Hirnkontusionen, die eine Bewußtlosigkeit bis zu einwöchiger Dauer verursacht hatten, führten ebenfalls nicht zu einer eindeutigen Verbreiterung des 3. Ventrikels.* Dagegen wiesen von 44 Patienten mit schweren gedeckten Schädel-Hirnverletzungen und Bewußtlosigkeit von über 8 Tagen 39 (= 88,6%/o) eine *Erweiterung des 3. Ventrikels* auf, die eine *deutliche Abhängigkeit von der Dauer der Bewußtlosigkeit* erkennen ließ. Als Ende der Bewußtlosigkeit wurde definiert, wenn die Patienten erstmals auf Anruf die Augen aufschlugen. Es ist bemerkenswert, daß nach diesem Zeitpunkt keine weitere Zunahme des posttraumatischen Hydrocephalus eintrat, wenn nicht Störungen der Liquorzirkulation durch leptomeningeale Verklebungen vorlagen. Bei den 5 Patienten mit länger anhaltender Bewußtlosigkeit, die keine meßbare Ventrikelerweiterung aufwiesen, handelte es sich um Kinder und Jugendliche bis zu 26 Jahren.

Der größte Querdurchmesser des 3. Ventrikels bei einem Patienten, der nach schwerer *gedeckter Schädel-Hirnverletzung* wieder voll arbeitsfähig wurde und keine Wesensänderung zeigte, betrug 11,0 mm. Überlebt haben Patienten bis zu einer Weite des 3. Ventrikels von 13,0 mm; sie blieben aber pflegebedürftig und boten oft monatelang das Bild der posttraumatischen Katatonie. Alle Verletzten, bei denen wir eine noch stärkere Hirnkammererweiterung im Echo-Encephalogramm gefunden hatten, verstarben in der Folgezeit, wobei die Breite des 3. Ventrikels bis auf 21,0 mm anstieg. *Während bisher zur Feststellung eines progredienten posttraumatischen Hydrocephalus mehrfache Pneumencephalographien notwendig wurden, kann dies heute durch echo-encephalographische Kontrollen schnell und ohne Belastung des Patienten erfolgen.* Abb. 146 zeigt 2 Echo-Encephalogramme 4 und 6 Wochen nach Hirnkontusion, die eine deutliche Zunahme der Ventrikelerweiterung erkennen lassen. Die erste Messung wurde luftencephalographisch kontrolliert (s. Abb. 146 oben), später verzichteten wir auf diese Untersuchung. Bis zum Tode hatte sich bei diesem Patienten eine Weite des 3. Ventrikels von 19,0 mm ergeben, die durch Sektion bestätigt werden konnte.

Bei *offenen Hirnverletzungen* führten nur größere Substanzdefekte zu einer Zunahme der Breite der 3. Hirnkammer. Kleinere, umschriebene Kontusionen bei Impressionsfrakturen und

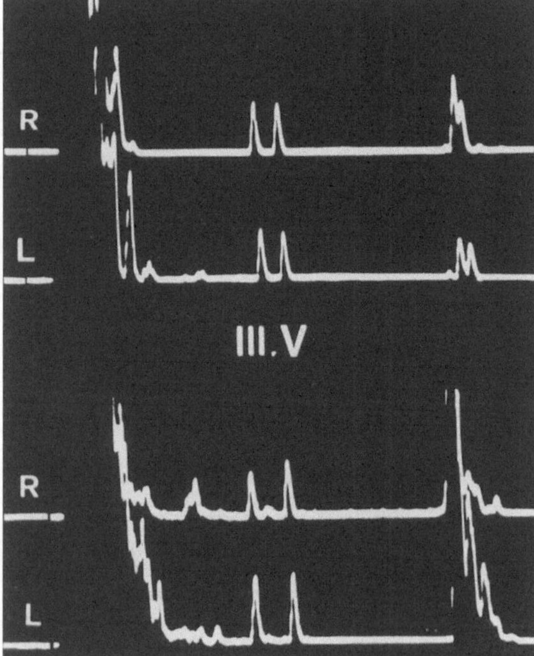

Abb. 146. Zunehmende Erweiterung des 3. Ventrikels nach schwerem gedeckten Schädel-Hirntrauma. Oberes Kurvenpaar: 4 Wochen nach der Verletzung beträgt die Breite des 3. Ventrikels 9,0 mm. Bestätigung durch Pneumencephalographie (oben). Unteres Kurvenpaar: 6 Wochen nach dem Trauma weitere Zunahme des 3. Ventrikels auf 14,0 mm Breite. Pat. G. W., 22 J., Echo-Nr. 896/63

frontobasale Verletzungen mit Eröffnung der Dura bedingten allein keine echo-encephalographisch meßbare Ventrikelerweiterung. Nur wenn durch die übrige Hirnverletzung eine längere Bewußtlosigkeit ausgelöst wurde, war auch in diesen Fällen eine Vergrößerung des 3. Ventrikels nachzuweisen.

Die posttraumatische Erweiterung der 3. Hirnkammer beginnt nach unseren Feststellungen oft schon am Ende der ersten Woche nach dem Trauma. Abb. 147 zeigt die Verlaufskurve

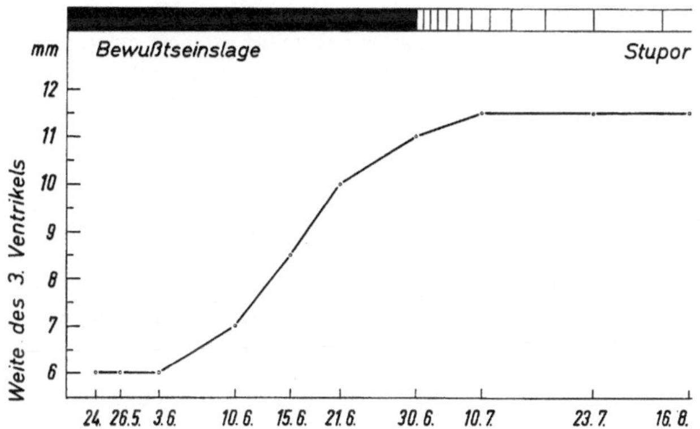

Abb. 147. Echo-encephalographische Verlaufskontrolle einer posttraumatischen Ventrikelerweiterung bei einer 23jährigen Patientin. R. U., Echo-Nr. 1639/1—10/65

des 3. Ventrikels bei einer 23jähr. Frau nach schwerer gedeckter Hirnverletzung. Einen Rückgang des posttraumatischen Hydrocephalus sahen wir bisher nur einmal bei einem 16jähr. Jungen mit frontobasaler Impression und nachfolgender Meningitis, wobei wahrscheinlich eine vorübergehende Liquorpassagebehinderung die Ventrikelerweiterung verursacht hatte. ULBRICHT und DE SEIXAS (1966) berichteten über mehrere derartige Fälle.

Von 57 *posttraumatischen intrakraniellen Hämatomen*, die längere Zeit nach der operativen Entleerung echo-encephalographisch nachuntersucht wurden, wiesen nur 24 (42%) eine normale Ventrikelweite auf. Hierbei war der Anteil der epiduralen Hämatome am höchsten (12 von 21 Fällen). Bei dieser Blutungsform sahen wir nur dann später eine Erweiterung des 3. Ventrikels, wenn präoperativ Streckkrämpfe aufgetreten waren und nach dem Eingriff noch eine längere Bewußtlosigkeit bestand. Dagegen fand sich bei mehr als zwei Drittel der Patienten, die ein akutes subdurales Hämatom überstanden hatten, eine Ventrikelerweiterung, die keine so deutliche Abhängigkeit vom präoperativen Befund als vielmehr von der gleichzeitig vorliegenden Kontusion erkennen ließ. Die Vergrößerung des 3. Ventrikels bei Patienten nach chronischem subduralen Hämatom dürfte im wesentlichen auf einem von der Blutung unabhängigen Gefäßprozeß beruhen, da es sich vorwiegend um ältere Männer mit Pachymeningitis haemorrhagica interna handelte.

Aus diesen Feststellungen ergeben sich für die Begutachtung von Schädel-Hirnverletzten folgende Möglichkeiten:

1. Verletzungsfolgen am Ventrikelsystem lassen sich bei einfachen Gehirnerschütterungen und Kontusionen mit bis zu 7tägiger Bewußtlosigkeit im allgemeinen echo-encephalographisch nicht nachweisen.

2. Umschriebene Substanzdefekte entgehen dem echo-encephalographischen Nachweis ebenfalls. Nur bei stärkerer Atrophie im Bereich einer Hirnhälfte sind Verlagerungen des Ventrikelsystems zu erwarten, die sich im Echo-Encephalogramm durch eine Mittelechoverschiebung manifestieren.

3. Bei Patienten mit längerer Bewußtlosigkeit nach Schädeltrauma kann eine Erweiterung des 3. Ventrikels echo-encephalographisch registriert werden. Ein 3. Ventrikel von normaler Weite läßt eine Bewußtlosigkeit von mehr als 10 Tagen im allgemeinen wenig glaubhaft erscheinen.

4. Bei posttraumatischen intrakraniellen Blutungen mit sehr schwerem Verlauf ist ebenfalls häufig eine Verbreiterung des 3. Ventrikels im Echo-Encephalogramm zu erkennen.

Die bisherigen Ausführungen bezogen sich immer auf die Feststellung der Weite der 3. Hirnkammer. Ebenso wie beim Verschlußhydrocephalus kann aber echo-encephalographisch auch die Position des Temporalhornechos bestimmt werden, aus der sich Rückschlüsse auf das Ausmaß einer Seitenventrikelerweiterung ergeben. Die Registrierung des Temporalhornaußenwandechos gewinnt erst in Fällen mit fortgeschrittenem posttraumatischen Hydrocephalus an Bedeutung. Der echo-encephalographische Hirnmantelindex (HMI) (s. S. 60) ist meist erst dann erhöht, wenn die Weite des 3. Ventrikels 9 bis 10 mm erreicht oder überschreitet.

D. Das Echo-Encephalogramm beim „Schlaganfall"

Im folgenden verstehen wir unter dem Begriff „Schlaganfall" alle sich spontan akut oder innerhalb weniger Stunden bis Tage entwickelnden cerebralen Ausfallserscheinungen, die nicht auf eine Geschwulst oder eine Entzündung zurückgehen. Es handelt sich also um eine Gruppe verschiedenartiger vasculärer Erkrankungen, bei denen die sich aus der Anwendung der Echo-Encephalographie ergebenden diagnostischen Möglichkeiten besprochen werden sollen.

1. Encephalomalacie (Gefäßverschlüsse, Embolien)

Die eigene Untersuchungsserie enthält 72 Patienten, bei denen ein Schlaganfall auf eine Erweichung zurückzuführen war (s. Tab. 18). In 37 Fällen wurde eine Carotisangiographie durchgeführt, einmal eine Darstellung des Vertebraliskreislaufes. Bei 25 Patienten fand sich ein *Verschluß eines größeren Hirngefäßes*, meistens der A. cerebri media (s. Abb. 148). Die

Tabelle 18. *Echo-encephalographische Untersuchungsergebnisse bei 154 Patienten mit „Schlaganfall"*

Diagnose	Anzahl der Patienten	Mittelecho		3. Ventrikel > 7 mm	Hämatomecho
		normal	verlagert		
intracerebrales Hämatom	32	1	31	3	7
intracerebelläres Hämatom	2	2	—	2	—
Ventrikelblutung	6	6	—	5	—
thrombo-embolischer Gefäßverschluß	25	16	9	4	—
sonstige Erweichung	47	37	10	17	—
spontane Subarachnoidalblutung	42	40	2	18	—
Total	154	102	52	49	7

hierbei erhobenen echo-encephalographischen Befunde sind in Abb. 151 wiedergegeben. Bei 9 Patienten bestand eine *Verlagerung des Mittelechos,* die durchschnittlich 3,7 mm betrug. Diese wurde in allen Fällen angiographisch bestätigt.

Stärkere Verschiebungen der Mittellinienstrukturen sind bei Erweichungen selten. Es konnten nur zwei Patienten beobachtet werden, bei denen es zur Erweichung einer gesamten Großhirnhälfte kam. Hier erreichte die Massenverschiebung einmal 7,0 mm, im zweiten Fall sogar 10,0 mm. Echogramm und Sektionsbefund des zuletzt erwähnten Falles zeigt Abb. 149. Bei dieser 49jähr. Patientin war es von einer aufsteigenden Carotisthrombose aus zu einem Verschluß aller größeren Hirnarterien auf der linken Seite gekommen.

Die *Mittelechoverlagerung beginnt* nach unseren bisherigen Beobachtungen *bei Gefäßverschlüssen meist erst nach 1 bis 2 Tagen,* so daß im akuten Stadium hier nur ganz vereinzelt eine Abweichung des Mittelechos von der Norm zu finden ist.

Bei den 47 Patienten mit einer Erweichung nicht geklärter Genese wurde 13mal angiographiert, ohne daß die Ursache des Schlaganfalles nachgewiesen werden konnte. In den

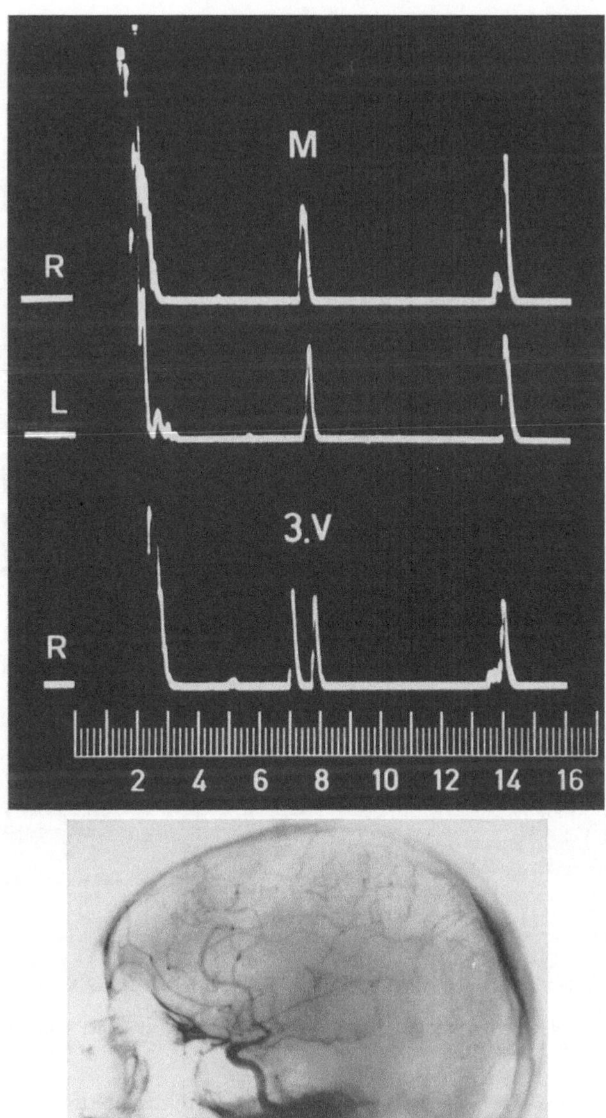

Abb. 148. Normales Echo-Encephalogramm bei einem frischen Mediaverschluß (s. Angiogramm). Pat. A. F., 56 J., Echo-Nr. 2721/67

übrigen 34 Fällen verzichteten wir auf die Durchführung einer Gefäßdarstellung mit Rücksicht auf das Alter der Patienten, in einigen Fällen auch, weil eine rasche Rückbildung der neurologischen Ausfallserscheinungen eintrat. Bei der Indikation zur Kontrastmitteluntersuchung richteten wir uns weitgehend nach dem echo-encephalographischen Befund. In Fällen mit Massenverschiebungen wurde meist sofort angiographiert. Von den 47 Patienten wiesen

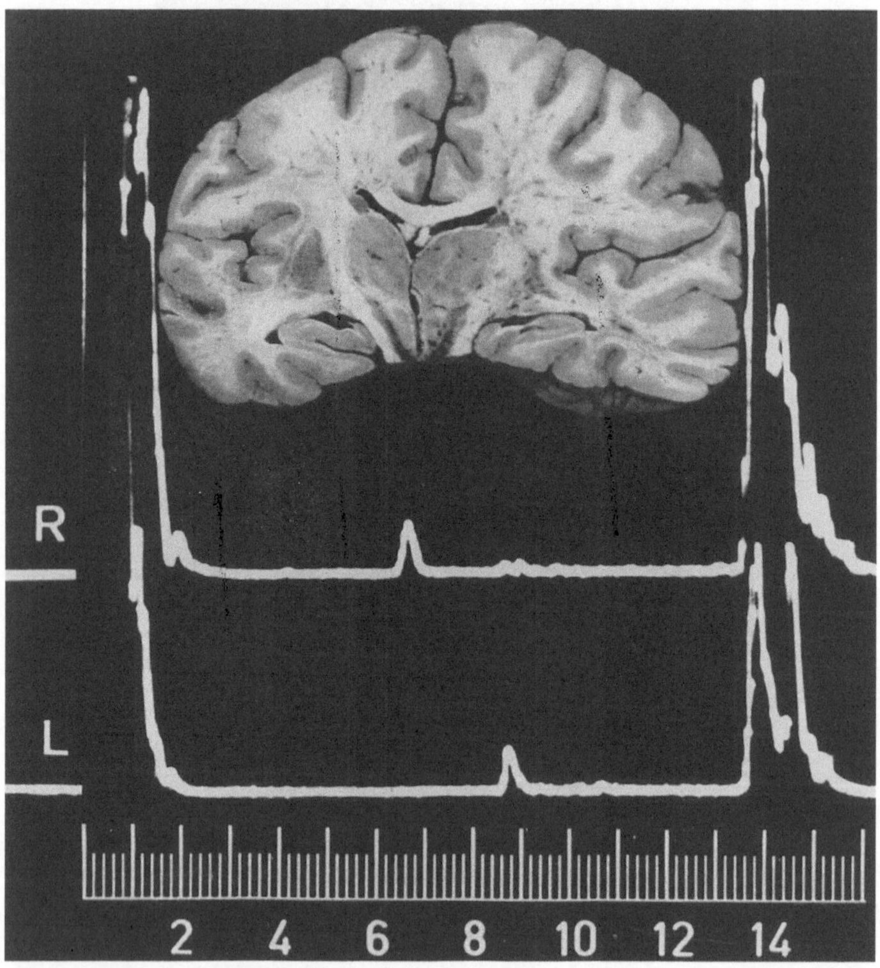

Abb. 149. Echogramm und Hirnschnitt einer 49jährigen Patientin mit aufsteigender Carotisthrombose. Verlagerung des Mittelechos um 10 mm entsprechend dem Sektionsbefund. Pat. M. S., 49 J., Echo-Nr. 111/62

nur 10 eine geringfügige Verlagerung des M-Echos auf, die durchschnittlich 2,9 mm erreichte (s. Abb. 151). Alle übrigen Echogramme waren bezüglich des Mittellinienechos unauffällig. Bemerkenswert ist aber die Tatsache, daß bei 17 Patienten im akuten Stadium des Schlaganfalles eine *Erweiterung des 3. Ventrikels* im Echogramm zu sehen war. Diese betrug zwischen 7,5 und 13,0 mm, im Mittel 9,4 mm. Bei diesen Patienten bestand also schon vor dem akuten Ereignis ein hirnatrophischer Prozeß. Ein derartiger Befund konnte bei den 25 Gefäßverschlüssen dagegen nur 4mal erhoben werden (vgl. Tab. 18). Abb. 150 zeigt den echo-encephalographisch dargestellten 3. Ventrikel im Vergleich zum Sektionspräparat bei einer 69jähr. Patientin mit multiplen Erweichungen.

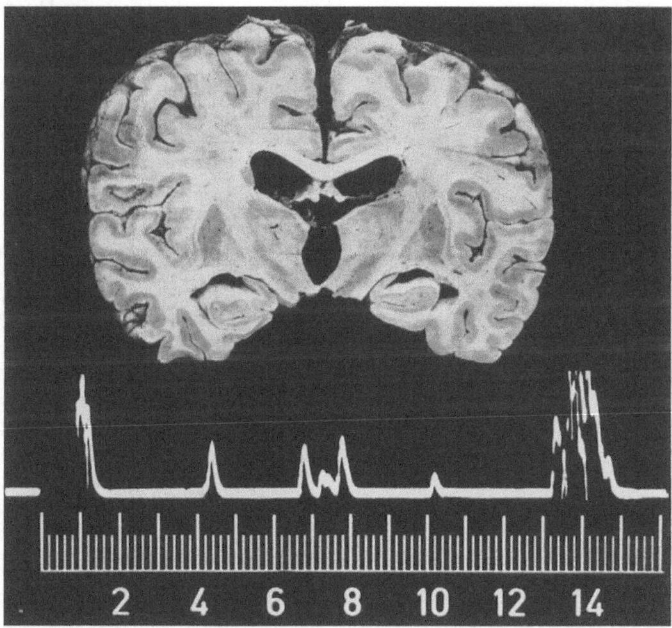

Abb. 150. Echo-encephalographisch dargestellter 3. Ventrikel im Vergleich zum Sektionspräparat bei einer 69jährigen Patientin mit multiplen Erweichungen. Pat. A. H., Echo-Nr. 1579/65

2. Massenblutungen

Bei 40 Massenblutungen wurden echo-encephalographische Untersuchungen vorgenommen. Alle Fälle sind angiographisch, operativ oder autoptisch verifiziert. Im einzelnen handelt es sich um folgende Blutungsursachen:

- 19 intracerebrale Hämatome bei Angiomen oder Aneurysmen,
- 17 sogenannte Spontanhämatome,
- 4 hypertonische Massenblutungen.

32 Hämatome waren im Großhirn lokalisiert, 4mal mit Einbruch in das Ventrikelsystem. Zwei Hämatome lagen im Kleinhirn und 6 vorwiegend im Ventrikelsystem (s. Tab. 18). Von 32 *intracerebralen Blutungen* zeigten 31 eine *Verlagerung des Mittellinienechos,* die im Durchschnitt 5,2 mm betrug (vgl. Abb. 151). Unterschiede zwischen den einzelnen Gruppen im Ausmaß der Massenverschiebung, die eine nähere Differenzierung ermöglicht hätten, konnten dabei nicht festgestellt werden. Bei einem älteren frontalen intracerebralen Hämatom fehlte eine Verlagerung des M-Echos.

Kleinhirnblutungen führten durch Aufstauung des Liquors zu einer *Erweiterung des 3. Ventrikels,* die echo-encephalographisch zu erkennen war. Die Weite der 3. Hirnkammer betrug in den beiden von uns beobachteten Fällen 11 bzw. 12 mm. Ähnlich liegen die Verhältnisse bei Blutungen, die zu einer Tamponade des gesamten Ventrikelsystems führen. Hier kann ebenfalls ein abnormes Doppelecho von den Wänden des dilatierten 3. Ventrikels abgeleitet werden (s. Abb. 152). Gelegentlich finden sich bei derartigen Blutungen zwischen den beiden Ventrikelwandechos noch mehrere kleinere Reflexionen, die von den Grenzflächen zwischen den verschieden alten Blutgerinnseln stammen. Ein akut eingetretener Haematocephalus totalis führte im Durchschnitt zu einer Erweiterung der 3. Hirnkammer auf 11 mm Querdurchmesser. Fünf von 6 Ventrikelblutungen wiesen einen solchen Befund auf, das sechste Echogramm war bezüglich der Weite des 3. Ventrikels nicht zu beurteilen (vgl. Tab. 18).

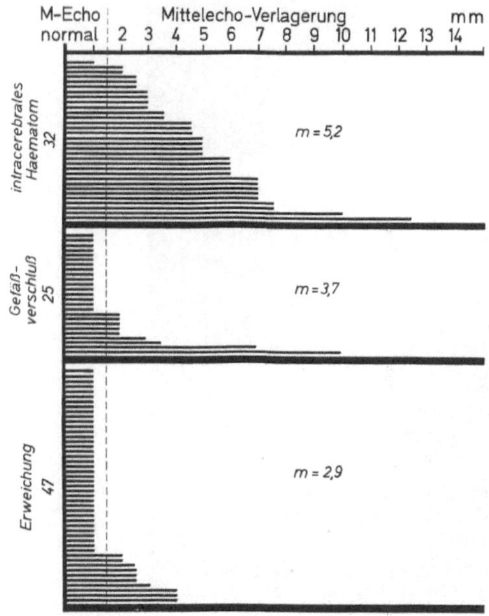

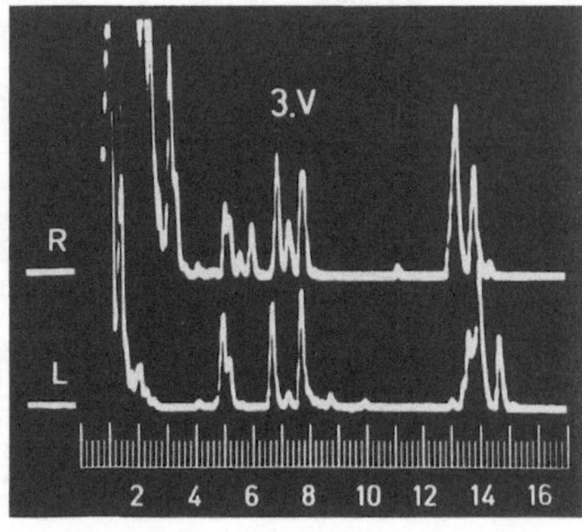

Abb. 151

Abb. 152

Abb. 151. Verhalten des Mittelechos nach „Schlaganfall" (Untersuchungen bei 104 Patienten)

Abb. 152. Echo-Encephalogramm einer Ventrikelblutung. Pat. K. U., 47 J., Echo-Nr. 1702/65

Neben dem Nachweis einer Massenverschiebung oder Ventrikelerweiterung im Echo-Encephalogramm spielen auch *Reflexionen von den Hämatomen* selbst diagnostisch eine gewisse Rolle. Dadurch können sich im Einzelfall bei der Diagnostik eines vaskulären Insults weitere Möglichkeiten ergeben. Die Unterschiede in der Schallgeschwindigkeit zwischen Hirngewebe und Blut wurden bereits ausführlich besprochen (vgl. Tab. 5). Sie reichen aus, um registrierbare Reflexionen zwischen Blut und Hirngewebe entstehen zu lassen. Mit der üblichen Beschallungstechnik sind aber nur die im Schläfenlappen oder im Bereich der oralen Stammganglien gelegenen Blutungen direkt zu erfassen. So konnten wir unter 32 intracerebralen Hämatomen nur 7mal pathologische Reflexionen auffangen, die auf Blutungsgrenzflächen zurückzuführen waren.

Abb. 153 a zeigt das Echo-Encephalogramm eines 58jähr. Mannes mit hypertonischer Massenblutung und Ventrikeleinbruch. Neben der Mittelechoverlagerung kommt hier ein ganzer Komplex pathologischer Echozacken zur Darstellung, welcher der Ausdehnung des Hämatoms entspricht. Jeweils eine etwas höhere Reflexion entsteht am Übergang zwischen Hirngewebe und Blut; dazwischen finden sich multiple kleinere Echos von den Grenzflächen des zwiebelschalenförmig aufgebauten Hämatoms, das sich aus verschieden alten Gerinnseln zusammensetzte. Trotz der großen Grenzflächen Blut/Hirngewebe, die senkrecht zur Beschallungsrichtung stehen, sind die hiervon stammenden Echozacken relativ klein und haben eine auffallend breite Basis. Der Patient verstarb eine Stunde nach der Untersuchung; es ist daher anzunehmen, daß das Sektionspräparat des Gehirns weitgehend den Verhältnissen während der Echo-Encephalographie entspricht (s. Abb. 153 b). Die gute Übereinstimmung zwischen Echogramm und Hirnschnitt, der in der Beschallungsebene angelegt wurde, ist deutlich zu erkennen. Der Durchmesser der Blutung wurde echo-encephalographisch mit 45 mm bestimmt; der

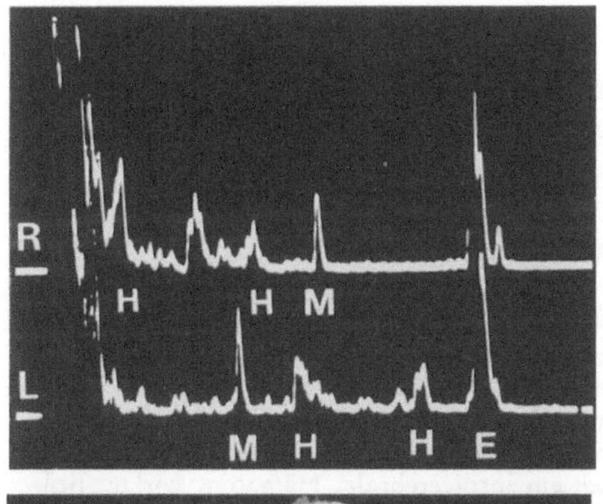
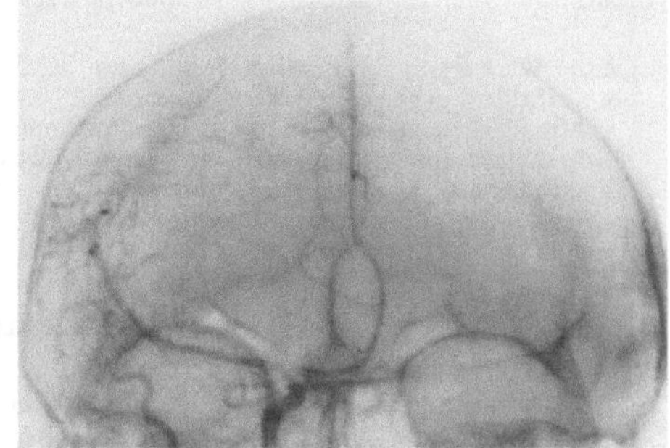

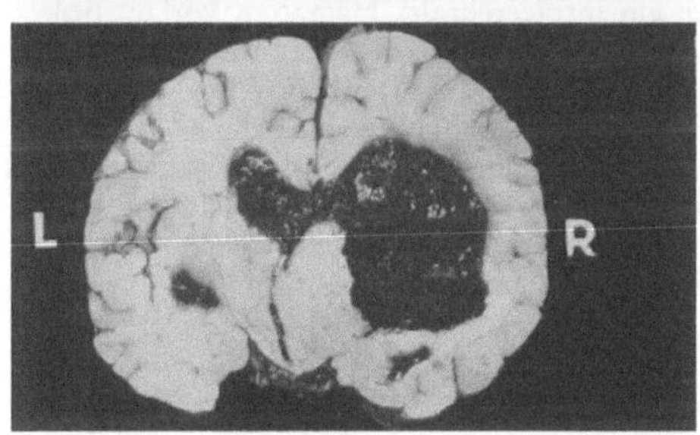
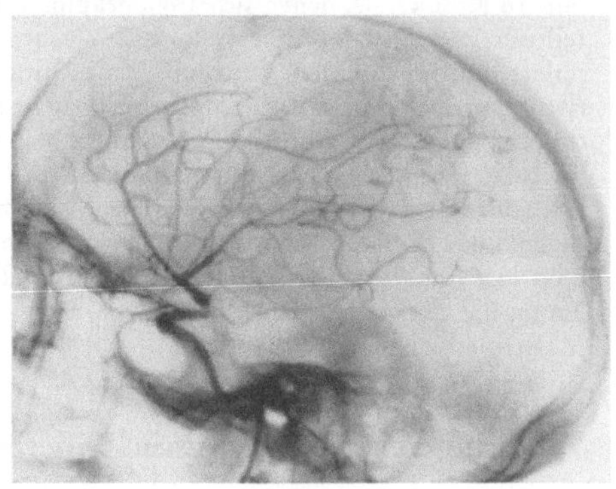

Abb. 153 Abb. 154

Abb. 153 a und b. Echogramm und Sektionsbefund bei einem 58jährigen Mann mit hypertonischer Massenblutung und Ventrikeleinbruch. Mittelechoverschiebung um 12,5 mm. 45 mm breiter Komplex pathologischer
Echos H — H, der exakt mit der Blutung im Hirnschnitt übereinstimmt. Pat. G. K., Echo-Nr. 1262/64

Abb. 154. Angiogramme des gleichen Patienten wie in Abb. 153. Im Gegensatz zum Echogramm nur geringe
Verlagerungszeichen

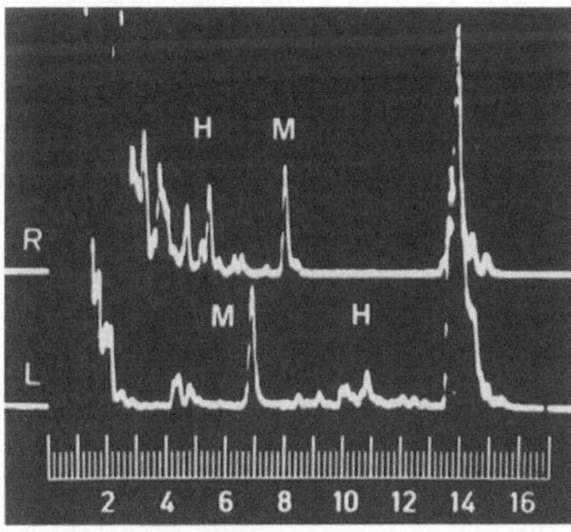
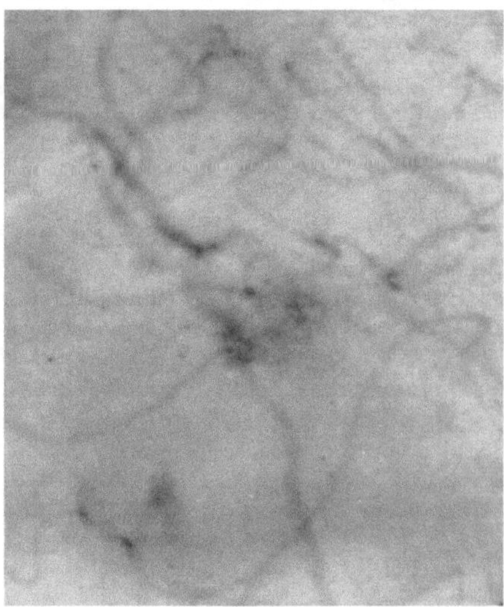

Abb. 155. Echo-Encephalogramm einer 39jährigen
Frau mit Mikroangiom im Mediabereich (s. vergrö-
ßerter Ausschnitt des Angiogramms) und intracerebralem Hämatom. Komplex pathologischer Echos aus
dem Blutungsgebiet (H) in beiden Ableitungen. Pat.
G. R., Echo-Nr. 1003/64

gleiche Wert ergab sich bei der Messung am Sektionspräparat. Das Carotisangiogramm (s. Abb. 154) bot auffallend geringe Verlagerungszeichen.

Abb. 155 zeigt ein weiteres Echogramm mit Hämatomechokomplex bei einer 39jähr. Frau mit Mikroangiom im Mediabereich und intracerebralem Hämatom. Eine charakteristische Form des Hämatomechos, wodurch eine Unterscheidung von Tumorechos sicher möglich wäre, konnte bei eigenen Untersuchungen nicht festgestellt werden.

3. Spontane Subarachnoidalblutung

42 Patienten mit spontaner Subarachnoidalblutung wurden echo-encephalographisch untersucht. Im einzelnen handelte es sich um 22 Patienten mit Aneurysmen, 4 mit Angiomen und 16 Kranke, bei denen sich angiographisch keine Blutungsquelle auffinden ließ. Der Großteil der Patienten wurde erst 1 bis 2 Wochen nach dem akuten Ereignis echo-encephalographiert. Die im direkten Anschluß an das Blutungsgeschehen beschallten Patienten wiesen ein *normales Echogramm* auf, sofern nicht zusätzlich ein intracerebrales Hämatom vorlag. Bei den erst später untersuchten Patienten fiel eine *leichte Erweiterung des 3. Ventrikels* auf, die bis zu 10 mm reichte. Ein solcher Befund wurde bei 18 Patienten (43%) erhoben. Wahrscheinlich spielen bei der Entstehung dieser Ventrikelerweiterung Abflußstörungen durch Verklebungen und Verwachsungen im Bereich der abführenden Liquorwege eine Rolle. Das Mittelecho lag 40mal an normaler Stelle, in zwei Fällen fand sich anfangs eine Abweichung um 2 mm, die aber später zurückging (vgl. Tab. 18). Im Angiogramm war hier keine eindeutige Massenverschiebung vorhanden.

4. Echo-encephalographische Differentialdiagnose Blutung — Erweichung

Selbst für den erfahrenen Kliniker kann im Einzelfalle die Unterscheidung zwischen einer cerebralen Massenblutung und einer Erweichung außerordentlich schwierig, wenn nicht unmöglich sein. So fand beispielsweise DALSGARD-NIELSEN (1956) von 239 Fällen, die klinisch als Hirnblutung diagnostiziert worden waren, nur 155 = 65% autoptisch bestätigt; von 139 Fällen mit der klinischen Diagnose Erweichung sogar nur 81 Fälle = 58%.

Mitunter wird behauptet, Kranke mit hypertonischen Massenblutungen seien jünger als solche mit arteriosklerotischen Erweichungen. Eine eindeutige Differenzierung ist hierdurch aber sicher nicht möglich. Weiterhin soll eine Blutung meist während der Arbeit, die Erweichung aber in Ruhe und vorwiegend nachts auftreten. Auch dieses Symptom bringt im konkreten Fall oft nicht viel weiter. Das Entwicklungstempo der Ausfallserscheinungen soll ebenfalls unterschiedlich sein. Nach Untersuchungen von SCHEID (1963) trifft dies aber nicht zu. Zweifellos finden wir bei der Massenblutung häufiger schwere klinische Ausfallserscheinungen und vor allem eine stärkere Bewußtseinstrübung. Aber auch ein Drittel aller Encephalomalazien führt zu einer tiefen Bewußtlosigkeit. Selbst eine Blutbeimengung im Liquor ist nicht auf die Massenblutungen beschränkt.

Von den Zusatzuntersuchungen hat sicher das EEG eine große Bedeutung. Für die Indikationsstellung zu einer eventuellen Operation kann aber naturgemäß das Hirnstrombild nur relativ wenig beitragen. Die Untersuchung mit Isotopen kommt im akuten Stadium zur Differentialdiagnose kaum in Frage.

Die sicherste Methode zur Klärung der Ursache eines Schlaganfalles ist ohne Zweifel die *cerebrale Angiographie. Die Indikation zu dieser Untersuchung muß aber besonders sorgfältig geprüft werden, weil bei Patienten mit Hirngefäßprozessen eine erhöhte Gefährdung besteht.* Beispielsweise beobachteten BULL, MARSHALL und SHAW (1965) bei 80 Patienten mit frischem Schlaganfall 9mal, d. h. in 11% der Fälle Komplikationen durch die Angiographie wie Hemiparese, Hemianopsie und Sprachstörungen, die sich nur langsam wieder zurückbildeten. TÖNNIS und SCHIEFER haben schon 1958 auf die besonderen Gefahren der Angiographie bei Patienten mit diffusen cerebralen Gefäßprozessen, speziell bei Arteriosklerotikern, hingewiesen.

Man wird eine Angiographie im akuten Stadium demnach nur dann verantworten können, wenn sich daraus wirklich therapeutische Konsequenzen ergeben. Die beste Vorauswahl zu dieser Untersuchung wird nach unserer Ansicht durch die Echo-Encephalographie ermöglicht.

TAYLOR, NEWELL und KARVOUNIS (1961) kamen bei ihren Untersuchungen zu dem Ergebnis, daß die Echo-Encephalographie in allen Fällen eine Unterscheidung zwischen Blutung und Erweichung ermögliche. JEPPSSON (1961) fand bei 14 intracerebralen Hämatomen in jedem Fall eine deutliche Verlagerung des Mittelechos, dagegen bei 56 Erweichungen nur 8mal eine Massenverschiebung, die statistisch signifikant geringer war als bei den Blutungen. Auch die späteren Untersucher konnten diese Feststellungen weitgehend bestätigen. In Tabelle 19 sind 182 Fälle von intracerebralem Hämatom und 664 Fälle von Erweichung aus der Literatur zusammengefaßt. Eine Mittelechoverlagerung fand sich bei 157 (86,3%) Hämatomen, dagegen nur bei 83 (12,5%) Encephalomalazien. Diese summarischen Ergebnisse bedürfen aber noch einer weiteren Besprechung.

Tabelle 19. *Echo-encephalographische Befunde beim „Schlaganfall"* (nach Angaben im Schrifttum)

Autor	Jahr	*Intracerebrales Hämatom*		*Erweichung*	
		Zahl der Fälle	Mittelecho verlagert	Zahl der Fälle	Mittelecho verlagert
JEPPSSON	1961	14	14	56	8
SUGAR u. UEMATSU	1964	3	3	7	—
NAGAI et al.	1964	7	6	20	1
TANAKA et al.	1964	41	41	67	—
ACHAR et al.	1966	13	10	71	2
MITSUNO et al.	1966	40	37	10	1
WIDÉN et al.	1966	15	13	50	3
DE VLIEGER	1967	49	33	383	68
Total		182	157	664	83
Prozentsatz der Mittelechoverlagerungen			86,3		12,5

Am eigenen Krankengut zeigt sich, daß die Verhältnisse doch nicht ganz so einfach liegen. Wenn sich bereits am ersten Tage oder in den ersten Stunden eine Mittelechoverlagerung findet, kann mit großer Wahrscheinlichkeit ein Hämatom erwartet werden. Wird die Echo-Encephalographie aber erst zu einem späteren Zeitpunkt vorgenommen, so fällt die Unterscheidung erheblich schwerer, da dann auch bei den Gefäßverschlüssen und sonstigen Erweichungen Massenverschiebungen durch Hirnschwellung in 20 bis 25% der Fälle auftreten. Wenn diese Verschiebung auch im allgemeinen nicht das Ausmaß der hämatombedingten Verlagerung erreicht, so ist doch im Einzelfall keine sichere Differenzierung durch Ultraschall mehr möglich. Das *entscheidende echo-encephalographische Kriterium ist demnach der Zeitpunkt des Auftretens einer Mittelechoverlagerung.* Alle Patienten mit Zeichen einer Massenverschiebung im Echogramm angiographieren wir, während bei Schlaganfallkranken mit normalem Ultraschallbild meist abgewartet wird.

Manche Autoren gehen so weit, zu behaupten, daß die Echo-Encephalographie zur Feststellung einer intracerebralen Blutung häufig zuverlässiger sei als die Carotisangiographie (MITSUNO, KANAYA, SHIRIKATA, OSHAWA und ISHIKAWA, 1966). Durch die Angiographie könne zwar die Verlagerung der A. cerebri anterior oder media gesichert werden, diese Zeichen seien aber nicht gleichbedeutend mit dem Vorliegen einer Massenblutung, da auch Ödeme und andere raumfordernde Prozesse eine solche Gefäßverlagerung verursachen. Dagegen könne durch die Echo-Encephalographie an Hand von Mittelechoverschiebung (92,5%) in Verbindung mit charakteristischen Hämatomreflexionen (95%) eine klare Unterscheidung getroffen werden.

Speziell bei älteren Patienten mit arteriosklerotischer Massenblutung an typischer Stelle in den oralen Stammganglien kann beobachtet werden, daß zwar im Echogramm eine Verschiebung des Mittelechos um etwa 4,0 mm besteht, im Angiogramm aber meist keine sicheren

Verlagerungszeichen erkennbar sind. Gelegentlich sieht man eine Auswalzung des von der A. cerebri anterior und media gebildeten Bogens (RICHARDSON, 1962) oder eine Verlagerung der Stammgangliengefäße (Aa. lenticulostriatae und chorioidea). Es ist aber durchaus denkbar, daß bei kleineren Blutungen im Bereich der inneren und äußeren Kapsel bei gleichzeitigem Vorliegen eines hirnatrophisierenden Prozesses Verlagerungszeichen im Echogramm vollkommen fehlen. Hierzu sind noch weitere Untersuchungen erforderlich.

Eine komplette ätiologische Abklärung eines Schlaganfalles und die Lokalisierung einer Massenblutung ist durch die Echo-Encephalographie nur in einzelnen Fällen möglich. Die Methode erleichtert aber die Auswahl derjenigen Patienten, die für eine instrumentelle Diagnostik und einen eventuellen operativen Eingriff in Frage kommen. Schon am Tage des Ereignisses läßt sich bei den meisten intracerebralen Hämatomen eine klare Massenverschiebung nachweisen, die bei den Erweichungen zunächst fehlt. Erst zu einem späteren Zeitpunkt kann auch bei einem Teil der Gefäßverschlüsse und sonstigen Erweichungen eine Verlagerung der Mittelstrukturen beobachtet werden. Nur in Ausnahmefällen — wenn etwa die Erweichung eine ganze Großhirnhälfte betrifft — ist im Echogramm eine stärkere Verlagerung des Mittelechos zu registrieren. Frische Erweichungen bei älteren Patienten zeigen im Echo-Encephalogramm nicht selten einen mäßiggradig erweiterten 3. Ventrikel als Ausdruck einer schon vorher bestehenden Hirnatrophie. Das echoencephalographische Bild einer Ventrikelerweiterung findet sich auch bei cerebellären Hämatomen und Blutungen ins Ventrikelsystem. Das Ausmaß der Erweiterung der 3. Hirnkammer übertrifft dabei die bei Erweichung gemessenen Werte um durchschnittlich 2 mm. Insgesamt stellt die Echo-Encephalographie demnach ein wichtiges Hilfsmittel bei der Differentialdiagnose des Schlaganfalles dar.

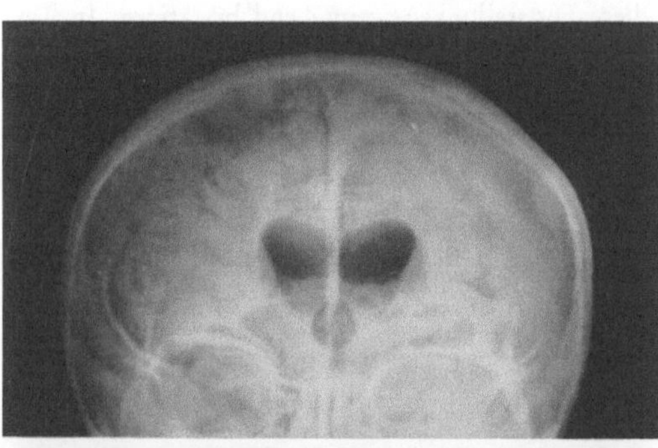
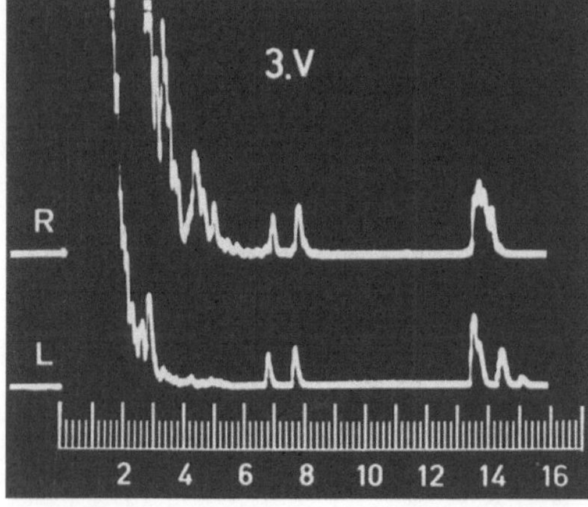

Abb. 156. Echo-encephalographisch nachgewiesene Erweiterung des 3. Ventrikels auf 10 mm bei hirnatrophischem Prozeß. Oben das später angefertigte Luftencephalogramm. Pat. E. F., 58 J., Echo-Nr. 17/62

5. Zustand nach Apoplexie, hirnatrophische Prozesse

63 Patienten, die wir echo-encephalographisch untersucht haben, wiesen in der Vorgeschichte einen cerebralen Insult auf oder wurden wegen unklarer neurologischer Symptomatik zum Ausschluß eines raumfordernden intrakraniellen Prozesses durchuntersucht. In 59 Fällen fand sich im Echo-Encephalogramm eine *Erweiterung des 3. Ventrikels* (mehr als 7,0 mm Breite). Bei 4 Patienten erreichte die Weite des 3. Ventrikels den Grenzwert von

7,0 mm. Da es sich bei diesen ausschließlich um jüngere Kranke handelte, war auch hier eine Dilatation der 3. Hirnkammer anzunehmen. Die Weite des 3. Ventrikels bei den 63 Patienten mit Hirngefäßerkrankungen ist in Tabelle 20 angegeben. Die Mehrzahl dieser Patienten wies eine Weite der 3. Hirnkammer zwischen 8 und 10 mm auf, der Mittelwert lag bei 9,3 mm, entsprechend einem Querdurchmesser dieses Ventrikels im Luftbild von 11,5 bis 13,0 mm.

Tabelle 20. *Weite des 3. Ventrikels im Echo-Encephalogramm bei 63 Patienten mit Hirngefäßprozessen*

Weite des 3. Ventrikels im Echo-Encephalogramm (mm)							
—7,0	—8,0	—9,0	—10,0	—11,0	—12,0	darüber	
4	14	13	22	7	1	2	Anzahl der Pat.

Bei 27 Patienten wurde der echo-encephalographische Befund durch Pneumencephalographie kontrolliert. Dabei fand sich in allen Fällen unter Berücksichtigung der aufnahmetechnisch bedingten Vergrößerung eine völlige Übereinstimmung. Abb. 156 zeigt das Echo-Encephalogramm einer 58jähr. Frau mit hirnatrophischem Prozeß, das ein abnormes Doppelecho des 3. Ventrikels von 10 mm Breite erkennen läßt. Das später angefertigte Luftbild wies die gleiche Weite der 3. Hirnkammer auf (s. Abb. 156 oben).

Verlagerungen des Mittelechos fehlen im allgemeinen bei hirnatrophischen Prozessen älterer Menschen. Nur einmal fand sich eine Abweichung des M-Echos um 2,0 mm, die sich pneumencephalographisch bestätigen ließ und Ausdruck einer leichten Asymmetrie war.

Gelegentlich kann die echo-encephalographische Untersuchung durch den Nachweis einer deutlichen Ventrikelerweiterung auch zum Ausschluß eines Großhirntumors beitragen, wie die folgende Krankengeschichte zeigt:

Fall 24: Herrmann B., 59 Jahre, Echo-Nr. 938/63. Der Patient wurde aus einer auswärtigen Nervenklinik wegen eines rechtsseitigen Hirntumors im Schläfenlappenbereich zur Operation eingewiesen. Die mitgeschickten Angiogramme zeigten eine Anhebung der mittleren Gehirnarterie bei mittelständiger A. cerebri anterior. Der Patient bot eine linksseitige Hemiparese, die sich schubweise verstärkt hatte. Im Echo-Encephalogramm zeigte sich eine erhebliche Erweiterung des 3. Ventrikels auf 12,5 mm Querdurchmesser (s. Abb. 157 unten). Damit war ein raumfordernder Großhirnprozeß bereits auszuschließen. Im später angefertigten Pneumencephalogramm fand sich als Erklärung der Mediaanhebung eine starke Erweiterung des rechten Seiten-

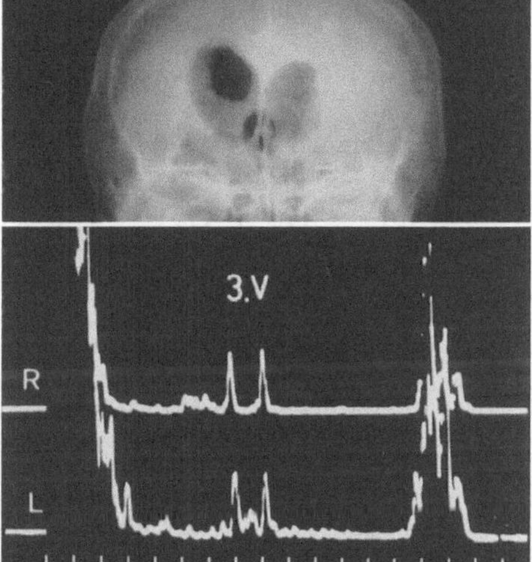

Abb. 157. Ausschluß eines Hirntumors durch die Echo-Encephalographie. Weitere Angaben im Text. Pat. H. B., 59 J., Echo-Nr. 938/63

ventrikels, die Weite der 3. Hirnkammer wurde bestätigt (s. Abb. 157 oben). Es handelte sich um einen cerebralen Gefäßprozeß mit schubweise aufgetretenen Erweichungen im Bereich der rechten Großhirnhemisphäre.

Auf derartige Schwierigkeiten in der angiographischen Differentialdiagnose zwischen Schläfenlappentumor und umschriebener Erweiterung des Temporalhorns haben schon 1963 LeMay und Ojemann hingewiesen. Mit Hilfe der Echo-Encephalographie lassen sich heute Verwechslungen weitgehend ausschließen.

E. Die Echo-Encephalographie bei chronischen Anfallsleiden

Im Rahmen der Untersuchungen über die Meßbarkeit der Weite des 3. Ventrikels im Echo-Encephalogramm wurden 183 Patienten mit posttraumatischen, sonstigen symptomatischen und idiopathischen Anfallsleiden überprüft. Bei allen Patienten fand sich im Echo-Encephalogramm das Mittelecho an normaler Stelle. Auffällig war eine *hohe Zahl von Epileptikern mit erweitertem 3. Ventrikel.* Insgesamt konnte der Querdurchmesser dieses Hirnkammerabschnittes bei 173 der 183 Patienten (= 94,5%) an Hand eines charakteristischen Doppelechos bestimmt werden. Die Messung der Weite des 3. Ventrikels gelang um so leichter, je stärker die Erweiterung ausgeprägt war. Es zeigten 82 der 173 Epileptiker, also nahezu die Hälfte (47,4%), eine Weite von 7,0 mm und mehr, maximal in einem Falle 16,0 mm.

Die Ventrikelerweiterung ließ eine *deutliche Abhängigkeit von der Dauer des Anfallsleidens und der Anfallshäufigkeit erkennen:* Bei zehnjährigem Bestehen der Krankheit hatte nur etwa jeder 5., bei 11- bis 20jähriger Dauer der Epilepsie bereits jeder 2. und bei den Anfallsleiden, die schon länger als 20 Jahre bestanden, nahezu jeder Patient eine echo-encephalographisch nachweisbare Ventrikelerweiterung. Auf Grund der guten Übereinstimmung zwischen echo-encephalographischen und luftencephalographischen Befunden bei anderen Patientengruppen konnte in diesen Fällen auf eine Kontrolle durch Pneumencephalographie verzichtet werden, zumal bei diesen Patienten meist früher schon eine klinische Durchuntersuchung mit Kontrastmittelverfahren stattgefunden hatte.

F. Die Echo-Encephalographie beim kindlichen Hydrocephalus

Das Krankheitsbild des kindlichen Hydrocephalus stellt eines der dankbarsten Anwendungsgebiete der Echo-Encephalographie dar. LITHANDER (1961) berichtete zuerst über die Möglichkeit, mit Hilfe des Ultraschall-Impuls-Echo-Verfahrens die Weite bestimmter Hirnkammerabschnitte (3. Ventrikel, Seitenventrikel) bei Kindern auszumessen. Pneumencephalographische Vergleichsuntersuchungen erbrachten eine weitgehende Übereinstimmung der Befunde. 10 Fälle mit Zeichen einer Ventrikelerweiterung im Echo-Encephalogramm wurden mitgeteilt.

SCHIEFER, KAZNER und BRÜCKNER (1963) wendeten die Echo-Encephalographie ebenfalls zur Diagnose des kindlichen Hydrocephalus an und konnten hier die Ergebnisse LITHANDERS bestätigen. Neben der Möglichkeit, die Weite des 3. Ventrikels und der Vorderhörner zu bestimmen, stellten sie besonders die *Messung der Hirnmanteldicke im Bereich des Temporalhorns* heraus. Daneben fanden sie, daß die Echo-Encephalographie ein sehr wertvolles Verfahren bei Verlaufskontrollen nach Anlegen einer Ventrikeldrainage darstellt. Bei 10 Kindern konnte postoperativ ein leichter Rückgang der Ventrikelerweiterung durch Ultraschall diagnostiziert werden.

GELETNEKY (1964) und HEMMER (1964) bestätigten ebenfalls die Brauchbarkeit der Echo-Encephalographie bei der Diagnose und Verlaufskontrolle des kindlichen Hydrocephalus. HATA, MARUTA, YOSHIDA, ISHIDA und INABA (1964) führten bei Kindern mit Hydrocephalus postoperative Ultraschalluntersuchungen durch, um den Operationserfolg zu bestimmen. Dabei wurde nicht nur die übliche temporale Beschallungsmethode angewandt, sondern auch noch von frontal und von der Fontanelle aus beschallt. Über echo-encephalographische Untersuchungen zur Diagnose und Verlaufskontrolle des kindlichen Hydrocephalus veröffentlichten 1965 UMBACH und KLEY eine Studie über 75 Kinder, die zu dem Ergebnis gelangt, daß die Echo-Encephalographie für die Erkennung normaler und erweiterter Seitenventrikel und des 3. Ventrikels ein brauchbares Verfahren darstellt. Meßvergleiche mit Heliumencephalogrammen zeigten eine exakte Übereinstimmung beider Methoden. Bei 28 Kindern wurden postoperative Verlaufsuntersuchungen vorgenommen, die jederzeit eine Beurteilung der Hirnkammergröße und Hirnmanteldicke ermöglichten. Die Autoren kommen zu der Schlußfolgerung, daß vor allem nach liquorableitenden Eingriffen die Echo-Encephalographie eine wesentliche diagnostische Vereinfachung bedeutet. UMBACH und KLEY schlagen 4 verschiedene Messungen bei Kindern mit Hydrocephalus vor: 1. dritter Ventrikel, 2. Seitenventrikelbreite, aus der sich der

SCHIERSMANNsche Ventrikelindex berechnen läßt, 3. Hirnmanteldicke im Occipitalbereich, 4. Hirnmanteldicke im Frontalbereich.

Auch SJÖGREN (1965) kommt an Hand von echo-encephalographischen und pneumencephalographischen Vergleichsuntersuchungen bei 50 Kindern mit Hydrocephalus verschiedener Ätiologie zu dem Ergebnis, daß die „Echo-Ventrikulographie" eine einfache, nützliche und ungefährliche Technik bei der Frühdiagnose und Verlaufskontrolle des kindlichen Hydrocephalus darstellt. Die gleiche Auffassung vertritt WEST (1967).

Das Ultraschallbild beim kindlichen Hydrocephalus zeichnet sich durch Reflexionen besonders großer Amplitude aus. Dies beruht zum Teil auf der Tatsache, daß der reflektierte Ultraschall nur eine relativ dünne Knochenlamelle (0,5 bis 4,0 mm, GELETNEKY, 1966) zu durchdringen hat, und andererseits die vergrößerten Ventrikelwände den Ultraschall in erhöhtem Maße zurückwerfen. In den meisten Fällen gelingt es einwandfrei, die Dicke des Hirnmantels im Bereich der Temporalhörner echoencephalographisch zu messen (s. Abb. 158 u. 159). Hierzu ist es erforderlich, den Prüfkopf etwas höher anzusetzen und das Ultraschallstrahlenbündel leicht basalwärts auszurichten. Vergleichsuntersuchungen zwischen

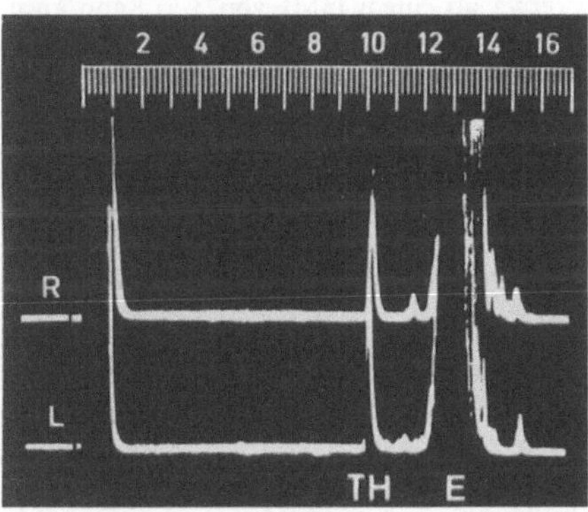

Abb. 158

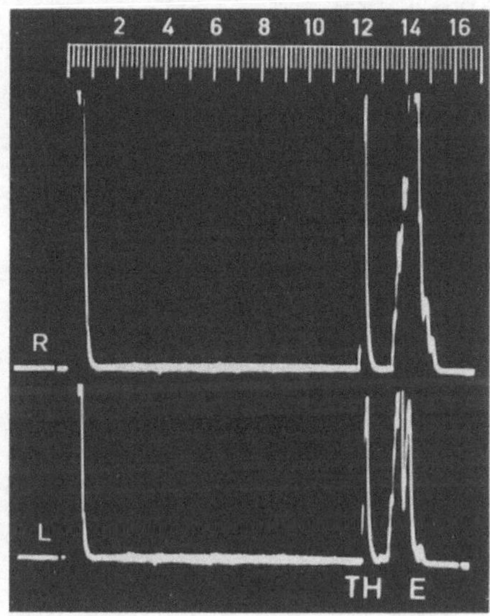

Abb. 159

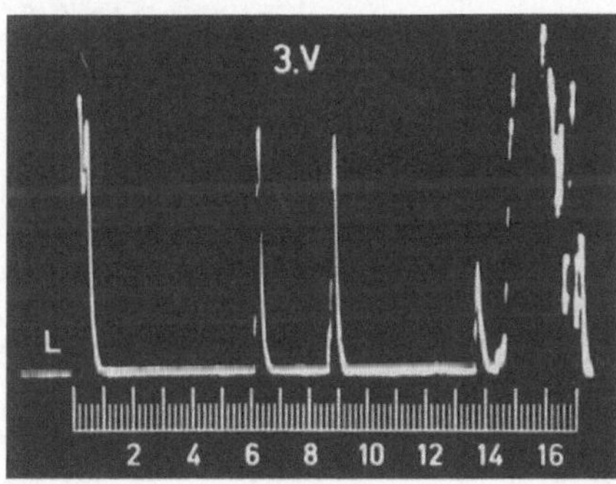

Abb. 160

Abb. 158. Messung der Hirnmanteldicke im Bereich des Temporalhorns (TH) mit Hilfe der Echo-Encephalographie beim kindlichen Hydrocephalus. Hirnmantelindex 2,7. Pat. S. G., 1 J., Echo-Nr. 1565/65

Abb. 159. Echo-Encephalogramm mit Darstellung der Temporalhornaußenwandechos bei einem hochgradigen Hydrocephalus internus. Hirnmanteldicke 10 bis 12 mm. Hirnmantelindex 5,5. Pat. J. G., 7 Mo., Echo-Nr. 1995/65

Abb. 160. Hochgradig erweiterter 3. Ventrikel bei einem kindlichen Hydrocephalus. Abnormes Doppelecho in 26 mm Abstand im Mittelbereich des Ultraschallbildes. Pat. M. S., 18 Mo., Echo-Nr. 2576/66

Luftbildern der Hirnkammern im a-p-Strahlengang in Seitenlage der Kinder und den echoencephalographischen Meßergebnissen zeigten eine völlige Übereinstimmung der Befunde (vgl. auch WEST, 1967). Bei geringer bis mittelgradiger Ventrikelerweiterung kann auch *die 3. Hirn-*

kammer durch ein abnormes Doppelecho auf dem Bildschirm dargestellt werden, während es
bei sehr stark ausgeprägtem Hydrocephalus internus oft nicht mehr möglich ist, einwandfreie
Reflexionen von den seitlichen Wänden des 3. Ventrikels zu erhalten. Die Grenze der echo-
encephalographisch noch registrierbaren Breite der 3. Hirnkammer scheint nach unseren
bisherigen Erfahrungen bei etwa 25 bis 26 mm zu liegen (vgl. Abb. 160). Bei noch hochgradi-
geren Ventrikelerweiterungen kommt es offenbar zu einem so starken Auseinanderweichen der
den 3. Ventrikel begrenzenden Strukturen, daß es nicht mehr sicher gelingt, gleichzeitig beide
Seitenwände mit dem Ultraschall senkrecht zu treffen.

Der *echo-encephalographische Hirnmantelindex* (s. S. 60) liegt beim kindlichen Hydrocephalus oft extrem hoch. Werte zwischen 3 und 5 stellen keine Seltenheit dar; der Maximal-
wert betrug in unserer Untersuchungsserie 9,0 bei einer verbliebenen Hirnmanteldicke von
6 mm. Bei hochgradigem Hydrocephalus internus (etwa ab einem HMI von 3,5) kann auch
die Hirnmanteldicke im frontalen und occipitalen Bereich echo-encephalographisch gemessen
werden (vgl. Abb. 161).

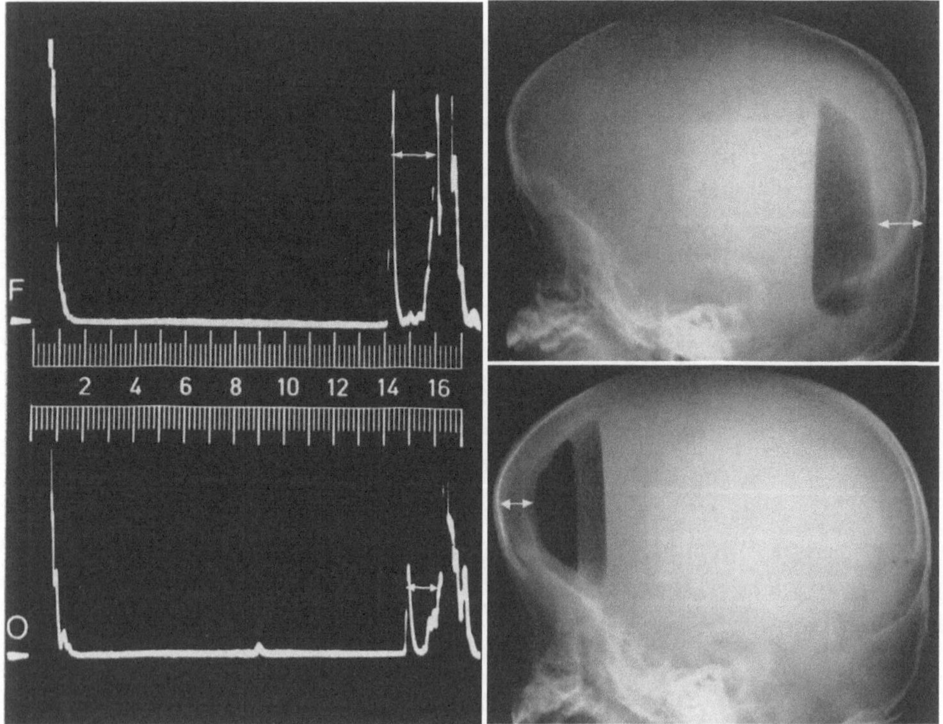

Abb. 161. Feststellung der Hirnmanteldicke im Frontal- und Occipitalbereich durch Ultraschall. F: Beschallung
von frontal nach occipital. Hohes Ventrikelwandecho vor dem occipitalen Endecho. O: Beschallung von
occipital nach frontal. Ventrikelwandecho vor dem frontalen Endecho. Völlige Übereinstimmung mit dem Luftbild. Pat. M. S., 7 Mo., Echo-Nr. 2518/66

Die zur Bestimmung der Seitenventrikelbreite im Cella-media-Bereich erforderliche Untersuchungstechnik zeigt die schematische Zeichnung in Abb. 162 unten. Darüber ist ein Original-
echogramm eines 3 Monate alten Säuglings mit mäßiggradiger Ventrikelerweiterung zu erkennen, das die 3 charakteristischen Reflexionen bei dieser Ableitung aufweist: hohes Mittelecho

von der Falx cerebri sowie davor und dahinter die Echos, die beiderseits an der äußeren Wand des Seitenventrikels entstehen. Hieraus läßt sich der SCHIERSMANNsche Ventrikelindex berechnen. Ein weiteres Bildbeispiel hierzu bietet die Abb. 163. In den meisten Fällen ist der Hydrocephalus seitengleich ausgebildet. Unter 103 Kindern fanden wir nur 2mal eine deutliche Asymmetrie mit einer Verlagerung des 3. Ventrikels, die maximal 3 mm betrug, und einseitig dünnerem Hirnmantelrest. Ein Beispiel hierzu gibt Abb. 164. Bei 3 Patienten fehlte ein Mittelecho völlig. Die echo-encephalographischen Untersuchungsergebnisse bei 103 Kindern mit Hydrocephalus verschiedener Genese sind in Tab. 21 zusammengefaßt.

Die Echo-Encephalographie stellt das bisher einzige Verfahren dar, mit dem die Größe der Hirnkammern nach einem liquorableitenden Eingriff sicher bestimmt werden kann. Der Erfolg einer solchen Operation läßt sich hierdurch einwandfrei erkennen, und die Methode erweist sich als wesentlich zuverlässiger als die Messung des Kopfumfanges oder die Prüfung der Ventilfunktion. Nach einer Ventrikel-Herzvorhof-Drainage nimmt die Dicke des Hirnmantels meist fortlaufend bis zu einem gewissen Stand

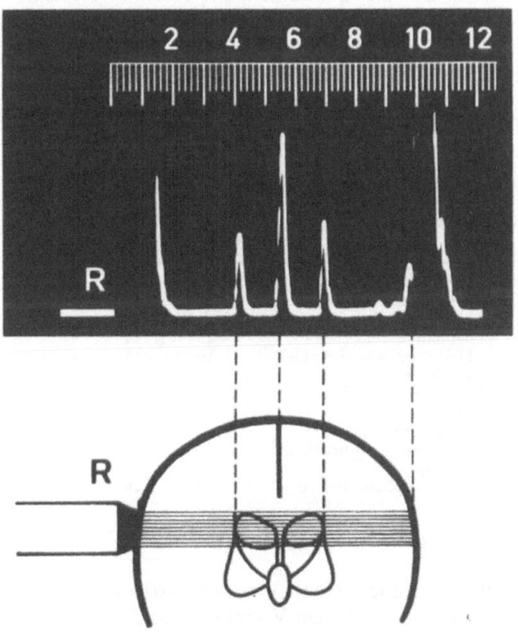

Abb. 162. Echogramm mit Seitenventrikelechos und schematische Darstellung der Seitenventrikelbeschallung. Weitere Angaben im Text. Pat. R. G., 3 Mo., Echo-Nr. 1402/64

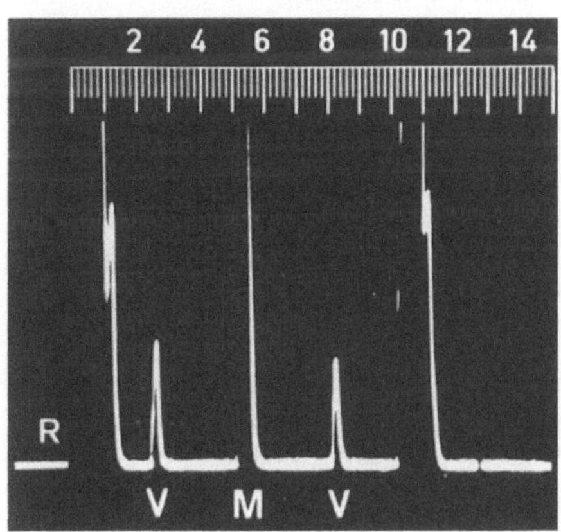

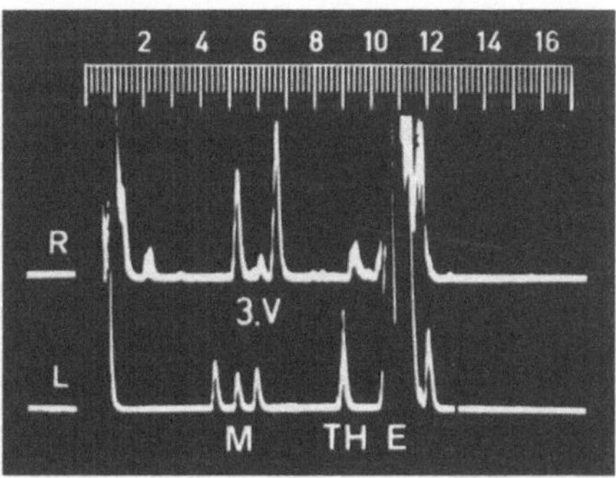

Abb. 163   Abb. 164

Abb. 163. Messung der Seitenventrikelbreite (V—V) bei einem hochgradigen Hydrocephalus. Pat. R. Z., 9 Mo., Echo-Nr. 2093/66

Abb. 164. Asymmetrische Ventrikelerweiterung. Das Doppelecho des 3. Ventrikels ist um 3 mm nach links verlagert. Hirnmantel links erheblich dünner als rechts (10 bzw. 13 mm). Pat. D. B., 6 Mo., Echo-Nr. 1263/3/64

zu, der Hirnmantelindex wird niedriger. Ebenso verringert sich bei ungestörtem Verlauf die Weite des 3. Ventrikels. Gelegentlich tritt sogar eine völlige Normalisierung ein, wenn die Operation in einem frühen Stadium erfolgte. Ein Rückfall, wie er zum Beispiel bei mangelhafter oder erloschener Funktion des Ableitungssystems eintritt, läßt sich im Echo-Encephalogramm an einem Stillstand oder einer erneuten Zunahme des Hydrocephalus sofort erkennen.

Tabelle 21. *Echo-encephalographische Untersuchungsergebnisse bei 103 Kindern mit Hydrocephalus verschiedener Genese*

Diagnose	Anzahl	Mittelecho			3. Ventrikel			Hirnmantelindex (HMI) > 2,3
		normal	verlagert	nicht meßbar	normal	erweitert	nicht meßbar	
Hydrocephalus congenitus communicans	20	19	—	1	—	17	3	20
Hydrocephalus bei/nach Myelocele	25	24	1	—	—	25	—	22
Hydrocephalus occlusus	16	15	—	1	—	13	3	16
Hydrocephalus nach frühkindlicher Hirnschädigung	13	13	—	—	—	13	—	6
Hydrocephalus nach Meningo-Encephalitis	10	9	1	—	—	10	—	6
sonstige Hydrocephalusformen	19	18	—	1	—	16	3	8
Total	103	98	2	3	—	94	9	78
Prozent	100	95	2	3	—	91	9	76

Bei 35 Kindern konnten *postoperative Verlaufskontrollen* nach Anlegen einer Ventriculoauriculostomie nach dem Verfahren von SPITZ-HOLTER durchgeführt werden. Die Ergebnisse dieser Nachuntersuchungen sind in Tabelle 23 einzeln angegeben und in Tabelle 22 zusam-

Tabelle 22. *Echo-encephalographische Untersuchungsergebnisse nach liquorableitenden Operationen* (SPITZ-HOLTER-Drainage) *beim kindlichen Hydrocephalus*

Diagnose	Anzahl der Kinder	echo-encephalographischer Befund bei postoperativen Kontrollen		
		gebessert	unverändert	verschlechtert
Hydrocephalus communicans	10	8	2	—
Hydrocephalus nach/bei Myelocele	12	11	1	—
Hydrocephalus occlusus	10	8	—	2
sonstige Hydrocephalusformen	3	1	2	—
Total	35	28	5	2
Prozent	100	80	14	6

mengefaßt. Bei 28 Kindern (80%) konnte eine Besserung des Ausgangsbefundes festgestellt werden, d. h. die Dicke des Hirnmantels hatte zugenommen. Dementsprechend ließ sich eine Verringerung des echo-encephalographischen Hirnmantelindex (HMI) errechnen, und auch die Weite des 3. Ventrikels hatte bei diesen Patienten meistens abgenommen. Im wesentlichen unverändert geblieben waren 5 Kinder (14%), teils bedingt durch mangelhafte oder erloschene Ventilfunktion durch in den Ventrikelkatheter eingewachsenes Plexusgewebe, oder weil hirnatrophische Vorgänge beim Zustandekommen des Hydrocephalus beteiligt waren. Bei 2 Kindern mußten wir eine Zunahme des Hydrocephalus verzeichnen. In einem Falle reichte offenbar die Förderleistung des Ventils trotz einwandfreier Durchgängigkeit nicht aus, bei dem anderen Kind mußte das gesamte Ableitungssystem wegen einer rezidivierenden Coli-

Tabelle 23. *Echo-encephalographische Verlaufsuntersuchungen an 35 Kindern mit Hydrocephalus und Liquordrainage*

Echo-Nr.	Name	Alter bei Operation	Alter bei Kontrolle	Echo-encephalographischer Befund vor Operation		bei Kontrolle		Bemerkungen	Diagnose
				3.Ventrikel	HMI	3.Ventrikel	HMI		
52/63	O. F.	3 Mo.	3 J. 3 Mo.	14,5	2,8	9,5	2,5		Hydroc. b. Myelocele
296/62	R. H.	16 Mo.	2 J.	—	4,6	—	3,6		Hydroc. b. Myelocele
619/63	W. L.	4 Mo.	3 J. 4 Mo.	16,0	3,4	18,0	4,0	leichte Zunahme d. Hydroc. trotz guter Ventilfunktion	Hydroc. occlusus
834/63	R. P.	3 Mo.	3 J. 5 Mo.	10,0	—	—	6,7	Ventilentfernung wegen Meningitis	Hydroc. occlusus n. Coli-Mening.
1051/64	P. L.	6 J.	8 J.	22,0	4,3	17,0	2,7		Hydroc. occl.
1220/64	I. M.	2$^{1}/_{2}$ Mo.	1 J.	12,0	4,0	13,5	3,6	Ventil füllt sich nur langsam	Hydroc. b. Myelocele
1263/64	D. B.	4 Mo.	1 J. 3 Mo.	20,0	4,4	15,0	3,1	vorübergeh. Verschlechterung, Ventrikelkatheterwechsel	Hydroc. occlusus
1295/64	J. H.	1 Mo.	2 Mo.	14,0	4,8	11,5	3,8		Hydroc. communicans
1402/64	R. G.	2 Mo.	2 J. 2 Mo.	9,5	2,7	6,0	2,3	vorübergeh. Anstieg des HMI auf 3,4, Ventr.-Kath.-Wechsel	Hydroc. communicans
1439/64	D. K.	2 Mo.	9 Mo.	———		7,0	2,5	deutl. Besserung im Vergl. z. Op.-Bef.	Hydroc. b. Myelocele
1441/64	O. M.	3 Mo.	2 J.	10,0	3,0	8,0	2,3		Hydroc b. Meningocele
1501/64	K. K.	9 Mo.	1 J. 10 Mo.	12,0	3,1	7,0	2,6		Hydroc. b. Meningocele
1552/65	R. K.	3 Mo.	1 J. 7 Mo.	7,0	3,3	5,0	2,2		Hydroc. occl. n. Meningitis
1598/65	E. M.	5 Mo.	1 J. 3 Mo.	14,0	3,8	12,0	2,6		Hydroc. b. Myelocele
1603/65	E. W.	6 Mo.	1 J. 6 Mo.	14,0	4,5	5,0	2,2		Hydroc. communicans
1615/65	J. M.	3 Mo.	4 J. 3 Mo.	———		6,0	2,2	bei Op. Hirnmantel nur 15 mm dick	Hydroc. communicans
1627/65	B. L.	3 Mo.	1 J. 5 Mo.	—	7,1	9,0	3,0		Hydroc. communicans
1676/65	A. H.	1 J. 9 Mo.	2 J.	12,0	4,3	10,0	3,5	nach Op. bildete sich occip. Meningocele völlig zurück	Hydroc. bei Meningocele
1688/65	B. B.	3 Mo.	2 J.	—	3,2	—	3,1	Ventil füllt sich nur ganz langsam	Hydroceph. communicans
1756/65	R. D.	4 Mo.	1 J. 6 Mo.	17,0	5,2	17,0	4,0		Hydroc. communicans
1759/65	B. L.	1 Mo.	1 J. 4 Mo.	9,0	3,5	10,5	2,4	vorübergeh. Anstieg des HMI auf 4,5, Katheterwechsel	Hydroc. bei Myelocele
1788/65	F. Z.	1 Mo.	1 J. 4 Mo.	—	3,8	—	3,0		Hydroceph. occlusus
1827/65	H. S.	3 J.	6 J.	———		9,5	3,0	deutl. Besserung gegenüber Op.-Bef.	Hydroceph. occlusus
1900/65	O. H.	1 J.	1 J. 7 Mo.	—	4,0	23,0	4,1	keine Besserung trotz guter Ventilfunktion, Hirnatrophie?	Hydroc. n. subduralen Ergüssen
1995/65	J. G.	7 Mo.	1 J. 3 Mo.	22,0	5,5	14,5	3,7		Hydroceph. communicans
2012/65	J. K.	1 Mo.	2 Mo.	10,0	3,0	7,0	2,6		Hydroc. bei Myelocele
2093/66	R. Z.	9 Mo.	1 J. 3 Mo.	10,0	3,1	7,5	2,3		Hydroc. bei Myelocele
2369/66	M. E.	2 Mo.	4 J. 5 Mo.	———		18,0	4,0	keine Besserung trotz guter Ventilfunktion, Hirnatrophie?	Hydroc. nach geburtstr. Hirnblutung

Tabelle 23 (Fortsetzung)

Echo-Nr.	Name	Alter bei Operation	Alter bei Kontrolle	Echo-encephalographischer Befund				Bemerkungen	Diagnose
				vor Operation		bei Kontrolle			
				3.Ventrikel	HMI	3.Ventrikel	HMI		
2384/66	P. W.	3 Mo.	8 Mo.	—	7,7	17,5	5,6		Hydroceph. occlusus
2385/66	A. S.	5 Mo.	9 Mo.	12,5	4,2	9,5	2,9	Ventil füllt sich nur langsam	Hydroceph. occlusus
2392/66	B. J.	5 Mo.	6 Mo.	8,5	2,6	9,0	2,6	Ventil füllt sich nur langsam	Hydroceph. communicans
2435/66	P. H.	4 Mo.	9 Mo.	16,0	4,9	15,5	3,4		Hydroc. occl. n. Meningitis
2518/66	M. S.	7 Mo.	9 Mo.	25,0	6,1	16,0	4,7		Hydroceph. communicans
2576/66	M. S.	18 Mo.	1 J. 8 Mo.	26,0	7,6	24,0	6,8		Hydroc. unkl. Genese
2621/66	M. U.	2¹/₂ Mo.	3 Mo.	16,5	5,0	10,0	3,2		Hydroc. bei Myelocele

Meningitis entfernt werden. Darüber hinaus war bei 3 Kindern nach anfänglicher Rückbildung der Ventrikelerweiterung durch Verlegung des Ventrikelkatheters eine erneute Zunahme des Hydrocephalus eingetreten, die sich echo-encephalographisch sofort diagnostizieren ließ. Nach Austausch des Ventrikelkatheters kam es in diesen Fällen wieder zu einem Rückgang des Hydrocephalus. Wenn sich nach digitaler Entleerung das Ventil nur sehr langsam wieder füllt, ist im Echo-Encephalogramm fast immer eine Stagnation der Ventrikelweite oder gar erneute Zunahme des Hydrocephalus zu beobachten (vgl. Tab. 23).

Bei unseren Untersuchungen hat sich gezeigt, daß der Hirnmantel nach liquorableitender Operation zunächst relativ rasch, später immer langsamer zunimmt. Dies gilt besonders für die Fälle mit Hydrocephalus bei oder nach Meningo-Myelocele. Bei älteren Kindern war die Rückbildungstendenz des Hydrocephalus internus deutlich geringer.

Das Ausmaß der Ventrikelerweiterung und die Abnahme des Hydrocephalus lassen sich nach den bisherigen Erfahrungen am einfachsten durch echo-encephalographische Messung der Hirnmanteldicke im Temporalbereich bestimmen, woraus der echo-encephalographische Hirnmantelindex leicht zu errechnen ist. Wir ziehen diese Auswertung der Echo-Encephalogramme anderen Berechnungen vor, da hierbei die im Laufe der Zeit natürlicherweise eintretende Vergrößerung des Kopfes nicht zu einer Verfälschung der Meßergebnisse führt. Besonders der 3. Ventrikel stellt beim kindlichen Hydrocephalus bei Verlaufsuntersuchungen kein sehr günstiges Vergleichsmaß dar, da er immer im Verhältnis der in den ersten Lebensjahren rasch zunehmenden Schädelbreite betrachtet werden muß (vgl. Tab. 23).

Die bei der echo-encephalographischen Verlaufskontrolle gewonnenen Ergebnisse lassen den Schluß zu, daß bis zu einem Hirnmantelindex von 4,0 bei Säuglingen noch eine weitgehende Normalisierung der Ventrikelweite erwartet werden kann. Aber auch Fälle mit sehr hochgradigem Hydrocephalus (HMI bis 7,0 und höher) erscheinen nicht völlig hoffnungslos, so daß auch bei einer Hirnmanteldicke von weniger als 1 cm eine den Liquordruck herabsetzende Operation versucht werden sollte, zumal hier noch keine größeren Erfahrungen vorliegen.

Wesentlich wichtiger ist aber die *Frühdiagnose des Hydrocephalus, die durch Anwendung der Echo-Encephalographie erheblich vereinfacht wird.* In den letzten Jahren sind wir dazu übergegangen, Kinder mit Meningo-Myelocelen vor und nach der Abtragung dieser Mißbildung in regelmäßigen Zeitabständen zu echo-encephalographieren. Bei einem Hirnmantelindex von etwa 3,0 bis 3,5 führen wir dann ohne vorherige Hirnkammerluftdarstellung allein auf Grund des Ultraschallbefundes in Verbindung mit der klinischen Symptomatik den operativen Eingriff durch. Ein solches Vorgehen ist hier sicher gerechtfertigt, da in diesen Fällen ja keine Zweifel über die Genese des Hydrocephalus bestehen. Ähnlich kann man sich bei einem Verschlußhydrocephalus nach Meningitis verhalten. In allen anderen Fällen von kindlichem Hydrocephalus muß aber eine Klärung der Ursache durch Pneumencephalographie oder Ventrikulographie erfolgen, um z. B. Kleinhirntumoren nicht zu übersehen.

Die unbestreitbaren Vorteile der Frühoperation und der echo-encephalographischen Verlaufskontrolle beim kindlichen Hydrocephalus sollen durch die folgende Krankengeschichte belegt werden:

Fall 25: Bettina L., geb. 20. 7. 1965. Echo-Nr. 1759/65. Aufnahme im Alter von 4 Tagen wegen lumbaler Myelocele. Weite des 3. Ventrikels vor Abtragung der Mißbildung 6,0 mm, Hirnmantelindex 3,0. Diagnose: mäßiggradige Ventrikelerweiterung. Bei postoperativ mehrfach durchgeführten echo-encephalographischen Kontrolluntersuchungen ließ sich eine Zunahme des 3. Ventrikels auf 9,0 mm Breite und des HMI auf einen Wert von 3,5 feststellen. Ohne Luftfüllung erfolgte die liquorableitende Operation am 17. 8. 1965. Die Ventrikelweite hatte sich bereits 6 Wochen nach Op. weitgehend normalisiert (3. Ventrikel 7,0 mm breit, HMI 2,25).

Nach weiteren 9 Monaten plötzlich rasche Zunahme des Kopfumfanges. Ventil läßt sich entleeren, füllt sich aber nur ganz langsam wieder auf. Echo-Encephalogramm: 3. Ventrikel 18,0 mm, HMI 4,5. Nach Austausch des durch eingewachsenes Plexusgewebe verstopften Ventrikelkatheters Rückgang des Hydrocephalus innerhalb von 4 Monaten auf einen HMI von 2,4, 3. Ventrikel dabei 10,5!

G. Sonstige Anwendungsgebiete der Echo-Encephalographie

1. Subdurale Ergüsse und Hämatome bei Säuglingen und Kindern

Obwohl LITHANDER noch 1961 die Echo-Encephalographie bei der Diagnostik von subduralen Ergüssen und Hämatomen bei kleineren Kindern für wertlos hielt, konnten GELETNEKY (1965 und 1966) sowie JACOBI, KAZNER und WOLLENSAK (1966) Besonderheiten im Echo-Encephalogramm bei dieser Krankheitsgruppe herausstellen, welche die Diagnostik des subduralen Ergusses und Hämatoms erleichtern.

Nach LITHANDER und auch GELETNEKY ließen *selbst größere einseitige Hämatome keine Mittelechoverlagerung* erkennen, während wir unter 45 Kindern bei 7 einseitigen Flüssigkeitsansammlungen in allen Fällen eine gering- bis mittelgradige Verschiebung des Mittelechos sahen, die sich auch bei Kontrastmitteluntersuchungen bestätigen ließ. Drei dieser Kinder waren jünger als ein Jahr. Bei 38 Kindern lagen doppelseitige Ergüsse bzw. Hämatome vor. 37mal war hierbei das Mittelecho an normaler Stelle, bei einem Kind fand sich eine Verlagerung der Mittelstrukturen um 3,5 mm. Dieser Befund konnte durch unterschiedlich starke Ausbildung der Flüssigkeitsansammlungen erklärt werden.

Während bei Säuglingen mit subduralen Ergüssen die Bestimmung der Lage der Mittelstrukturen meist keine diagnostischen Hinweise bietet, muß einem anderen echo-encephalographischen Zeichen vermehrte Beachtung geschenkt werden: der *Weite des 3. Ventrikels.* Diese konnte bei 31 Kindern echo-encephalographisch an Hand eines charakteristischen Doppelechos gemessen werden. Dabei fiel auf, daß der Querdurchmesser der 3. Hirnkammer mit durchschnittlich 9,0 mm (Schwankungsbreite 6 bis 15 mm) in 26 Fällen gegenüber der Altersnorm deutlich vergrößert war. Die Ventrikelerweiterung erreichte aber damit meist nicht die beim kindlichen Hydrocephalus gefundenen Werte. Daneben konnten mit großer Regelmäßigkeit auch die vom Unterhorn stammenden Seitenventrikelechos abgeleitet werden.

Das bedeutendste diagnostische Zeichen im Echo-Encephalogramm stellt aber eine *zusätzliche Reflexion* dar, die *an der Grenzfläche zwischen Gehirn, Hämatommembran und Flüssigkeitsansammlung* entsteht und mit dem Hämatomecho bei den chronischen Subduralblutungen der Erwachsenen verglichen werden kann. Ebenso wie beim Erwachsenen bedarf es aber einer speziellen Untersuchungstechnik, um diese zusätzlichen Echos aufzufangen. Der Prüfkopf wird dabei nach oben gekippt und auf die überwiegend parietal bis präzentral gelegene Flüssigkeitsansammlung gerichtet (vgl. Abb. 139). Hierdurch kann die Grenzfläche zum Gehirn senkrecht getroffen werden, eine für das Zustandekommen verwertbarer Reflexionen unerläßliche Voraussetzung. Bei 33 der 45 Kinder der eigenen Untersuchungsserie wurden derartige

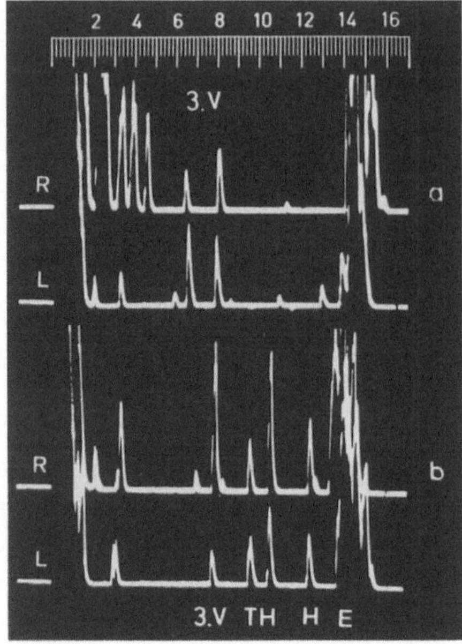

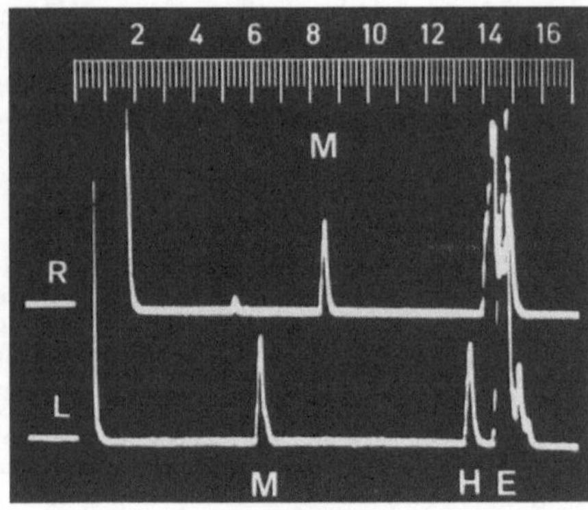

Abb. 166 a

Abb. 166 a. Echo-Encephalogramm eines 6¹/₂jährigen Jungen mit subduralem Erguß über der re. Hemisphäre. Verlagerung des M-Echos um 10 mm nach links. Bei Beschallung von links zusätzliche Reflexion (H) vor dem Endecho, die von der inneren Membran des abgekapselten subduralen Ergusses stammt. Pat. H. R., Echo-Nr. 1683/1/65

Abb. 165

Abb. 165. Echo-Encephalogramme eines 18 Monate alten Kleinkindes mit subduralen Ergüssen beiderseits und ausgeprägtem Hydrocephalus internus. a) (oberes Kurvenpaar): bei der bitemporalen Beschallungstechnik Doppelecho von den Wänden des stark erweiterten 3. Ventrikels (3. V) in einem Abstand von 14—16 mm. b) (unteres Kurvenpaar, Prüfkopf um 10° nach oben gekippt): Echo der seitlichen Wand des 3. Ventrikels (3. V), Doppelecho von den Wänden des erweiterten Temporalhorns (TH), Reflexion von der Hämatommembran (H) und Endecho (E). Der subdurale Erguß ist rechts stärker als links ausgebildet (14 zu 10 mm Breite). Pat. A. B., Echo-Nr. 806/1—2/63

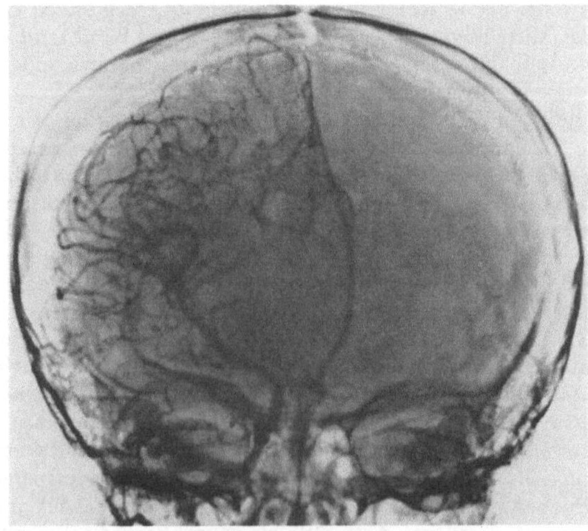

Abb. 166 b. Angiogramm des gleichen Patienten wie in Abb. 166 a. Außer dem sichelförmigen gefäßfreien Bezirk, der dem subduralen Erguß entspricht, besteht eine Anhebung der A. cerebri media, hervorgerufen durch eine gleichzeitig vorliegende Arachnoidalcyste im Schläfenlappenbereich

Grenzflächenreflexionen registriert, die als nadelscharfe Echos vor dem Endecho in Erscheinung treten („Ergußzacken"). Die Abb. 165 bis 168 bieten einige typische Bildbeispiele. Aus dem Abstand dieser zusätzlichen Echozacke vom Endecho können Rückschlüsse auf die Dicke

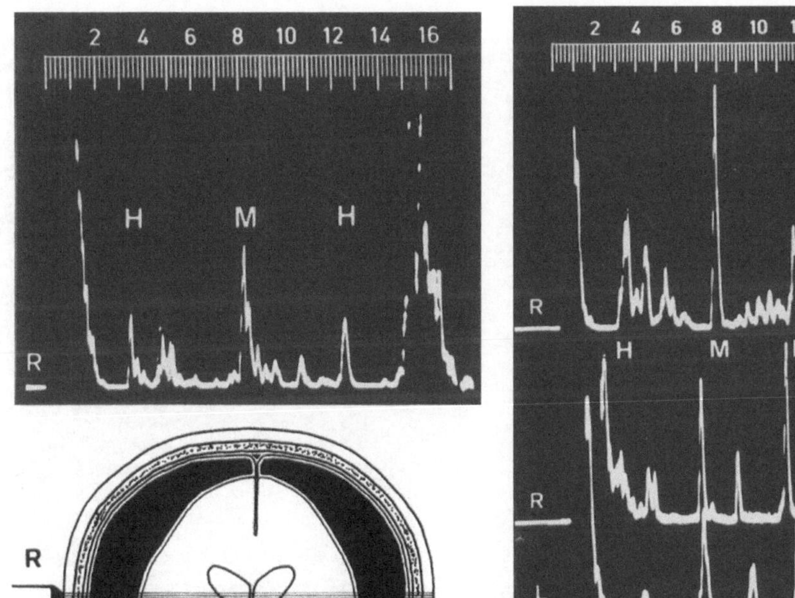

Abb. 167   Abb. 168

Abb. 167. Echogramm eines 6jährigen Jungen mit großen subduralen Ergüssen beiderseits. Die Grenze zwischen Gehirn und Erguß markiert jeweils eine hohe Reflexion (H). Vor und hinter diesen Echozacken echofreie Zonen, die dem Erguß entsprechen. Das Gehirn „schwimmt" in den Ergüssen. Die schematische Darstellung soll das Zustandekommen eines derartigen Echo-Encephalogramms veranschaulichen. Pat. P. Ü., 6 J., Echo-Nr. 2784/67

Abb. 168. Echo-Encephalogramme eines 1jährigen Jungen mit doppelseitigen subduralen Ergüssen. Oben: biparietale Beschallung, auffallende Befundähnlichkeit mit dem in Abb. 167 gezeigten Fall. Unten: bitemporale Beschallung. Hierbei kommt ein Echo von der Ergußmembran jeweils nur vor dem Endecho zur Darstellung. Prüfkopf dabei leicht nach oben gekippt. Pat. T. W., Echo-Nr. 1876/2/66

eines Ergusses gezogen werden. Bei außergewöhnlich großen Flüssigkeitsansammlungen, die auch bis weit nach temporal reichen, sind „Ergußzacken" nicht nur vor dem Endecho, sondern auch im Anfangsteil des Echogramms zu beobachten (vgl. Abb. 167). Große Ergüsse über dem Stirnhirn können auch von frontal her echo-encephalographisch erfaßt werden (s. Abb. 169).

JACOBI und SCHUCH (1966) geben zum Nachweis von „Ergußzacken" neben der horizontalen und diagonalen Beschallung auch noch eine Methode an, wobei der Prüfkopf auf der Schädelkalotte direkt über dem Erguß im Präzentral- oder Parietalbereich aufgesetzt wird. Gleich nach dem Initialecho sollen dann Reflexionen von der Erguß- bzw. Hämatommembran sichtbar werden.

Eine Besonderheit stellen subdurale Ergüsse oder Hämatome in Verbindung mit einer Arachnoidalcyste dar. Das eigene Krankengut enthält 3 Kinder mit einer derartigen Kombination (vgl. Fall in Abb. 166a und b). Bei Beschallung von der gesunden Seite aus sind hier oft einzelne oder in Gruppen angeordnete Reflexionen vor dem Endecho zu beobachten. Die

Darstellung des Mittelechos von der Seite der Läsion her bereitet nicht selten Schwierigkeiten, weshalb solche Echogramme meist schwer zu deuten sind. Auf die speziellen echo-encephalographischen Befunde bei einfachen Arachnoidalcysten wird im nachfolgenden Abschnitt näher eingegangen.

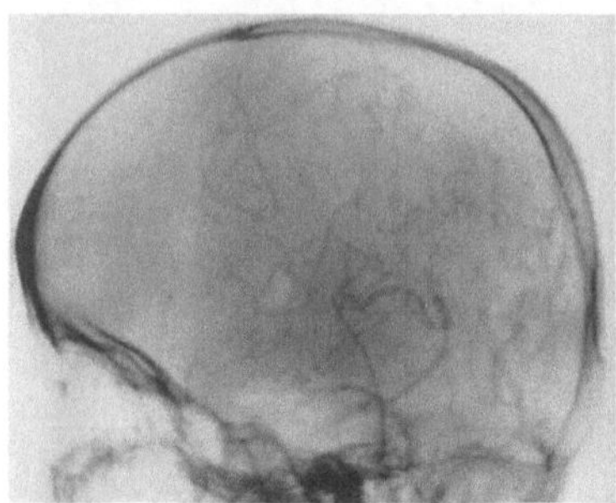

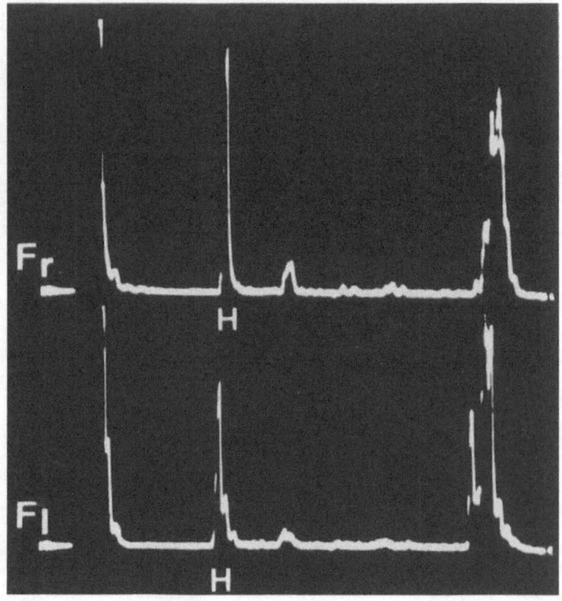

Abb. 169. Echo-encephalographische Untersuchung von frontal her bei einem 6jährigen Jungen mit außergewöhnlich großen subduralen Flüssigkeitsansammlungen. Hohes Echo (H) von der derben Ergußmembran beiderseits frontal. Oben: das seitliche Angiogramm zeigt, dem echoencephalographischen Befund entsprechend, einen mehrere cm breiten gefäßlosen Raum. Pat. P. Ü., 6 J., Echo-Nr. 2784/3/67

2. Frühkindliche Hirnschädigungen, Hirnmißbildungen

Ventrikelerweiterungen als Folge *frühkindlicher Hirnschädigungen* lassen sich echoencephalographisch leicht feststellen. Selbstverständlich ist auf Grund des Ultraschallbildes keine Unterscheidung von anderweitig bedingten Hydrocephalusformen möglich. Besonders bei Kindern mit *einseitiger Hemisphärenatrophie* sieht man im Echo-Encephalogramm neben dem abnormen Doppelecho von den Wänden des 3. Ventrikels nicht selten eine deutliche *Mittellinienverlagerung* (s. Abb. 170). GELETNEKY (1965, 1966) hat sich eingehend mit echoencephalographischen Untersuchungen bei derartigen Kindern befaßt und bei 11 von 14 Fällen mit Hemiatrophie eine Verlagerung der Mittelstrukturen zur atrophischen Seite hin beobachtet. Die häufig unterschiedliche Zackenhöhe bei Beschallung von links und von rechts bei gleicher Impulsstärke ist Ausdruck der verschiedenen Kalottendicke.

Aber auch bei Erwachsenen kann eine *Mittelechoverschiebung* Folge einer frühkindlichen Hirnschädigung sein. Abb. 171 zeigt Echogramm und Luftdarstellung der Hirnkammern bei einem 22jähr. Patienten, der seit Kindheit an Krampfanfällen litt. Die im Ultraschallbild gefundene M-Echo-Verlagerung um 4 mm, welche mit einer leichten Erweiterung des 3. Ventrikels vergesellschaftet ist, hat ihre Ursache in einer großen occipitalen, mit dem Ventrikelsystem kommunizierenden Cyste. Die gesunde Hirnhälfte weicht in einem solchen Falle nach der atrophischen Seite aus.

Während so weit hinten gelegene Cysten dem direkten echo-encephalographischen Nachweis entgehen, sind *temporale Arachnoidalcysten* an einer *echofreien Zone* zu erkennen, die von einem Cystenwandecho begrenzt wird. Abb. 172 zeigt einen solchen Fall. Eine Tumorcyste läßt sich hiervon nur dann unterscheiden, wenn gleichzeitig ein Tumorechokomplex vorhanden ist. Die richtige Interpretation derartiger Echogramme kann außerordentlich schwierig sein. Die endgültige Abklärung des Krankheitsbildes muß der Kontrastmittel-

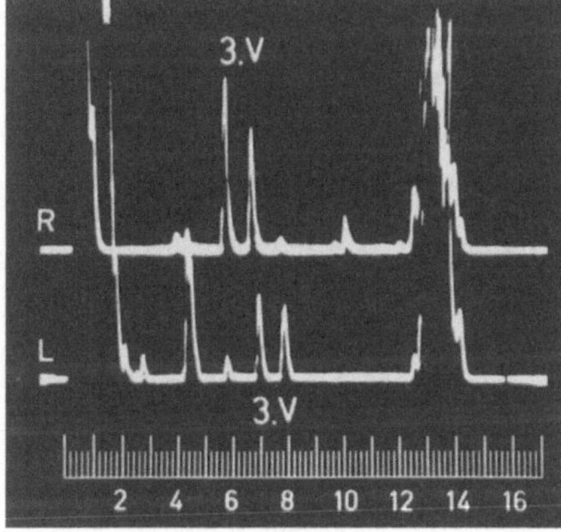

Abb. 170

Abb. 170. Echo-Encephalogramm eines 3¹/₂jährigen Mädchens mit Hemisphärenatrophie. Das Doppelecho des auf 9 mm erweiterten 3. Ventrikels ist um 5,5 mm zur Seite der Läsion hin verlagert. Pat. H. Z., Echo-Nr. 1927/66

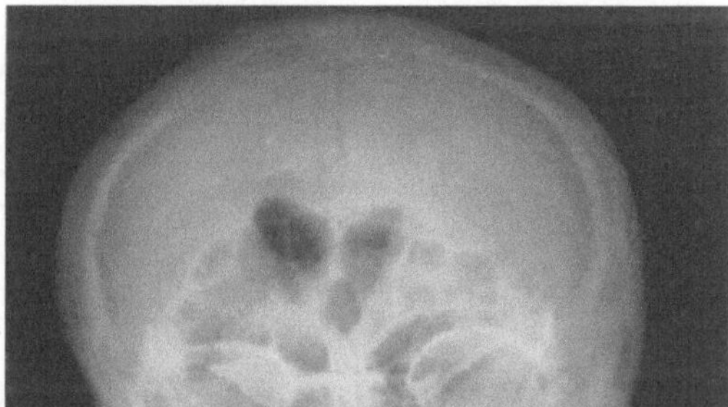

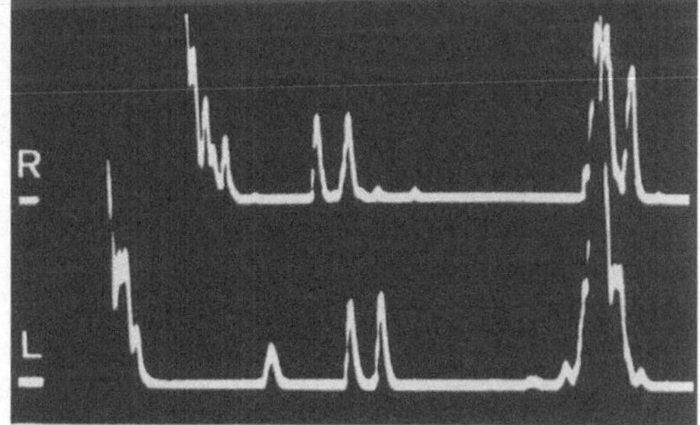

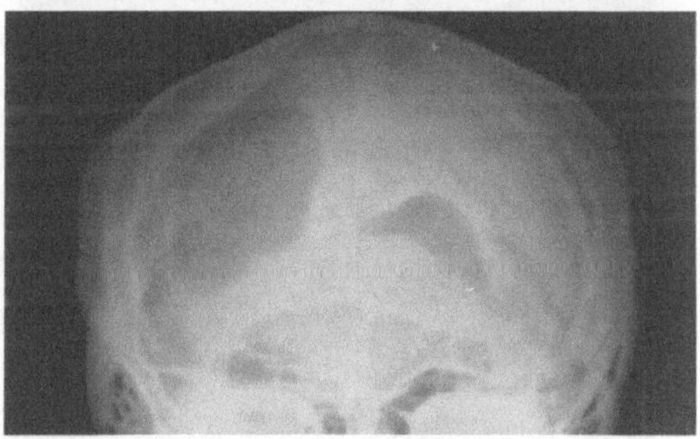

Abb. 171. Echo-Encephalogramm und Pneumencephalogramme eines 22jährigen Patienten mit großer occipitaler Cyste. Weitere Angaben im Text. Pat. F. B., Echo-Nr. 1322/64

Abb. 171

diagnostik vorbehalten bleiben; vom Echo-Encephalogramm her läßt sich oft nur sagen, daß ein pathologischer Befund vorliegt. Die Zuordnung der einzelnen Reflexionen des Ultraschallbildes zu bestimmten cerebralen Strukturen kann wohl meist erst nach Durchführung der Pneumencephalographie erfolgen (vgl. auch PIA und GELETNEKY, 1967). Die Echo-Encephalographie stellt aber ein geeignetes Verfahren dar, um im Routinebetrieb solche Erkrankungen eher aufzuspüren.

Auch bei *Mißbildungen bzw. Fehlbildungen des Gehirns* kann die Echo-Encephalographie zur Diagnostik beitragen. So sieht man bei einer *Hydranencephalie* bei der normalen Beschal-

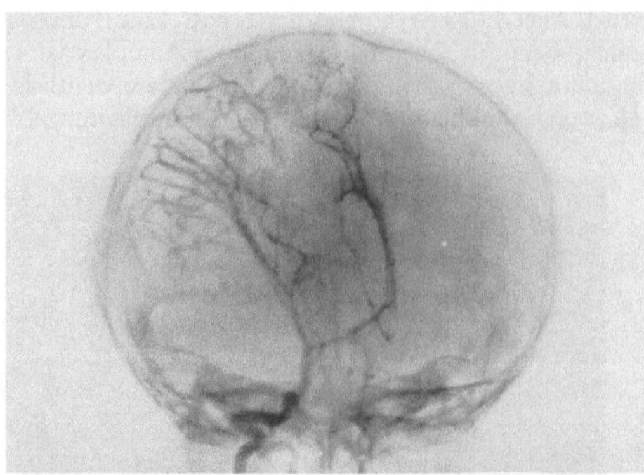

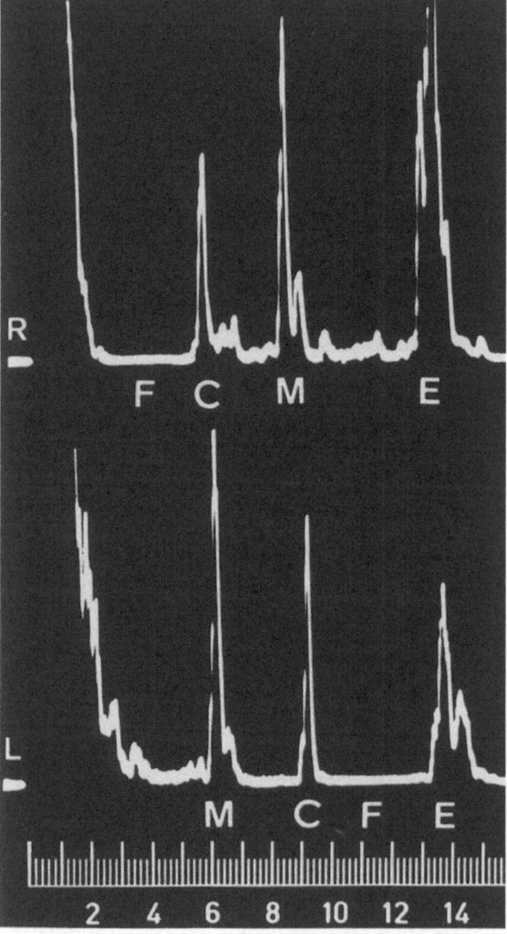

lungsrichtung überhaupt keine Reflexionen von intrakraniellen Strukturen. Bei Monoventrikulie fehlt das Doppelecho des 3. Ventrikels (GELETNEKY, 1966); man erhält lediglich Reflexionen von den Seitenwänden der großen solitären Hirnkammer.

Ob die Darstellung eines Doppelechos von den Wänden einer *Septum-pellucidum-Cyste* immer gelingt, muß offen bleiben. Zumindest wird es aber äußerst schwierig sein, ein solches abnormes Doppelecho von Wandechos des 3. Ventrikels zu unterscheiden (vgl. auch JACOBI, 1967). Bei 9 eigenen Fällen mit Septum-pellucidum-Cyste war in keinem Falle aus dem Echo-Encephalogramm vor Durchführung der Luftencephalographie die richtige Diagnose gestellt worden. Multiple kleinere Cysten, z. B. bei einer Porencephalie, werden im Echogramm ebenfalls zusätzliche Echozacken hervorrufen, deren Zuordnung aber große Erfahrung

Abb. 172. Echo-Encephalogramm eines 3-jährigen Kindes mit großer temporaler Arachnoidalcyste. Erhebliche Verlagerung des Mittelechos (11 mm). Echofreie Zone (F), die von einem hohen Echo (C) begrenzt wird. Diese Reflexion stammt von der medialen Cystenwand. Völlige Übereinstimmung mit dem angiographischen Befund (oben). Pat. J. A., Echo-Nr. 3017/67

voraussetzt. Bei *komplexen Mißbildungen,* wie in dem der Abb. 173 zugrunde liegenden Falle, scheint eine Deutung des echo-encephalographischen Bildes unmöglich, und selbst nach Vornahme der Luftdarstellung kann oft keine eindeutige Interpretation der einzelnen Reflexionen erfolgen.

Bei *dysrhaphischen Mißbildungen* hält GELETNEKY (1965) eine Differentialdiagnose zwischen Meningocelen–Myelocelen bzw. Encephalocelen infolge des echographischen Nachweises der verschiedenen Strukturen für möglich. Über eigene Erfahrungen verfügen wir hier nicht. Bei diesem Krankheitsbild läßt sich aber durch die Echo-Encephalographie ohne Schwierigkeiten feststellen, ob zusätzlich ein Hydrocephalus vorliegt oder sich eine Ventrikelerweiterung entwickelt.

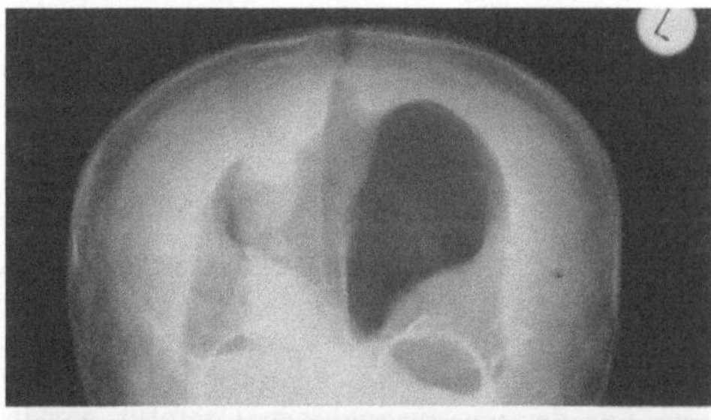
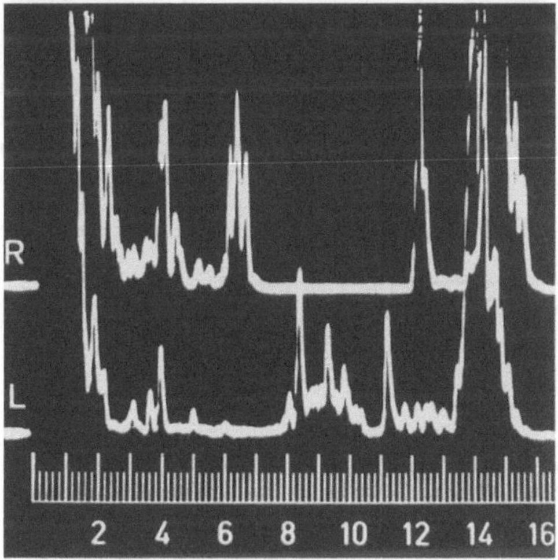

Abb. 173. Echo-Encephalogramm und Luftdarstellung der Hirnkammern eines 3jährigen Kindes mit komplexer Hirnmißbildung. Eine Interpretation des Ultraschallbildes ist selbst nach Kenntnis des pneumencephalographischen Befundes kaum möglich. Pat. A. Sch., Echo-Nr. 2208/66

3. Sonstiges

Bei *eitriger Meningitis* läßt sich oft eine leichte Zunahme der Ventrikelweite innerhalb weniger Tage beobachten. Umschriebene *Encephalitiden,* auch ohne Absceßbildung, führen gelegentlich zu einer Verlagerung des Mittelechos, die jedoch nur selten ein stärkeres Ausmaß erreicht. Nach Abklingen der akuten Erscheinungen kann im Echo-Encephalogramm oft eine Verbreiterung des 3. Ventrikels registriert werden.

Auch bei *Rückenmarkstumoren,* die zu einer Beeinträchtigung der Liquorresorption führen, ist gelegentlich im Echo-Encephalogramm ein abnormes Doppelecho des 3. Ventrikels zu sehen (vgl. ULBRICHT, 1966). Das gleiche gilt für das Krankheitsbild der *basilären Impression,* bei der ein Querdurchmesser des 3. Ventrikels bis zu 14 mm beobachtet werden konnte.

Eine abnorme Weite des 3. Ventrikels im Echogramm wiesen auch 19 von 32 Patienten mit idiopathischer Trigeminusneuralgie auf. Es handelte sich aber meist um Kranke zwischen dem 60. und 80. Lebensjahr, so daß ein gleichzeitig vorliegender hirnatrophischer Prozeß als Ursache anzunehmen ist.

Erweiterungen des 3. Ventrikels als Folge einer ungenügenden Sauerstoffsättigung des Blutes bzw. Gehirns sahen wir bei 17 von 39 Kindern mit *angeborenen Herzvitien,* vor allem bei Fallotscher Tetralogie, aber auch bei isolierten Vorhof- und Ventrikelseptumdefekten. Die

Weite der 3. Hirnkammer lag bei diesen 17 Kindern zwischen 7,0 und 10,5 mm, war also sicher pathologisch.

Intrakranielle Verkalkungen bei tuberöser Sklerose oder Sturge-Weberscher Erkrankung verursachen im Echo-Encephalogramm unregelmäßige Zackenformationen großer Amplitude, ähnlich wie bei einem verkalkten Hirntumor.

H. Zuverlässigkeit echo-encephalographischer Befunde im Vergleich mit den Ergebnissen der Kontrastmitteluntersuchungen

Bei der Überprüfung der Zuverlässigkeit echo-encephalographischer Befunde interessiert zuerst die Frage, *mit welcher Sicherheit die Position der Mittelstrukturen bestimmt werden kann.* Aus der uns zugänglichen Literatur wurden die Arbeiten ausgesucht, in denen die Resultate näher aufgeschlüsselt sind und bei einem großen Teil der echo-encephalographisch untersuchten Patienten auch neuroradiologische Kontrollen vorliegen. Tabelle 24 enthält Untersuchungsergebnisse aus 19 Publikationen 15 verschiedener Autoren. Das Gesamtmaterial umfaßt ohne das eigene Krankengut 4610 mit der Echo-Encephalographie untersuchte Patienten. Bei Vorhandensein mehrerer Arbeiten eines Autors blieben die älteren Ergebnisse bei der Berechnung der Fehlerquote unberücksichtigt.

Tabelle 24. *Zuverlässigkeit der Mittellinienbestimmung durch die eindimensionale Echo-Encephalographie* (Literaturangaben)

Autor	Jahr	Anzahl der Fälle	M-Echo verlagert		M-Echo normal		Echo-EG nicht verwertbar	Gesamt-fehler in %
			richtig angezeigt	falsch angezeigt	richtig angezeigt	falsch angezeigt		
De Vlieger u. Ridder	1959	47	21	—	24	2	—	4
Jefferson	1959	50	14	3	28	5	—	16
Jeppsson	1960	262	91	1	168	2	—	1
Lithander	1960	150	57	—	93	—	—	—
Jeppsson	1961	432	189	2	231	10	—	2,8
Lithander	1961	373	121	7	227	9	9	6,7
Taylor, Newell u. Karvounis	1961	278	86	1	162	17	12	11
Jefferson	1962	229	60	7	146	13	3	10
Ford u. Ambrose	1963	867	297	24	517	29	—	6,2
Schiefer, Kazner u. Brückner	1963	520	126	1	391	—	2	1
Friedmann u. Thun	1964	67	62	—	—	5	—	7,5
Barrows, Dyck u. Kurze	1965	159	42	1	108	8	—	5,0
Brinker, King u. Taveras	1965	287	51	7	228	1	—	2,8
Kessler	1965	103	23	3	75	2	—	4,8
Lapayowker u. Christen	1965	358	44	7	302	5	—	3,4
Jefferson u. Hill	1966	100	92	—	—	5	3	8
Schiefer u. Kazner	1966	1603	382	6	1199	1	15	1,4
White	1966	310	11	4	268	—	27	10
Fischer, Revol, Munier et al.	1967	1000	244	4	741	8	3	1,5

Insgesamt wurde 1410mal eine Verlagerung des Mittelechos registriert, die sich in 1343 Fällen später auch neuroradiologisch, operativ oder autoptisch bestätigen ließ. *Der Nachweis einer M-Echo-Verschiebung stimmte also in 95,2% mit den tatsächlichen Verhältnissen überein.* In 67 Fällen, d. h. in 4,8%, konnte eine echo-encephalographisch vermutete Verlagerung der Mittelstrukturen durch die weiteren Untersuchungen nicht verifiziert werden. Es handelt sich hierbei also um die *falsch positiven Resultate,* die wohl meist dazu führen, daß ein Patient unnötigerweise Kontrastmitteluntersuchungen unterzogen wird.

Bei 3143 Patienten fand sich das *Mittelecho an normaler Stelle. In 3029 Fällen, entsprechend 96,4%, war dies richtig.* In 114 Fällen lag aber in Wirklichkeit eine Verlagerung der

Mittelstrukturen vor, die echo-encephalographisch nicht erkannt wurde. Bei diesen *falsch negativen Resultaten* handelt es sich um einen wesentlich gefährlicheren Versager, wenn man sich nicht auf Grund des klinischen Verlaufs doch noch zu weiteren Untersuchungen entschlossen hätte.

Betrachtet man alle Fälle, die tatsächlich eine supratentorielle Massenverschiebung aufwiesen (1457 Patienten), und berechnet hiervon die Trefferquote, so ergibt sich, daß *bei 92,2%/o aller Patienten mit vorhandener Verlagerung der Mittellinienstrukturen dieser Befund mit Hilfe der Echo-Encephalographie zu erkennen war, während immerhin 7,8%/o unentdeckt blieben. Der zuletzt genannte Prozentsatz stellt die entscheidende Versagerquote dar.* Bei der vorliegenden Zusammenstellung ist allerdings zu berücksichtigen, daß die anfänglichen Mißerfolge aller Autoren mitenthalten sind und viele Serien nur wenige hundert Fälle umfassen. Heute wissen wir aber, daß zur Einarbeitung in die Echo-Encephalographie sicher 200 bis 300 Untersuchungen durchgeführt werden müssen, ehe ein Arzt die Methode richtig beherrscht.

Neben den falsch positiven oder negativen Ultraschallbefunden wird in der Literatur noch ein geringer Prozentsatz von Echo-Encephalogrammen angegeben, die entweder nicht deutbar waren oder bei denen sich überhaupt kein eindeutiges Mittelecho ableiten ließ. Bei den 4610 Fällen wurde 57mal ein solches nicht verwertbares Echogramm registriert, entsprechend 1,2%/o.

Bei Zusammenfassung aller Fehlmessungen und unbefriedigenden Resultate finden sich unter 4610 echo-encephalographischen Untersuchungen 238 derartige Befunde. Dies ergibt einen *Gesamtfehler von 5,2%/o.*

Größere Serien (mit Ausnahme von Ford und Ambrose, 1963) weisen meist eine wesentlich niedrigere Fehlerquote auf (zwischen 1,5 und 2,8%/o). Neben der Erfahrung des Untersuchers scheint aber auch die Art des verwendeten Ultraschall-Diagnostikgerätes einen Einfluß auf die Häufigkeit von Fehlmessungen zu haben.

Die gleiche Aufschlüsselung über die Zuverlässigkeit der Mittelechobestimmung wurde auch bei 2747 Patienten des eigenen Krankengutes durchgeführt (s. Tab. 25). 683mal registrierten wir eine Mittelechoverschiebung, die 14mal falsch war (2,4%/o). 2047mal fand sich ein normales Mittelecho. Es bestand aber bei 3 dieser Patienten (0,15%/o) eine Verlagerung der Mittelstrukturen des Gehirns, wie sich bei den später vorgenommenen Kontrastmitteluntersuchungen herausstellte. *Ein den Patienten eventuell gefährdender Fehler lag somit nur in 0,5%/o vor. Eine tatsächlich bei 672 Patienten vorhandene Verlagerung der Mittelstrukturen wurde demnach in 669 Fällen, entsprechend 99,5%/o, richtig erkannt.* 17mal konnte überhaupt kein Mittelecho abgeleitet werden (zu dicker, evtl. lufthaltiger Knochen bei älteren Patienten, Tumoren im Bereich des 3. Ventrikels und der Vierhügelgegend, schwere Kopfverletzungen, kindlicher Hydrocephalus). Der Gesamtfehler im eigenen Krankengut betrug also 1,25%/o. Verständlicherweise wurden jedoch nicht bei allen Patienten Kontrastmitteluntersuchungen durchgeführt, vor allem, wenn neurologische Ausfallserscheinungen nur vorübergehend vorhanden waren. Eine Kontrolle der echo-encephalographischen Befunde durch Angiographie, Luftdarstellung der Hirnkammern, Operation oder Sektion erfolgte in 1563 Fällen. Bezogen auf diese Zahl lag die *Fehlerquote bei 2,2%/o.* Eine genauere Übersicht über das eigene Krankengut gibt Tab. 25. Die meisten Versager bei der echo-encephalographischen Mittellinienbestimmung fanden sich bei den Tumoren des oralen Hirnstamms (20%/o) und beim kindlichen Hydrocephalus (3%/o).

Mit einer Zuverlässigkeit von 92 bis 98%/o bei der Mittelecho-Messung stellt die Echo-Encephalographie ein klinisch absolut brauchbares Verfahren dar.

Untersuchungen über die *Genauigkeit der echo-encephalographischen Bestimmung der Weite des 3. Ventrikels* sind bisher nur vereinzelt bekannt geworden. So haben Ford und McRae (1966) über 8 pneumencephalographisch kontrollierte Fälle berichtet, die alle eine gute Übereinstimmung zeigten. Wir selbst verglichen 1966 bei 56 Patienten echo-encephalographische und pneumencephalographische bzw. ventrikulographische Breite des 3. Ventrikels miteinander und fanden unter Berücksichtigung der aufnahmetechnisch bedingten Vergrößerung in allen Fällen eine völlige Übereinstimmung der Untersuchungsergebnisse (s.

Abb. 99). JACOBI und SCHUCH (1966) konnten bei 145 Kindern Ultraschallmessungen des 3. Ventrikels mit den Resultaten der Luftfüllung vergleichen. Unter Zugrundelegung einer maximalen Abweichung von ± 1 mm wurde in 99 Fällen = 68% Befundgleichheit festgestellt.

Tabelle 25. *Echo-encephalographische Untersuchungsergebnisse bei 2747 Patienten* (Neurochirurgische Universitätsklinik Erlangen)

Diagnose	Anzahl	M-Echo verlagert		M-Echo normal		Echogramm nicht verwertbar	Fehler in %
		richtig	falsch	richtig	falsch		
Großhirnhemisphärentumoren	352	328	1	20	—	3	1,2
Tumoren des oralen Hirnstammes und Balkens	45	5	4	31	—	5	20
Tumoren im Bereich der Schädelbasis	62	13	—	48	—	1	2
Tumoren der hinteren Schädelgrube	171	5	—	164	—	2	1,2
Verdacht auf Hirntumor	290	—	8	282	—	—	2,8
Schädel-Hirntrauma	903	257	1	639	3	3	0,8
Schlaganfall	154	52	—	102	—	—	—
Hirngefäßprozeß	63	—	—	63	—	—	—
Kindlicher Hydrocephalus	103	2	—	98	—	3	3
Epilepsie	183	—	—	183	—	—	—
Sonstiges	421	7	—	414	—	—	—
Total	2747	669	14	2044	3	17	1,25

Bei einer Korrelation von ± 2 mm fanden BETZ und HUBER (1967) eine Übereinstimmung in 82,4% der Fälle.

Die eigene Untersuchungsserie umfaßt jetzt 187 Patienten, die sowohl echo-encephalographisch als auch pneumencephalographisch untersucht wurden. Bei einer Abweichung von ± 1 mm bestand in 183 Fällen = 97,8% eine Übereinstimmung der Befunde. Viermal hatten wir nach dem Echo-Encephalogramm eine Ventrikelerweiterung vermutet, die sich später nicht bestätigte. Offenbar wurden Reflexionen von den Wänden der Seitenventrikel für Echos des 3. Ventrikels gehalten. Der umgekehrte Fall, daß sich bei einem Patienten mit normaler Weite des 3. Ventrikels im Echogramm bei der Hirnkammerluftdarstellung dann doch eine Ventrikelerweiterung gefunden hätte, konnte nicht beobachtet werden. *Die Bestimmung der Weite des 3. Ventrikels im Ultraschallbild erfordert offenbar größere Übung als die Mittelechomessung.* Hierzu ist auch noch zu bemerken, daß im Gegensatz zum Mittelecho, das bei rund 99% der Probanden abgeleitet werden kann, die Reflexionen von den Wänden des 3. Ventrikels wesentlich seltener zu registrieren sind. Bei mittelständigem, normal weitem Ventrikelsystem gelingt die Darstellung der Wandechos des 3. Ventrikels nur bei rund 90% der Untersuchten, bei Vorliegen einer Ventrikelerweiterung nach den eigenen Erfahrungen jedoch in 98 bis 99%. Besteht aber eine Verlagerung der Mittelstrukturen, dann sinkt dieser Prozentsatz ganz erheblich ab. So fanden wir bei 352 Großhirnhemisphärentumoren nur in 24,7% der Fälle ein Doppelecho von den Wänden der 3. Hirnkammer. Der Grund für dieses schlechte Ergebnis liegt in der Schrägstellung der Achse des 3. Ventrikels bei vielen supratentoriellen raumbeengenden Prozessen. Bei einer Verlagerung um mehr als 5 mm läßt sich nur noch in Einzelfällen die Weite der 3. Hirnkammer echo-encephalographisch bestimmen (vgl. auch FORD und McRAE, 1966).

Bei *echo-encephalographischen Messungen der Seitenventrikelbreite* besteht nach FORD und McRAE (1966) sowie UEMATSU (1966) ebenfalls ein hohes Maß an Übereinstimmung zwischen Echogramm und Luftbild. Auch SJÖGREN (1967) fand bei 70 Kindern eine gute Korrelation beider Meßmethoden. WEST (1967) konnte bei 30 hydrocephalen Kindern ebenfalls den Wert des Verfahrens bestätigen. Derartige Vergleichsuntersuchungen haben wir selbst lediglich bei einigen Kindern mit Hydrocephalus vorgenommen, wobei stets die Seitenventrikelbreite richtig gemessen worden war.

Die *echo-encephalographische Bestimmung der Position der lateralen Unterhornwand gelingt am besten bei erweiterten Hirnkammern.* Am eigenen Krankengut wurde bei 114 Patienten eine Vergleichsuntersuchung durchgeführt, die unter Zugrundelegung einer maximalen Abweichung von ± 2 mm in 111 Fällen eine Übereinstimmung zwischen Echogramm und Luftbild ergab (97,3%). Es handelte sich dabei vorwiegend um Patienten mit einem stärkeren Hydrocephalus. Bei 3 Patienten wurde eine andere Reflexion fälschlicherweise als Temporalhornecho angesehen und auf Grund der Position dieses Echos ein Hydrocephalus vermutet, während sich tatsächlich eine normale Ventrikelweite fand. *Bei nicht erweiterten Hirnkammern stößt zumindest bei Erwachsenen die Ableitung und sichere Identifizierung des Temporalhornechos meist auf Schwierigkeiten.* Die Zuverlässigkeit der echo-encephalographischen Temporalhornmessung bei diesen Fällen wurde von uns nicht systematisch überprüft. An Kindern haben JACOBI und SCHUCH (1966) entsprechende Vergleichsuntersuchungen vorgenommen und in 119 von 145 Fällen (= 82%) die echo-encephalographischen Meßwerte bestätigen können.

Literaturangaben über die *Zuverlässigkeit der Registrierung von Tumorechos* konnten wir nicht auffinden. Am eigenen Krankengut wurden 116mal abnorme Echokomplexe oder einzeln stehende pathologische Echozacken im Ultraschallbild festgestellt. In 113 Fällen lagen tatsächlich Tumoren, Abscesse oder Cysten zugrunde, die diese Reflexionen verursacht hatten. Dreimal ließ sich aber durch die weiteren Untersuchungen eine Geschwulst an der echo-encephalographisch vermuteten Stelle nicht verifizieren.

Tumorechos stellen im eigenen Krankengut einen relativ seltenen echo-encephalographischen Befund dar (24,6% bei 459 supratentoriellen Geschwülsten). Auch PIA (1967) fand eine Tumorechohäufigkeit von nur 20% bei supratentoriellen raumbeengenden Prozessen. TANAKA et al. gaben dagegen an, bei 89% derartiger Geschwülste Tumorreflexionen gesehen zu haben (vgl. Tab. 3). Die letztgenannten Autoren führten jedoch die Ultraschalluntersuchung des Gehirns nicht nur von der Schläfenregion aus durch.

Wenden wir uns abschließend der *Zuverlässigkeit von Hämatomechos* zu, so muß ebenfalls auf das eigene Krankengut zurückgegriffen werden, da exakte Zahlenangaben in der Literatur bisher fehlen. Unter Zusammenfassung aller raumfordernden intrakraniellen Blutungen (279 Patienten) lassen sich folgende Feststellungen treffen: Insgesamt wurden bei 161 der 279 Patienten mit Hämatomen (57,7%) einzeln stehende Reflexionen oder ganze Echokomplexe gefunden, die sich durch die weiteren Untersuchungen oder die (auf Grund des echo-encephalographischen Befundes) sofort angeschlossene Operation, wie vermutet, als durch Hämatome verursacht herausstellten. Darüber hinaus sahen wir aber bei 7 Patienten Reflexionen als Hämatomechos an, die sich als Echos anderer Herkunft erwiesen (falsch positive Resultate). Es handelte sich dabei dreimal um ältere Patienten mit erweiterten subarachnoidalen Räumen, bei denen auf Grund beiderseits vor dem Endecho vorhandener kleiner Echozacken ein doppelseitiges chronisches Subduralhämatom vermutet worden war. Zweimal hielten wir ein Echo aus dem Bereich der Seitenventrikel für ein Hämatomecho. In beiden Fällen lagen akute subdurale Hämatome von nur 1,5 cm Dicke vor, so daß die 3,5 bzw. 4 cm vor dem Endecho registrierte Reflexion nicht von der Blutungsgrenzfläche stammen konnte. In zwei weiteren Fällen wurden große Echozacken vor dem Endecho beobachtet, ohne daß ein Hämatom vorlag. Hier fehlte allerdings auch eine stärkere Mittelechoverlagerung. Die endgültige Diagnose lautete bei den beiden letztgenannten Patienten Schläfenlappenkontusion. Der Ursprungsort der fälschlicherweise als Hämatomechos angesehenen Reflexionen war nicht zu klären (vgl. auch BARROWS, DYCK und KURZE, 1967).

Die echo-encephalographische Hämatomdiagnostik erreicht nach unseren Beobachtungen die größte Sicherheit bei einseitigen chronischen subduralen Hämatomen und epiduralen Blutansammlungen (über 90% richtige Ergebnisse), während die *Täuschungsmöglichkeiten bei doppelseitigen chronischen Subduralhämatomen am größten sind.*

Die Häufigkeit von Hämatomechos bei den einzelnen Blutungsformen schwankt zwischen 26% bei intracerebralen und 89% bei einseitigen chronischen subduralen Hämatomen (s. auch Tab. 13).

Dieser Überblick zeigt, daß die echo-encephalographische Diagnostik in allen Bereichen in geübter Hand eine große Sicherheit erreichen kann. Je differenzierter jedoch die Auswertung des Echo-Encephalogramms vorgenommen wird, um so höher ist auch das Risiko einer Fehlinterpretation.

I. Fehlermöglichkeiten und Grenzen der eindimensionalen Echo-Encephalographie

Die eindimensionale Echo-Encephalographie arbeitet bei Anwendung der *bitemporalen Beschallungstechnik* mit einer verhältnismäßig hohen Genauigkeit. Übereinstimmend werden von allen Autoren Fehlmessungen mitgeteilt, die aber nur etwa 2 bis 8% aller Untersuchungen ausmachen. Es ist nicht immer leicht, nachträglich die Ursachen solcher Fehler aufzuklären. In den vorangegangenen Kapiteln wurden bereits mehrfach Fehlermöglichkeiten bei den einzelnen cerebralen Prozessen ausführlich besprochen; eine kleine Zahl von echo-encephalographischen Fehlinterpretationen wird aber immer ungeklärt bleiben.

Da bei empfindlichen Ultraschall-Diagnostikgeräten sehr viele Echozacken auf dem Bildschirm der Braunschen Röhre zu sehen sind, wird verständlich, daß es nicht möglich ist, stets den Ursprung aller dieser zahlreichen Reflexionen mit ausreichender Sicherheit zu bestimmen. Man wird sich daher darauf beschränken müssen, diejenigen Echos zur Diagnostik heranzuziehen, die mit großer Regelmäßigkeit immer wieder beobachtet werden können oder die bei bestimmten Krankheitsbildern in einem hohen Prozentsatz vorhanden sind.

Im allgemeinen Teil (S. 36 bis 76) wurde versucht, einen Überblick über diejenigen Echos zu geben, denen die größte diagnostische Bedeutung zukommt. Es wäre jedoch verfehlt zu erwarten, daß man bei allen Patienten diese Reflexionen auch tatsächlich ableiten und ihren Ursprungsort richtig bestimmen kann. Die Zackenschrift des eindimensionalen Echo-Encephalogramms besitzt einen begrenzten Informationswert, und nur auf Grund längerer Erfahrungen gelingt es, über die Mittelechobestimmung hinausgehende diagnostische Zeichen sicher interpretieren zu können. Allein vom Ultraschallbild her läßt sich aber beispielsweise bei lateralen Reflexionen, wie sie in Abb. 174 dargestellt sind, nicht sagen, ob eine solche Echozacke vor dem Endecho vom erweiterten Temporalhorn, von einem epi- oder subduralen Hämatom, einem imprimierten Knochenstück, einem Tumor, einer Verkalkung, einer Cyste oder von einem Hirnabsceß stammt. Hier enden von den physikalischen Voraussetzungen her die Aussagemöglichkeiten der Echo-Encephalographie. Wird hier falsch interpretiert, so ist dies kein Fehler, der der Methode zur Last gelegt werden kann, sondern eine Überforderung des Untersuchungsverfahrens.

Die Auswertung der einfachen Zeit-Amplituden-Echogramme erfordert große Übung, ein gutes optisches Vorstellungsvermögen sowie eine fundierte Kenntnis der normalen und pathologischen Hirnanatomie. Der untersuchende Arzt muß auch Vorgeschichte und klinischen Befund des Patienten kennen. Nur dann gelingt die Zuordnung bestimmter Reflexionen auf dem Bildschirm zu bestimmten cerebralen Strukturen mit der notwendigen Sicherheit. Das photographierte Ultraschallbild stellt immer nur eine Momentaufnahme der hauptsächlich innerhalb der Schädelkapsel entstehenden Reflexionen dar, die sich bei geringfügiger Richtungsänderung des Ultraschallstrahles oder Positionsänderung des Prüfkopfes sofort erheblich verändern. Es hängt also einzig und allein vom Untersucher ab, welche augenblickliche Situation auf dem Bildschirm der Kathodenstrahlröhre er für charakteristisch hält und photographisch dokumentiert, und welche Reflexionen, bzw. Echozacken er dabei durch Manipulation am Gerät unterdrückt oder verstärkt.

Von namhaften Autoren wurde daher auch immer wieder auf die subjektiv stark beeinflußten Ergebnisse des A-Scan hingewiesen (FISCHGOLD, 1964; WHITE und BLANCHARD, 1966), was zweifellos einen erheblichen Mangel dieser Untersuchungsmethode bedeutet. WHITE und BLANCHARD (1966) halten die echo-encephalographische Untersuchungstechnik in der Tat für eine Kunst, die jedoch, wie JEFFERSON und HILL (1966) es formuliert haben, nicht außergewöhnlich schwer zu erlernen ist.

Um die der eindimensionalen Echo-Encephalographie in ihrer heutigen Form anhaftenden Nachteile ausgleichen zu können, hat es nicht an Versuchen gefehlt, die Untersuchungsergebnisse mehr zu objektivieren oder sogar die ganze Untersuchung dem Aufgabenbereich des medizinischen Hilfspersonals zuzuweisen. So hat McKINNEY (1964) ein als B-Mode-Bestimmung des Mittelechos bezeichnetes Verfahren angegeben, wodurch eine größere diagnostische Sicherheit erreicht werden soll. Die Echos erscheinen hierbei wie bei der zweidimensionalen Echo-Encephalographie als Lichtpunkte auf dem Bildschirm der Braunschen Röhre. Der Kathodenstrahl wandert in einer bestimmten Zeit von oben nach unten über den Bildschirm. Währenddessen wird der Prüfkopf im Schläfenbereich hin- und herbewegt. Die Kamera bleibt geöffnet, bis die Untersuchung beendet ist, oder man verwendet einen nachleuchtenden Bildschirm. Auf dem so entstandenen Echogramm läßt sich dann an Stelle eines einzelnen Mittelechos ein heller Streifen von mehr oder weniger großer Breite erkennen, der die Summe aller während des Untersuchungsvorganges entstandenen Reflexionen darstellt und die exakte Bestimmung des Mittelechos erleichtern soll.

Schon 1961 haben TER BRAAK, CREZÉE, GRANDIA und DE VLIEGER durch Langzeitexposition, während der Prüfkopf im Schläfenbereich über eine gewisse Strecke verschoben wurde, ein Bild erhalten, das die von den Mittelstrukturen stammenden Echos stärker hervortreten läßt.

WHITE u. Mitarb. (1964, 1965, 1966) berichteten mehrfach über eine Untersuchungstechnik, die auch von einer medizinisch-technischen Assistentin durchgeführt werden kann und eine höhere Sicherheit bei der Identifikation des Mittelechos erlauben soll (amplitude-averaging A-Scan technique). Der Prüfkopf wird dabei wie üblich temporal aufgesetzt, dann öffnet man den Kameraverschluß und registriert über einen Zeitraum von einer Minute unter leichtem Hin- und Herbewegen des Schallkopfes alle intrakraniellen Echos übereinander. Anschließend erfolgt derselbe Untersuchungsvorgang von einem korrespondierenden Punkt an der gegenüberliegenden Schädelseite aus. Das auf diese Weise entstandene Polaroid-Photo läßt dann meist das tatsächliche Mittelecho, bzw. den Mittelechokomplex, gegenüber den anderen Echozacken besonders deutlich hervortreten.

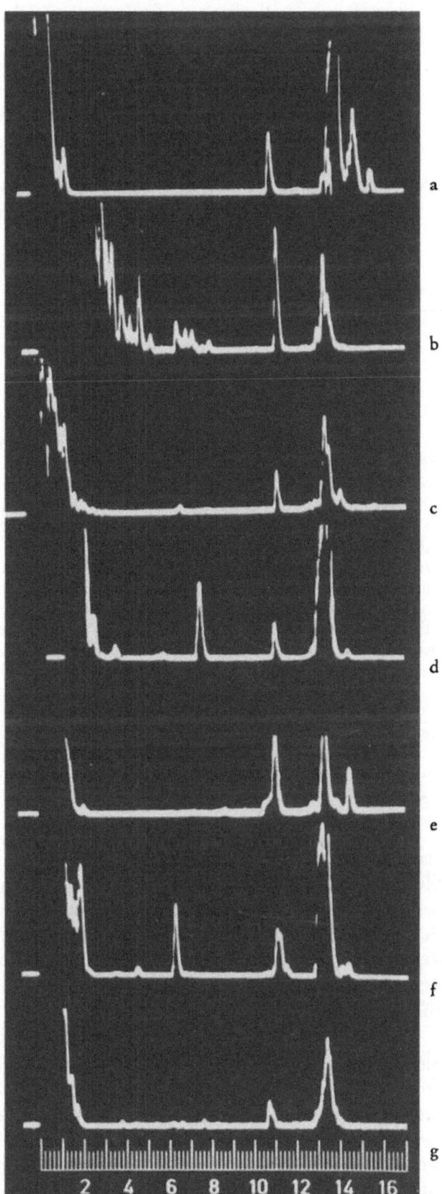

Abb. 174. Eine Zuordnung lateraler Reflexionen ist ohne Kenntnis der Vorgeschichte und des klinischen Befundes meist unmöglich. Die Abbildung zeigt 7 verschiedene Echogramme, die jeweils etwa 2 cm vor dem Endecho eine zusätzliche Reflexion aufweisen. a) erweitertes Temporalhorn bei Kleinhirntumor (Echo-Nr. 797/63); b) epidurales Hämatom (Echo-Nr. 1248/64); c) chronisches subdurales Hämatom (Echo-Nr. 1281/64); d) Impressionsfraktur (Echo-Nr. 1227/64); e) verkalktes Astrocytom (Echo-Nr. 1463/64); f) cystisches Astrocytom (Echo-Nr. 999/64); g) Hirnabsceß (Echo-Nr. 1035/64)

Diese verschiedenen Modifikationen der normalen Untersuchungstechnik mögen dem Anfänger bei der Bestimmung des Mittelechos eine Hilfe sein, der routiniertere Untersucher benötigt sie indessen nicht. Auch lassen die hiermit erzielten Ergebnisse keine Überlegenheit gegenüber der normalen Methode erkennen.

Bei einer Zusammenfassung der diagnostischen Möglichkeiten der Echo-Encephalographie muß zwischen indirekten und direkten Zeichen eines raumfordernden Prozesses im Ultraschallbild unterschieden werden:

1. *indirekter Nachweis eines krankhaften Prozesses des Schädelinhalts*
    a) *durch Verlagerung des Mittelechos*
       bei Großhirnhemisphärentumoren, einseitigen intrakraniellen Blutungen, posttraumatischen Hirnschwellungen und Erweichungen bei cerebralen Gefäßerkrankungen;
    b) *durch abnorme Ventrikelwandechos*
       bei Kleinhirntumoren, Aquaeductstenosen- und -verschlüssen, hirnatrophischen Prozessen und beim kindlichen Hydrocephalus.
2. *direkter Nachweis eines krankhaften Prozesses des Schädelinhalts*
    a) *durch Tumorechos und Reflexionen von Cystenwänden sowie intrakraniellen Verkalkungen*
       bei Geschwülsten im Bereich der Großhirnhemisphären und des oralen Hirnstamms;
    b) *durch Hämatomreflexionen*
       bei intracerebralen Hämatomen jeder Genese, epi- und subduralen Blutungen sowie subduralen Ergüssen bei Säuglingen und Kleinkindern.

Nicht aufgenommen in diese Übersicht wurden die sich aus der Registrierung der verschiedenen *Echopulsationen* ergebenden Möglichkeiten, da bis heute diese spezielle Untersuchung noch nicht so weit ausgebaut ist, daß sich der klinische Anwendungsbereich klar abgrenzen ließe.

Wir haben auch darauf verzichtet, die Ultraschallabsorption als weiteres diagnostisches Hilfsmittel hier anzuführen. Es trifft zwar zu, daß bei Vorliegen bestimmter intrakranieller Prozesse eine erhöhte oder manchmal auch erniedrigte Ultraschallabsorption stattfindet. Es ist aber äußerst schwierig, dies im Ultraschallbild klar zu erkennen. Man kann nicht selten beobachten, daß die Reflexionen von einer Seite her eine höhere Amplitude aufweisen als von der anderen. Hieraus nun den Schluß zu ziehen, daß dies durch eine einseitig verstärkte oder abgeschwächte Absorption von Ultraschall durch ein Hämatom oder einen Tumor zustande gekommen sei, halten wir für sehr gewagt, da eine unterschiedliche Knochendicke denselben Effekt hervorrufen kann und man bei einem bestimmten Patienten dann das Echo-Encephalogramm vor dem Beginn der Erkrankung kennen müßte.

Tatsache ist aber, daß bei einer ausgeprägten Hirnschwellung, z. B. nach Hirnkontusion, die Amplitude aller Echos geringer wird, während sich nach Abklingen dieses Zustandes die Zackenhöhe der Reflexionen wieder vergrößert. Umgekehrt ist bei erweiterten Hirnkammern, z. B. bei Vorliegen eines raumfordernden Prozesses im Bereich der hinteren Schädelgrube, immer mit größeren Echozacken zu rechnen. Diese Beobachtung kann aber auch durch Vergrößerung der Reflexionsfläche und damit günstigeren Bedingungen für den Rückwurf von Ultraschallenergie erklärt werden.

Gelegentlich begegnet man der Vorstellung, daß die Echo-Encephalographie in der Lage sei, eine komplette Diagnose zu liefern und krankhafte Prozesse des Schädelinhaltes mit Sicherheit auszuschließen. Eine solche Auffassung muß zwangsläufig zu enttäuschenden Ergebnissen führen. Auf Grund der Gesetze der Massenverschiebung bei raumbeengenden Prozessen des Schädelinhaltes kann von vorneherein darauf geschlossen werden, daß eine Reihe von derartigen Erkrankungen dem echo-encephalographischen Nachweis entgeht, da diese im Bereich des vom Ultraschall durchstrahlten Hirngebietes nicht zu stärkeren Veränderungen führen.

Bei der Beurteilung der echo-encephalographischen Befunde darf nie unberücksichtigt bleiben, daß es sich *in den meisten Fällen nur um eine Zusatzuntersuchung handelt, die allerdings häufig das weitere Vorgehen entscheidend bestimmt.* Echo-encephalographische Untersuchungsergebnisse können daher nur im Rahmen der gesamten klinischen Symptomatologie bewertet werden. *Der sichere Ausschluß eines raumfordernden intrakraniellen Prozesses ist durch die Echo-Encephalographie nicht möglich.* Bei Abstecken der *Grenzen der Methode* läßt sich feststellen, daß *vorhandene Massenverschiebungen und Ventrikelerweiterungen fast immer, Hämatomgrenzflächen in einem hohen Prozentsatz und wesentlich seltener auch*

Tumoren direkt nachzuweisen sind. Ähnliche Einschränkungen müssen aber auch bei allen anderen in der Klinik zur Diagnostik raumfordernder intrakranieller Prozesse benützten Methoden gemacht werden.

In der Echo-Encephalographie einen völligen Ersatz der Kontrastmitteldiagnostik sehen zu wollen, würde eine Verkennung ihrer Grenzen und Möglichkeiten bedeuten. Sie stellt aber eine wertvolle Bereicherung des diagnostischen Rüstzeugs des Arztes dar und hat sich schon heute einen festen Platz bei der Frühdiagnose von Hirntumoren, der rechtzeitigen Erkennung posttraumatischer Hirnblutungen und in der auch ambulant durchführbaren Verlaufsbeobachtung erworben.

Literatur

ABE, Y., Y. OHARA, K. SATO, K. SUGAWARA, K. ITO, and S. KIKUCHI: Study on the shift of midline echo in the intracranial diseases. Japan. Med. Ultrasonics 3, 53 (1965).
— — K. SUGAWARA, K. ITO, and S. KIKUCHI: Diagnostic value of the third ventricle echo in the case of head injury. Med. Ultrasonics 4, 36 (1966).
— K. SUGAWARA, M. ISHII, K. ITO, S. KIKUCHI, and K. TANAKA: Diagnosis of head injury by ultrasonic technique — Diagnostic values of hematoma echo. Med. Ultrasonics 4, 58, (1966).
— K. TANAKA, T. WAGAI and K. ITO: Diagnosis of intracranial hemorrhage using ultrasound. Acta radiol. 5, diagnosis, 7th Symposium neuroradiol., New York 1964, 721—729 (1966).
ACHAR, V. S., R. P. K. COE, and J. MARSHALL: Echoencephalography in the differential diagnosis of cerebral haemorrhage and infarction. Lancet 1966, I, 161—164.
ADAM, A.: Erste Versuche mit Ultraschallbehandlung im Kindesalter. Mschr. Kinderheilk. 97, 391—393 (1949).
ADAPON, B. D., N. E. CHASE, I. I. KRICHEFF, and A. F. BATTISTA: Cerebral ultrasonic tomography. Radiology 84, 115—121 (1965).
— — — — 'B'scan encephalography. Acta radiol., 5, diagnosis, 7th Symposium neuroradiol., New York 1964, 730—739 (1966).
AKERMAN, M., et A. BASSO: L'exploration cérébrale par une technique d'écho-B. Intérêt et limites. Neuro-chirurgie (Paris) 13, 527—536 (1967).
— et G. GUIOT: Le diagnostic des processus expansifs intracraniens par l'association de la gamma- et de l'échoencéphalographie (Etude statistique de 650 cas). Ann. radiol. (Paris) 8, 851—879 (1965).
AMBROSE, J.: Some clinical applications of ultrasound. Brit. J. Radiol. 36, 302 (1963).
— Pulsed ultrasound. Illustrations of clinical applications. Brit. J. Radiol. 37, 165—178 (1964).
ANDERSON, G. V., and J. W. NISWONGER: Cephalometry with ultrasound. Amer. J. Obstet. Gynec. 91, 563—567 (1965).
ANDREW, D. S.: Ultrasonography in pregancy. An enquiry into its safety. Brit. J. Radiol. 37, 185—186 (1964).
AVANT, Jr. W. S.: Pulsatile echoencephalography. A review and the importance of the respiratory factor. Neurology 16, 1033—1040 (1966).
BALDES, E. J., J. F. HERRICK, and Ch. F. STROEBEL: Biologic effects of ultrasound. Amer. J. phys. Med. 37, 111—121 (1958).
BALLANTINE, H. T., R. H. BOLT, T. F. HUETER, A. CAVALIERI, I. DYER, and E. DOZOIS: The detection of intracranial tumors by use of ultrasound. M. I. T. Acoust. Lab. Quarterly Progr. Report, Jan.—March 1951.
— — — and G. D. LUDWIG: On the detection of intracranial pathology by ultrasound. Science 112, 525—528 (1950).
— T. F. HUETER, and R. H. BOLT: On the use of ultrasound for tumor detection. J. acoust. Soc. Amer. 26, 581 (1954).
— — W. J. H. NAUTA, and D. M. SOSA: Focal destruction of nervous tissue by focused ultrasound. Biophysical factors influencing its application. J. exp. Med. 104, 337—360 (1956).
— G. D. LUDWIG, R. H. BOLT, and T. F. HUETER: Ultrasonic localization of the cerebral ventricles. Trans. Amer. Neurol. Ass. 75, 38—41 (1950).
BARROWS, H. S., P. DYCK, and T. KURZE: The diagnostic applications of ultrasound in neurological disease. Neurology (Minneap.) 15, 361—365 (1965).
— — — Reliability and limits of echoencephalography in acute neurological conditions. Intern. Symposium Echo-Encephalographie, Erlangen, 14./15. April 1967.
BARTH, G., und H. A. BÜLOW: Zur Frage der Ultraschallschädigung jugendlicher Knochen. Strahlentherapie 79, 271—280 (1949).
BARTHEL, R.: Sound velocity in some aqueous solutions as a function of concentration and temperature. J. acoust. Soc. Amer. 26, 227—230 (1954).

BAUER, B. L., C. L. GELETNEKY, R. LORENZ, W. SEEGER, H. VOGELSANG und W. WESEMANN: Differentialdiagnose und Behandlung des akuten Koma. Aus neurologischer Sicht. Nervenarzt 37, 540—545 (1966).

BAUM, G., and I. GREENWOOD: The applications of ultrasonics locating techniques to ophthalmology. Theoretic considerations and acoustic properties of oculas media. Part I. Reflective properties. Amer. J. Ophthalmol. 46, 319—329 (1958).

— — The application of ultrasonics locating techniques to ophthalmology. Arch. Ophthalmol. 60, 263—279 (1958).

— — Ultrasonography — an aid in orbital tumor diagnosis. Arch. Ophthal. 64, 180—194 (1960).

— — Ultrasound in ophthalmology. Amer. J. Ophthal. 49, 249—261 (1960).

— — A critique of time-amplitude ultrasonography. Arch. Ophthal. 65, 353—365 (1961)

— — Orbita lesion localization by three-dimensional ultrasonography. N. Y. St. J. Med. 61, 4149 bis 4157 (1961).

BERGMANN, L.: Der Ultraschall und seine Anwendung in Wissenschaft und Technik. 6. Aufl. Stuttgart: S. Hirzel, 1954.

BERGSTROM, K., H. LODIN, and I. SJÖGREN: Echoencephalography and cerebral pneumography in infants and children. A comparative study with regard to ventricular size. 8e Symposium neuroradiol. Paris, 1967.

BETZ, H., und G. HUBER: Zur Frage der Korrelierbarkeit von echoencephalographischen und pneumencephalographischen Befunden. Intern. Symposium Echo-Encephalographie, Erlangen, 14./15. April 1967.

BLATT, B.: Ekkoencefalografi med a-praesentation. Ugeskr. Laeg. 128, 1052—1056 (1966).

BÖHMER, G., und C. A. CARLSSON: Entscheidende Faktoren für den Behandlungserfolg beim Epiduralhämatom. Mschr. Unfallheilk. 67, 414—428 (1964).

BRAAK, J. W. G. TER, P. CREZÉE, W. A. M. GRANDIA, and M. DE VLIEGER: The significance of some reflections in "Echo-Encephalography". Acta neurochir. (Wien) 9, 382—397 (1961).

— W. A. M. GRANDIA, and M. DE VLIEGER: 'Echo-Encephalography' as an aid in the diagnosis of subdural and extradural haematomas. In: A. BIEMOND et al.: Recent neurological research, p. 37—45. Amsterdam: Elsevier 1959.

— and M. DE VLIEGER: Cerebral pulsations in echo-encephalography. Acta neurochir. (Wien) 12, 678—694 (1965).

BRAUN, H., und W. SCHMITT: Erfahrungen mit der Ultraschallkardiographie in der Diagnostik von Mitralvitien. Materia Medica Nordmark 14, 533—539 (1962).

BRENNER, H.: Ist die Ultraschall-Echo-Encephalographie ein Fortschritt in der Diagnostik frischer Schädel-Hirnverletzungen? Wien. klin. Wschr. 77, 267—269 (1965).

BRINKER, R. A.: Ultrasound brain scanning utilizing the contact method. In: C. C. GROSSMANN et al.: Diagnostic ultrasound, pp. 186—190. New York: Plenum Press 1966.

— Simultaneous presentation echoencephalography. Radiology 88, 360—361 (1967).

— D. L. KING, and J. M. TAVERAS: Echoencephalography. Amer. J. Roentgenol. 93, 781—790 (1965).

— and J. M. TAVERAS: Ultrasound cross-sectional pictures of the head. Acta radiol., 5, diagnosis, 7th Symposium neuroradiol., New York 1964, 745—753 (1966).

BROCKHOFF, V., E. KAZNER, und W. SCHIEFER: Die Kombination von Echo-Encephalographie und Kontrastmittelmethoden in der Diagnostik raumfordernder Prozesse in der hinteren Schädelgrube. 8e Symposium neuroradiol. Paris, 1967.

BROWN, R. E.: A standardized procedure for echoencephalography and for analyzing echoencephalograms. Can. med. Ass. J. 96, 1349—1354 (1967).

BRÜCKNER, H.: Die Bedeutung der Echo-Enzephalographie für Diagnose und Behandlung der subduralen Haematome. Beitr. Neurochir. 8, 180—191 (1964).

— Die Echoencephalographie. Möglichkeiten und Grenzen der Methode. Helfen Heilen 1965, 44—50.

— Der kindliche Hydrocephalus und seine Behandlung. Helfen Heilen 1965, 52—55.

— Die postoperativen Komplikationen im Echoenzephalogramm. Acta neurochir. (Wien) 13, 578—579 (1965).

— und E. KAZNER: Die Diagnose intrakranieller Prozesse mit der Echoencephalografie. SRW-Nachr. 21, 1—7 (1963).

BRÜSCHKE, G.: Tierexperimentelle Untersuchungen zur Frage der Schädigung von Testis, Ovar und gravidem Uterus durch Ultraschall. Z. ges. inn. Med. 10, 895—899 (1955).

BRYLSKI, J. R., and J. L. IZENSTARK: Anatomic localization of midline echo in sonogram of the brain. Amer. J. Roentgenol. 93, 811—815 (1965).

BULL, J. W. D., J. MARSHALL, and D. A. SHAW: Cerebral angiography in the diagnosis of the acute stroke. Lancet 1960, I, 562—565.

BUSCHMANN, W.: Acoustic illusions in ophthalmic ultrasonography. Amer. J. Ophthal. 57, 461—466 (1964).

Buschmann, W.: Probleme und Fortschritte der Ultraschalldiagnostik am Auge. Klin. Mbl. Augenheilk. 144, 321—347 (1964).
— Zur Diagnostik der Carothisthrombose. Alberdht v. Graefes Arch. Ophthal. 166, 519—529 (1964).
Calatayud-Maldonado, V., C. Geletneky y R. Lorenz: Posibilidades de diagnóstico con el ecoencefalograma. Arch. Fac. Med. Zaragoza 13, 61—83 (1965).
Campbell, J. B., and E. N. Weaver: The use of echo-encephalography in neurologic diagnosis. Sth. med. J. (Bgham, Ala.) 58, 782—787 (1965).
Carlin, B.: Ultrasonics. New York: McGraw-Hill Book Company 1960.
Carstensen, E. L.: Measurement of the dispersion of velocity of sound in liquids. J. acoust. Soc. Amer. 26, 858—861 (1954).
— K. Li, and H. P. Schwan: Determination of the acoustic properties of blood and its components. J. acoust. Soc. Amer. 25, 286—289 (1953).
— and H. P. Schwan: Acoustic properties of blood and its components. In: Ultrasound in biology and medicine. Ed. E. Kelly. Washington: Amer. Inst. Biol. Scienc., 1957, pp. 1—14.
Chadduck, W. M., and W. G. Crutchfield: Extracranial masses complicating the interpretation of echoencephalograms. A new technique for quantitative evaluation. J. Neurosurg. 21, 699—703 (1964).
Ch'en, K.-P., and Y.-H. P'an: Intracerebral ultrasonic exploration. Chin. med. J. 83, 506—510 (1964).
— — Priliminary report in the use of ventricular needle form lateral emission type ultrasonic probe for intracranial exploration. Zhong. Waike. Z. (Peking) 12, 261—264 (1964).
Coe, R. P. K., and J. Marshall: Echoencephalography. Lancet 1966 I, 430.
Colombati, S., e S. Petralia: Assorbimento di ultrasuoni in tessuti animali. Ricerca Scientifica 20, 71—78 (1950).
Crawford, A. E.: Ultrasonic engineering. London: Butterworth 1955.
Dalsgaard-Nielsen, T.: Some clinical experience in the treatment of cerebral apoplexy (1000 cases). Acta psychiat. scand. Suppl. 108, 101—119 (1956/57).
Davidoff, L. M., and C. G. Dyke: The normal encephalogram. Philadelphia: Lea & Febiger 1943.
Delius, P.: Ultraschall in der medizinischen Diagnostik. Elektromedizin 9, 43—45 (1964).
Denier van der Gon, J. J., J. C. Duinhouwer, C. E. Molin, and M. de Vlieger: Equipment for two-dimensional echoencephalography. Neurology 16, 927—933 (1966).
— C. E. Molin, and M. deVlieger: Comparison of scan techniques in two-dimensional echoencephalography. In: C. C. Grossmann et al.: Diagnostic ultrasound. New York; Plenum Press 1966, pp. 155—165.
Dilling, H., und W. Feuerlein: Altersbedingte Unterschiede in der echoencephalographischen Darstellbarkeit der medianen Hirnstrukturen. Arch. Psychiat. Nervenkr. 209, 404—414 (1967).
Distel, L., und W. Kasper: Das Echo-Encephalogramm beim Hydrocephalus und Subduralerguß im Kindesalter. Intern. Symposium Echo-Encephalographie, Erlangen, 14./15. April 1967.
Donald, I., J. MacVicar, and T. G. Brown: Investigation of abdominal masses by pulsed ultrasound. Lancet 1958, I, 1188—1195.
— and T. G. Brown: Demonstration of tissue interfaces within the body by ultrasonic echo sounding. Brit. J. Radiol. 34, 539—545 (1961).
Dreese, M. J., G. J. Hayes, and L. G. Kempe: Evaluating intracranial hematoma by echo EG. Acta radiol. 5, diagnosis, 7th Symposium neuroradiol., New York 1964, 767—773 (1966).
— — — The value of an A-mode echoencephalogram display. Neurology 16, 355—358 (1966).
— F. E. McGee, and A. B. Harrelson: Correlative aids in B-scan echoencephalography. Neurology 16, 766—770 (1966).
— and M. G. Netsky: The clinical use of Echo-Encephalography. Virginia med. Mth. 90, 539—548 (1963).
— — Studies of lateral reflections in the echoencephalogram. Neurology 14, 521—528 (1964).
— C. G. Suter, and L. E. Rennie: Two-dimensional echoencephalography ("B-scan"): Description of a modified horizontal plane found clinically useful. Intern. Symposium Echo-Encephalographie, Erlangen, 14./15. April 1967.
Dugdale, L. M.: Echo-encephalography: The use of pulsed ultrasound in neurological diagnosis. Aust. Radiol. 10, 207—216 (1966).
Dussik, K. Th.: Über die Möglichkeit, hochfrequente mechanische Schwingungen als diagnostisches Hilfsmittel zu verwerten. Z. ges. Neurol. Psychiat. 174, 153—168 (1942).
— Ultraschall-Diagnostik, insbesondere bei Gehirnerkrankungen, mittels Hyperphonographie. Z. phys. Ther. 1, 140—145 (1948).
— Zum heutigen Stand der medizinischen Ultraschallforschung. Wien. klin. Wschr. 61, 1—8 (1949).
— Ultraschallanwendung in der Diagnostik und Therapie der Erkrankungen des zentralen Nervensystems. In: K. Matthes und W. Rech: Der Ultraschall in der Medizin. Zürich: Hirzel, 1949, S. 283—287.
— Weitere Ergebnisse der Ultraschalluntersuchung bei Gehirnerkrankungen. Acta neurochir. (Wien) 2, 379—396 (1952).

184   Literatur

Dussik, K. Th.: The ultrasonic field as a medical tool. Amer. J. phys. Med. **33**, 5—20 (1954).
— F. Dussik und L. Wyt: Auf dem Wege zur Hyperphonographie des Gehirns. Wien. med. Wschr. **97**, 425—429 (1947).
Dyck, P., H. S. Barrows, and T. Kurze: Echoencephalographic localization of subcortical tumors through the dura at the time of operation. Intern. Symposium Echo-Encephalographie, Erlangen, 14./15. April 1967.
Eberle, H.: Das Echoenzephalogramm bei Schädel-Hirn-Trauma. Praxis **53**, 1710—1714 (1964).
Edler, I.: The diagnostic use of ultrasound in heart disease. Acta med. scand. Suppl. **308**, 32—36 (1955).
— and A. Gustafson: Ultrasonic cardiogram in mitral stenosis. Acta med. scand. **159**, 85—90 (1957).
— and C. H. Hertz: The use of ultrasonic reflectoscope for continous recording of the movements of heart walls. Kung. Fysiogr. Sällskapets i Lund Förhandlingar, Bd. **24** (1954), 1—19.
Effert, S., H. Erkens und F. Grosse-Brockhoff: Über die Anwendung des Ultraschall-Echoverfahrens in der Herzdiagnostik. Dtsch. med. Wschr. **82**, 1253—1257 (1957).
— und E. Domanig: Diagnostik intraaurikulärer Tumoren und großer Thromben mit dem Ultraschall-Echoverfahren. Dtsch. med. Wschr. **84**, 6—8 (1959).
Elizondo-Martel, G., and J. Gershon-Cohen: Medical Ultrasonics. Essentials of echoencephalography. Amer. J. Roentgenol. **93**, 791—802 (1965).
Engeset, A., and A. Lönnum: Third ventricles of 12 mm width or more. Preliminary report. Acta radiol. (Stockh.) **50**, 5—11 (1958).
— and E. Skraastad: Methods of measurement in encephalography. Neurology **14**, 381—385 (1964).
Esche, R.: Untersuchungen zur Ultraschallabsorption in tierischen Geweben und Kunststoffen. Acustica 1—2, Beih. **2**, 71—74 (1952).
Falk, B., L. Kirsten, S. Löfstedt, and B. Silferskiöld: Pneumo-encephalographic investigations in epilepsy. Acta psychiatr. scand. **33**, 440—451 (1958).
Ferrey, G.: Les applications diagnostiques des ultra-sons à la médecine. II. L'échoencéphalographie A. Ann. Radiol. **9**, 881—890 (1966).
Feuerlein, W.: Echoenzephalographie in der Chirurgie. Chir. Praxis **10**, 587—594 (1966).
— und H. Dilling: Zur Bestimmung des Mittelechos in der Echoencephalographie. Nervenarzt **36**, 401—403 (1965).
— — Die Echoenzephalographie. Med. Klinik **61**, 1061—1064 (1966).
— — Das Echo-Encephalogramm des 3. Ventrikels in verschiedenen Lebensaltern. Arch. Psychiat. Nervenkr. **209**, 137—147 (1967).
— — Das Echo-Encephalogramm des dritten Ventrikels in den verschiedenen Lebensaltern. Intern. Symposium Echo-Encephalographie, Erlangen, 14./15. April 1967.
Fincher, E. F., G. J. Strewler, and H. S. Swanson: The Torkildsen-Procedure. A report of 19 cases. J. Neurosurg. **5**, 213—219 (1948).
Firestone, F. A.: Flaw detecting device and measuring instrument. USA-P. 2 280 226 (1940).
Firnhaber, W., und M. Djawdan: Das Echoencephalogramm als zusätzliche neurologische Untersuchungsmethode. Intern. Symposium Echo-Encephalographie, Erlangen, 14./15. April 1967.
Fischer, G., A. Morin, P. Gerin et J. Courjon: Aspects comparatifs des données écho- et électroencéphalographiques (A propos de 100 cas). Ann. méd.-psychol. **122**, 434 (1964).
— P. Gerin, M. Revol et J. Courjon: Place de l'écho-encéphalographie dans le diagnostic des lésions intracrâniennes. J. Méd. Lyon **46**, 85—102 (1965).
— M. Revol, F. Munier, P. Gerin, J. Courjon et P. Wertheimer: L'écho-encéphalographie. Valeur diagnostique et résultats. Neurochirurgia **10**, 45—58 (1967).
Fischgold, H.: Die Schädelunfall-Diagnostik. Dtsch. Röntgenkongreß 1965. Stuttgart: G. Thieme 1966, S. 126—130.
— M.-F. Strauss et P. Hazemann: L'echo A dans les traumatismes du crâne. Intern. Symposium Echo-Encephalographie, Erlangen, 14./15. April 1967.
Fisher, T. R.: Source of the midline echo and its implications in echoencephalography. J. Neurol. Neurosurg. Psychiat. **29**, 379—382 (1966).
Ford, R. M.: Echoencephalography — A method of determing frontal midline displacement. Intern. Symposium Echo-Encephalographie, Erlangen, 14./15. April 1967.
— and J. Ambrose: Echoencephalography. The measurement of the position of mid-line structures in the skull with high frequency pulsed ultrasound. Brain **86**, 189—196 (1963).
— and D. L. McRae: Echoencephalography — A standardized technique for the measurement of the width of the third and lateral ventricles. In: C. C. Grossman et al.: Diagnostic ultrasound. New York: Plenum Press 1966, pp. 117—129.
Foster, J. J.: Ultrasonic encephalography. An aid in diagnosis of head trauma. J. int. Coll. Surg. **44**, 523—529 (1965).
Fox, J. L., J. R. Richards, and A. J. Luessenhop: Method for detecting intracranial arteriovenous malformation with an ultrasonic transducer using the Doppler phenomenon. J. Neurosurg. **26**, 322—326 (1967).

FRAY, W. W.: Methods for determining pineal position with analyses of their errors. Amer. J. Roentgenol. **42**, 490—497 (1939).

FRENCH, L. A., J. J. WILD, and D. NEAL: Detection of cerebral tumours by ultrasonic pulses. Pilot studies on post-mortem material. Cancer **3**, 705—708 (1950).

— — — The experimental application of ultrasonics to localization of brain tumours. Preliminary report. J. Neurosurg. **8**, 198—203 (1951).

FREUND, H.-J.: Ultraschallregistrierung der Pulsation einzelner intrakranieller Arterien zur Diagnostik von Gefäßverschlüssen. Arch. Psychiat. Nervenkr. **207**, 247—253 (1965).

— und H. KAPP: Ultraschall-Echo-Registrierung arterieller Pulsationen in tiefen Körperregionen. Pflügers Arch. ges. Physiol. **289**, 96 (1966).

— — Eine Methode zur Registrierung arterieller Pulsationen mittels Ultraschall. Pflügers Arch. ges. Physiol. **291**, 268—276 (1966).

— — und K. KENDEL: Arterielle Pulskurvenschreibung durch Ultraschall. Experimentelle Untersuchungen und diagnostische Möglichkeiten. Intern. Symposium Echo-Encephalographie, Erlangen, 14./15. April 1967.

FRIEDMANN, G., und F. THUN: Zuverlässigkeit und Fehlermöglichkeiten der Echo-Enzephalographie bei supratentoriellen raumfordernden Prozessen. Med. Welt **50**, 689—696 (1964).

FRIEDRICH, W., P. MIFKA, V. MAY und L. NAVRATIL: Zur Frage des progredienten posttraumatischen Hydrocephalus internus. Wien. klin. Wschr. **75**, 826—828 (1963).

FRUCHT, A. H.: Die Schallgeschwindigkeit in menschlichen und tierischen Geweben. Z. ges. exp. Med. **120**, 526—557 (1952/1953).

FRY, W. J.: Ultrasound in neurology. Neurology **6**, 693—704 (1956).

— Use of intense ultrasound in neurological research. Amer. J. phys. Med. **37**, 143—147 (1958).

— Present and future applications of ultrasonics in biomedicine. Proc. Inst. Radio Engrs. **50**, 1393—1404 (1962).

FUCHS, P.: Die Bedeutung der Echo-Encephalographie bei der Beurteilung cerebraler Komplikationen Kieferverletzter. Fortschr. Kiefer- u. Gesichtschirurg. **11**, 112—115 (1966).

GALICICH, J. H., C. T. LOMBROSO, and D. D. MATSON: Ultrasonic B-scanning of the brain. J. Neurosurg. **22**, 499—510 (1965).

GELETNEKY, C.-L.: Echoenzephalographie im Säuglings- und Kindesalter. Acta neurochir. (Wien) **13**, 579—581 (1965).

— Echoencephalographie bei cerebralen Erkrankungen im Säuglings- und Kindesalter. Acta radiol. **5**, diagnosis, 7th Symposium neuroradiol., New York 1964, 779—785 (1966).

— und E. KAZNER: Die Echo-Encephalographie beim Hydrocephalus. Intern. Symposium Echo-Encephalographie, Erlangen 14./15. April 1967.

GERLACH, J., H.-P. JENSEN, W. KOOS und H. KRAUS: Pädiatrische Neurochirurgie. Stuttgart: Thieme 1967.

GOHR, H., und TH. WEDEKIND: Der Ultraschall in der Medizin. Klin. Wschr. **19**, 25—29 (1940).

GOKALP, H., R. K. JAKOBY, and J. W. WATTS: Echoencephalography: An evaluation based on its use in 300 individuals. Med. Ann. Distr. Columbia **35**, 641—645 (1966).

GOLDMAN, D. E., and T. F. HUETER: Tabular data of the velocity and absorption of high-frequency sound in mammalian tissues. J. acoust. Soc. Amer. **28**, 35—37 (1956).

GÖLLNITZ, G.: Über das normale Encephalogramm im Kindesalter. Nervenarzt **22**, 101—107 (1951).

GORDON, D.: The use of ultrasonic rays in diagnostic radiology. Vortrag IV. Symposium neuroradiologicum, London, 1955.

— Echoencéphalographie. Rev. neurol. **99**, 652—653 (1958).

— Echo-encephalography. Ultrasonic rays in diagnostic radiology. Brit. med. J. **1959**, No. 5136, 1500—1504.

— Echo-encephalography. In: Medical Electronics, proceedings of the second international conference on medical electronics, Paris, 24—27 June 1959. London: Iliffe 1960, p. 380—390.

— Ultrasonic rays in diagnosis and surgery. Trans. med. Soc. Lond. **79**, 173—180 (1963).

— Ultrasound as a diagnostic and surgical tool. Edinburgh & London: Livingstone 1964.

— The limitations and uses of ultrasound in localizing cerebral lesions. Proc. roy Soc. Med. **58**, 1053—1058 (1965).

— Ultrasonic surgery of the central nervous system. Acta radiol. **5**, diagnosis, 7th Symposium neuroradiol., New York 1964, 796—803 (1966).

— Three-dimensional echo-encephalography in stereotaxic surgery. Intern. Symposium Echo-Encephalographie, Erlangen, 14./15. April 1967.

GREATOREX, C. A., and H. J. D. IRELAND: An experimental scanner for the use with ultrasound. Brit. J. Radiol. **37**, 179—184 (1964).

GREEBE, H. M.: De waarde van de echo-encefalografie als klinische en poliklinische methode van onderzoek. Ned. T. Geneesk. **108**, 10—13 (1964).

GROSSMAN, C. C.: Clinical diagnostic application of ultrasound in brain disorders (Sono-Encephalography). Dis. nerv. Syst. **25**, 403—411 (1964).

Grossman, C. C.: The normal sonoencephalogram (SEG). Ultrasonic echoes and brain structures. Dis. nerv. Syst. 25, 717—723 (1964).
— Experience with combined EEG and ultrasound techniques in neurology. Neurology 14, 272 f. (1964).
— Acoustic phenomena in ultrasonic detection of brain tumors. Ultrasonics 3, 22—24 (1965).
— EEG-SEG or sonar. Ultrasonics 3, 100—101 (1965).
— Ultrasonic cross section technique for visualization of intracranial masses. Neurology 15, 277 (1965).
— The use of diagnostic ultrasound in brain disorders. Springfield, Ill.: Thomas 1966.
— A and B scan sonoencephalography (SEG) — A new dimension in neurology. In: C. C. Grossman et al.: Diagnostic ultrasound. New York: Plenum Press 1966, pp. 130—141.
— J. H. Holmes, C. Joyner, and E. W. Purnell: Diagnostic ultrasound. Proceedings of the First International Conference, University of Pittsburgh, 1965. New York: Plenum Press 1966.
Güttner, W.: Die Energieverteilung im menschlichen Körper bei Ultraschall-Einstrahlung. Acustica 4, 547—554 (1954).
— G. Fiedler, und J. Pätzold: Über Ultraschallabbildungen am menschlichen Schädel. Acustica 2, 148—156 (1952).
Hache, H., und P. Scheid: Das epidurale Hämatom. Pädiat. Prax. 5, 415—422 (1966).
Hata, H., H. Maruta, J. Yoshida, K. Ishida, and Y. Inaba: Observation of hydrocephalus by ultrasound — Evaluation of effect of ventriculoauriculostomy. Japan. Med. Ultrasonics 2, 41—43 (1964).
Hemmer, R.: Erfahrungen mit der modernen operativen Hydrozephalus-Behandlung. Beih. Arch. Kinderheilk., 51. Heft (1964).
— Über atypische posttraumatische epidurale Blutungen und die Ursachen ihrer Fehldeutung. Dtsch. med. Wschr. 90, 1945—1948 (1965).
Henke, G.: Ultraschall in der medizinischen Diagnostik heute. Elektromedizin 9, 68—72 (1964).
Hofmann, D., H.-J. Holländer und P. Weisser: Neue Möglichkeiten der Ultraschalldiagnostik in der Gynäkologie und Geburtshilfe. Fortschr. Med. 84, 689—693 (1966).
Holmes, J. H., and D. H. Howry: Ultrasonic diagnosis of abdominal disease. Amer. J. dig. Dis. 8, 12—32 (1963).
Holyst, J.: Zastosowanie ultradźwięków do badania organicznych zmian śródczaszkowych (echoencefalografia). Pol. Tyg. Lek. 18, 1109—1111 (1963).
— Echoencefalografia (Ultrasonoencefalografia). Pol. Tyg. Lek. 18, 1749—1752 (1963).
Hotermans, J. M., et S. Thiry: L'échoencéphalographie — Examen préparatoire à l'angiographie carotidienne dans le diagnostic et la surveillance des accidents vasculaires cérébraux. 8e Symposium neuroradiol. Paris, 1967.
Howry, D. H.: Techniques used in ultrasonic visualization of soft tissue structures of the body. IRE, Convention Record 9, 75—88 (1955).
— and R. W. Bliss: Ultrasonic visualization of soft tissue structures of the body. J. Lab. clin. Med. 40, 579—592 (1952).
— and D. Gordon: Ultrasonic tomography. In: D. Gordon: Ultrasound as a diagnostic and surgical tool. Edinburgh & London: Livingstone 1964, pp. 103—123.
— D. A. Stott, and W. R. Bliss: The ultrasonic visualization of carcinomas ob the breast and other soft-tissue structures. Cancer 7, 354—358 (1954).
Hueter, T. F.: Messung der Ultraschallabsorption in tierischen Geweben und ihre Abhängigkeit von der Frequenz. Naturwissenschaften 35, 285—287 (1948).
— Messung der Ultraschallabsorption im menschlichen Schädelknochen und ihre Abhängigkeit von der Frequenz. Naturwissenschaften 39, 21—22 (1952).
— and R. H. Bolt: An ultrasonic method for outlining the cerebral ventricles. J. acoust. Soc. Amer. 23, 160—167 (1951).
Ichihara, A.: Studies on diagnostic application of ultrasound. II. Echo-encephalography. Med. J. Hiroshima Univ. 14, 129—140 (1966) (japanisch).
— Y. Masaoka, and M. Otani: Examination of bone echo in normal skull using simple stereotaxic apparatus. Japan. Med. Ultrasonics 2, 43—45 (1964).
Iizuka, J. H.: Physikalische Eigenschaften des Ultraschalls. Intern. Symposium Echo-Encephalographie, Erlangen, 14./15. April 1967.
— Correlation between neuroradiological and echoencephalographical findings. 8e Symposium neuroradiol. Paris, 1967.
Inaba, Y., H. Maruta, and H. Hata: A study of cerebral edema by ultrasound. Japan. Med. Ultrasonics 1, Proc. 3rd Meeting of Japan. Soc. of Ultrasonics in Medicine, pp. 13—14, Tokyo, Juntendo University, 1963.
Inugami, K., Hachiya, H. Sasaki, A. Hayashi, T. Wagai, I. Ishikawa, and K. Yukishita: Ultrasonic attenuation in epilepsy. Japan. Med. Ultrasonics 2, 57—58 (1964).
Ishii, M.: An experimental study of stereotaxic destruction on the cat brain by intense focused ultrasound — The improvement of the apparatus for experiment. Nihon Geka Hokan 34, 619—633 (1965).

Ishikawa, S.: Attenuation of ultrasound in brain tissue. Nihon Geka Hokan 33, 923—940 (1964).
— H. Nonaka, and K. Yukishita: Ultrasonic attenuation in brain tissue (4th report). Japan. Med. Ultrasonics 2, 60—61 (1964).
— K. Yukishita, K. Sato, K. Ito, and T. Wagai: Ultrasonic attenuation in brain tissue (7th report). Japan. Med. Ultrasonics 3, 48 (1965).
Ito, K., Y. Abe, and S. Kikuchi: Diagnostic application of ultrasound in intracererbal hemorrhage (4th report). Japan. Med. Ultrasonics 2, 49—52 (1964).
— S. Iishikawa, T. Wagai, and R. Uchida: Ultrasono-tomography of brain (the 2nd report) — contact-sector-scanning-tomography —. Japan. Med. Ultrasonics 3, 30 (1965).
— and K. Nakamura: The effects of ultrasonic wave on the growth of young bones. Japan. Med. Ultrasonics 1, Proc. 3rd Meeting Japan Soc. of Ultrasonics in Medicine, pp. 1. Tokyo: Juntendo University 1963.
— H. Nonaka, Y. Ohara, and K. Tanaka: Diagnosis of brain tumor by ultrasound through the dura mater. Japan. Med. Ultrasonics 3, 52 (1965).
— K. Sugawara, Y. Ohara, Y. Abe, and S. Kikuchi: Ultrasonics in the diagnosis of head injury — "Hematoma echoes" as an aid in the diagnosis of subdural and epidural hematoma. Japan. Med. Ultrasonics 4, 39 (1966).
— K. Tanaka, and Y. Abe: Ultrasound in the diagnosis of head injuries. Intern. Symposium Echo-Encephalographie, Erlangen, 14./15. April 1967.
Iwata, K., S. Watanabe, and M. Tomiyasu: A diagnostic method of brain tumors using A-scope. Japan. Med. Ultrasonics 2, 45—47 (1964).
Jackson, F. E., M. Hussey, and D. Relyea: Utilization of pulsed sonic beams (echoencephalogram) for detection of fragments of bone indriven into the brain. Milit. Med. 130, 1107—1109 (1965).
Jacobi, G.: Irrtumsmöglichkeiten im Echo-Encephalogramm bei Kindern mit hirnatrophischen Prozessen. Intern. Symposium Echo-Encephalographie, Erlangen, 14./15. April 1967.
— E. Kazner und J. Wollensak: Subdurale Ergüsse und Hämatome bei Säuglingen und Kindern. Betrachtungen zur Pathogenese, Klinik, Therapie und Prognose. Z. Kinderheilk. 96, 199—227 (1966).
— und P. Schuch: Echo-Enzephalographie und ihre Ergebnisse bei Kindern. Pädiat. Prax. 5, 433—443 (1966).
— — Echo-Encephalographie und ihre Ergebnisse bei Kindern. Chir. Praxis 11, 363—373 (1967).
— und U. Stephan: Über die Anwendungsmöglichkeit der Echoencephalographie bei Kindern. Mschr. Kinderheilk. 113, 344—345 (1965).
Jacobi, J., P. Kamm, und W. Schwarz: Bedeutung der Ultraschallkardiographie in der Herzdiagnostik. Materia Medica Nordmark 14, 251—257 (1962).
Jacobi, M.: Anwendungsmöglichkeiten und Ergebnisse der Echoencephalographie im Kindesalter. Inaug.-Diss. Erlangen 1966.
Jansson, F., and E. Sundmark: Determination of the velocity of ultrasound in ocular tissues at different temperatures. Acta Ophthal. 39, 899—910 (1961).
Jefferson, A.: Some experiences with echo-encephalography. J. Neurol. Psychiat. 22, 83—84 (1959).
— Clinical experiences with echo-encephalography. Acta neurochir. (Wien) 10, 392—409 (1962).
— and A. I. Hill: Echo-Encephalography. Progr. neurol. Surg. 1, pp. 64—93. Basel-New York: Karger 1966.
— — The importance of the non-midline echoes in A-scan echoencephalography with a commentary on their relevance to the reliability of the method. Intern. Symposium Echo-Encephalographie, Erlangen, 14./15. April 1967.
Jeppsson, St.: Echo-encephalography. III. Further studies on the sources of the midline echo and a clinical evalution. Acta chir. scand. 119, 445—462 (1960).
— Echo-encephalography. IV. The midline echo; an evaluation of its usefullness for diagnosing intracranial expansivities and investigation into its sources. Acta chir. scand. Suppl. 272, 1—151 (1961).
— Echoencephalography V. A method for recording the intracranial pressure with the aid of the echoencephalographic technique. A preliminary report. Acta chir. scand. 128, 218—224 (1964).
— The use of the M-Echo in clinical echoencephalography. Acta neurol. scand. 41, Suppl. 13 (1965) S. 7—12.
— A method for recording the intracranial pressure with the aid of the echoencephalographic technique. Intern. Symposium Echo-Encephalographie, Erlangen, 14./15. April 1967.
Joyner, C. R., J. M. Reid, and J. P. Bond: Reflected ultrasound in the assessment of mitral valve disease. Circulation 27, 503—511 (1963).
Kanaya, H., H. Yamasaki, and I. Saiki: Study of echoencephalography of intracerebral hematomas. Japan. Med. Ultrasonics 1, 15—16 (1963).
Katanuma, M., S. Azami, and Y. Tsutsumi: Pen-writing echo-encephalograph. Japan. Med. Ultrasonics 2, 52—54 (1964).
Kautzky, R., und K. J. Zülch: Neurologisch-Neurochirurgische Röntgendiagnostik und andere Methoden zur Erkennung intrakranialer Erkrankungen. Berlin-Göttingen-Heidelberg: Springer 1955.

KAZNER, E.: Die Echoenzephalographie beim epiduralen Haematom. Acta neurochir. (Wien) 13, 582 (1965).
— Erkennung und Differentialdiagnose intrakranieller Komplikationen nach Schädel-Hirn-Trauma. Intern. Symposium Echo-Encephalographie, Erlangen, 14./15. April 1967.
— und ST. KUNZE: Echo-encephalographische Befunde bei Tumoren der Mittellinie und der Schädelbasis. Intern. Symposium Echo-Encephalographie, Erlangen, 14./15. April 1967.
— — und W. SCHIEFER: Die Bedeutung der Echoencephalographie für die Erkennung epiduraler Haematome. Langenbecks Arch. klin. Chir. 310, 267—291 (1965).
— — — Echoencephalography as an aid to the diagnosis of space-occupying lesions in the posterior fossa by measuring the size of the third and lateral ventricles. J. Neurosurg. 26, 511—520 (1967).
— und W. SCHIEFER: Das Ultraschall-Echo-Verfahren (Echoencephalographie), eine Methode zur frühzeitigen Erkennung raumfordernder intrakranieller Prozesse. Med. Mschr. 18, 27—31 (1964).
— — Operative Entfernung eines Zystizerkus aus dem IV. Ventrikel. Med. Bild-Dienst Roche, Heft 3, 1965, 18—23.
— — Echoencephalographische Untersuchungsergebnisse bei Schädel-Hirnverletzungen. Acta radiol. 5, diagnosis, 7th Symposium neuroradiol., New York 1964, 832—842 (1966).
— — Die Echoencephalographie bei raumfordernden Prozessen der hinteren Schädelgrube. Acta neurochir. (Wien) 14, 177—196 (1966).
— — The diagnosis of epidural haematoma on the basis of echo-encephalography. Excerpta medica, International Congress Series 139, (1967) No. 173.
KEIDEL, W.-D.: Über die Verwendung des Ultraschalls in der klinischen Diagnostik. Ärztl. Forschg. Wörishofen 1, 349—357 (1947).
KELLY, E.: Ultrasonic energy. Biological investigations and medical applications. Urbana: University of Illinois Press 1965.
KESSLER, G. B.: Echoencephalography. Its use as a diagnostic aid in neurological disease; plus a comparison with EEG foci. Bull. Los Angeles neurol. Soc. 30, 21—26 (1965).
KIENAST, H. W., and L. BOSHES: Echoencephalographic studies in epilepsy. Proceedings 8th Intern. Congress Neurol., Wien, 1965, 354.
KIKUCHI, S., and K. ITO: Ultrasonic diagnosis of intracranial disease. Rinsho Geka (Clin. Surg., Tokyo) 18, 376—381 (1963).
— — and Y. ABE: Diagnosis of apoplexy by ultrasonic pulses (2nd report). Japan. Med. Ultrasonics 2, 53—56 (1963).
— R. UCHIDA, K. TANAKA, and T. WAGAI: Early cancer diagnosis through ultrasonics. J. acoust. Soc. Amer. 29, 824—833 (1957).
KOSLOWSKI, L., und W. THIES: Bericht über 5900 Schädel-Hirn-Traumen. Mschr. Unfallheilk. 67, 97—103 (1964).
KOSSOFF, G., D. E. ROBINSON, C. N. LIU, and W. J. GARRETT: Design criteria for ultrasonic visualization system. Ultrasonics 2, 29—38 (1964).
KRAMER, G.: Zur Diagnostik raumfordernder intrakranieller Prozesse mit Hilfe des Echoimpulsverfahrens. Chirurg 34, 290—298 (1963).
— Die Echoenzephalographie. Dtsch. med. Wschr. 89, 564—567 (1964).
— Vierjährige Erfahrungen mit der Echoencephalographie bei Schädelhirntraumen. Mschr. Unfallheilk. 69, 145—150 (1966).
— Schwierigkeiten in der Deutung echo-encephalographischer Befunde bei Schädelhirntraumen. Intern. Symposium Echo-Encephalographie, Erlangen, 14./15. April 1967.
KRAUTKRÄMER, J., und H. KRAUTKRÄMER: Werkstoffprüfung mit Ultraschall. Berlin: Springer 1961.
KRESSE, H.: Über die physikalischen Gesetzmäßigkeiten bei Anwendung des Ultraschall-Echo-Verfahrens am Schädel. Intern. Symposium Echo-Encephalographie, Erlangen, 14./15. April 1967.
KUGLER, J.: Elektroencephalographie in Klinik und Praxis. Stuttgart: Georg Thieme 1963.
KUNZE, ST.: Die operative Behandlung intracerebraler Blutungen unter besonderer Berücksichtigung des Spontanhämatoms. Inauguraldissertation, Erlangen 1964.
— Inwieweit kann die Echo-Encephalographie zur Differentialdiagnose Hirnblutung-Erweichung beitragen? Intern. Symposium Echo-Encephalographie, Erlangen, 14./15. April 1967.
KURZE, TH., P. DYCK, and H. S. BARROWS: Neurosurgical evaluation of ultrasonic encephalograph. J. Neurosurg. 22, 437—440 (1965).
LANG, W., und H. W. PIA: Prognose und Indikation zur Ventrikulocisternostomie (Torkildsen-Operation). Dtsch. Z. Nervenheilk. 182, 176—184 (1961).
LANGEVIN, M. P.: Les ondes ultrasonores. Rev. gen. electr. 23, 626—634 (1928).
LAPAYOWKER, M. S., and G. E. CHRISTEN: Echoencephalography in general hospital practice. Amer. J. Roentgenol. 93, 803—810 (1965).
—, F. MURTAGH, and J. A. KIRKPATRICK: Echoencephalography in the evaluation of hydrocephalus. Radiology 86, 1052—1055 (1966).
LAUBER, H.: Das Pneumencephalogramm. Meßverfahren bei Erwachsenen. München: Joh. Ambrosius Barth 1965.

LEE, R. G., and T. MORLEY: The routine use of echoencephalography in the diagnosis of intracranial masses. Canad. med. Ass. J. 91, 987—990 (1964).

LEKSELL, L.: Kirurgisk behandling av skallskador. Vortrag Meeting of Svenska läkarsällskapet, Stockholm, 7. Dez. 1954.

— Echo-encephalography. I. Detection of intracranial complications following head injury. Acta chir. scand. 110, 301—315 (1955/56).

— Echo-encephalography. II. Midline echo from the pineal body as an index of pineal displacement. Acta chir. scand. 115, 255—259 (1958).

LeMAY, M. J., and R. G. OJEMANN: Angiographic changes associated with a dilated temporal horn. Acta radiol. (Stockh.), Diagnosis 1, 358—366 (1963).

LEPINTRE, J., J. LEFEBVRE, G. DEBRUN et J. LEGAL: Transillumination et échoencéphalographie. Examens physiques simples dans diagnostic et dans la surveillance des collections liquidiennes sous-durales chez l'enfant. Neuro-chirurgie 11, 285—293 (1965).

LEPOIRE, J., et CL. LAPRAS: L'échoventriculographie. Neuro-chirurgie 13, 256—258 (1967).

LHOTSKY, J., und F. WEISS: Erfahrungen mit der Echo-Encephalographie am chirurgischen Krankengut. Intern. Symposium Echo-Encephalographie, Erlangen, 14./15. April 1967.

LITHANDER, B.: A control method for echo-encephalography. Acta psychiat. scand. 35, 235—240 (1960).

— The clinical use of echo-encephalography. Acta psychiat. scand. 35, 241—244 (1960).

— Origin of echoes in the echo-encephalogram. J. Neurol. Psychiat. 24, 22—31 (1961).

— Clinical and experimental studies in echo-encephalography. Acta psychiat. scand. 36, Suppl. 159 (1961).

— The true displacement of the midline brain structures in relation to midline echo displacement. Acta psychiat. scand. 36, Suppl. 159, 9—12 (1961).

— Estimation of the experimental error and normal individual variation in echo-encephalography. Acta psychiat. scand. 36, Suppl. 159, 13—17 (1961).

— Echo-encephalography and extracerebral haematomas. Comparison between echo-encephalography and other methods of diagnosing extracerebral haematomas. Acta psychiat. scand. 36, Suppl. 159, 31—36 (1961).

— Echo-encephalography in children. Acta psychiat. scand. 36, Suppl. 159, 37—50 (1961).

— Echoencephalography. A general survey. Acta neurol. scand. 41, Suppl. 13, 1—6 (1965).

— and O. MARIONS: Echo-encephalography in adults. Acta psychiat. scand. 36, Suppl. 159, 18—30 (1961).

LOMBROSO, C. T., and G. ERBA: The use and limitations of two-dimensional echoencephalography. Intern. Symposium Echo-Encephalographie, Erlangen, 14./15. April 1967.

LÖPPING, B.: Klinische und experimentelle Ultraschalluntersuchungen bei Augen mit Netzhautablösung und intraokularen Tumoren. Inaugural-Diss., Köln, 1962.

LUDWIG, G. D.: The velocity of sound through tissues and the acoustic impedance of tissues. J. acoust. Soc. Amer. 22, 862—866 (1950).

— R. H. BOLT, T. F. HUETER, and H. T. BALLANTINE: Factors influencing the use of ultrasound as a diagnostic aid. Trans. Amer. neurol. Ass. 75, 225—228 (1950).

LYNN, J. G., and T. J. PUTNAM: Histology of cerebral lesions produced by focused ultrasound. Amer. J. Path. 20, 637—649 (1944).

MAKOW, D. M.: Délimitation des contours ventriculaires par les ultrasons. Neuro-chirurgie 10, 467 bis 469 (1964).

— und D. L. McRAE: Echo-Tomographie des Schädels. Image Roche, Heft 4, 1966, 15—22.

— — Horizontal scanning of the head with ultrasound. Med. biol. Engng. 5, 33—40 (1967).

— — Two-dimensional echoencephalography: recent results. Intern. Symposium Echo-Encephalographie, Erlangen, 14./15. April 1967.

— and R. R. REAL: Development of a 360° Compound Immersion Head Scanner. In: C. C. GROSSMAN et al.: Diagnostic ultrasound. New York: Plenum Press 1966, pp. 166—185.

— W. WYSLOUZIL, D. N. WHITE, and J. BLANCHARD: Novel immersion scanner and display system for ultrasonic brain tomography. Acta radiol. 5, diagnosis, 7th Symposium neuroradiol., New York 1964, 855—864 (1966).

MARUTA, H., H. HATA, K. YAMAOKA, and Y. INABA: A study of the ultrasonic attenuation of the brain during anaesthesia — The ultrasonic monitoring of anaesthesia. Japan. Med. Ultrasonics 2, 54—57 (1964).

MATAUSCHEK, J.: Einführung in die Ultraschalltechnik. Berlin: Verlag Technik 1957.

MATTHES, K., und W. RECH: Der Ultraschall in der Medizin. Kongreßbericht der Erlanger Ultraschall-Tagung 1949. Zürich: Hirzel, 1949.

McGINNIS, K. D., and C. J. ZYLAK: Echoencephalography as an adjuvant to the routine examination of the skull. Radiology 85, 291—297 (1965).

McKINNEY, W. M.: The value of B-mode determination of midline in echo-encephalography. Neurology 14, 259 (1964).

McKinney, W. M., W. S. Avant, F. L. Thurstone, and Bette Pou: Intracranial pulsations as measured by ultrasound. Engin. Med. Biol. Proc. of the 18th Ann. Conf. p. 68 (1965).
— F. L. Thurstone, W. S. Avant, and W. K. Wallace: The significance of intracranial echo pulsations. In: C. C. Grossman et al.: Diagnostic ultrasound. New York: Plenum Press 1966, pp. 114—116.
— J. F. Toole, W. T. Sharp, E. A. MacMillan, J. W. Gibson, and B. D. South: Evaluation of five hundred psychiatric inpatients by midline echoencephalography. Acta radiol. 5, diagnosis, 7th Symposium neuroradiol., New York 1964, 865—870 (1966).
McLaurin, R. L., and F. Helmer: Angiographic observations following removal of subdural hematomas. Acta radiol. 5, diagnosis, 7th Symposium neuroradiol., New York 1964, 381—387 (1966).
McRae, D. L., and D. M. Makow: Horizontal laminography of the head with ultrasound. Further results. 8e Symposium neuroradiol. Paris, 1967.
Metzel, E., und W. Umbach: Akute posttraumatische Blutungen des Schädelinneren. Actuelle Chir. 1, 145—152 (1966).
Mikkelsen, B.: Ekkoencefalografi. Nord. Med. 77, 347—352 (1967).
Mikol, F.: L'écho-encéphalographie. Presse méd. 73, 729—730 (1965).
Milbled, G., F. Wyremblewski et T. Ramez: L'écho-encéphalographie. Exploration cérébrale par les ultrasons. Lille med. 9, 712—715 (1964).
Mitsuno, T., H. Kanaya, S. Shirakata, K. Ohsawa, and Y. Ishikawa: Surgical treatment of hypertensive intracerebral hemorrhage. J. Neurosurg. 24, 70—76 (1966).
Mühlhäuser, O.: Verfahren zur Zustandsbestimmung von Werkstoffen, besonders zur Ermittlung von Fehlern darin. DRP 569 598 (1931).
Müller, H. R.: Zur Echoencephalographie; ihre Indikation beim Schädel-Hirn-Trauma. Schweiz. med. Wschr. 94, 119—124 (1964).
— Diagnose des epiduralen Hämatoms im präklinischen Stadium. Zum Wert der routinemäßigen Echoencephalographie bei Schädelkalottenfrakturen. Schweiz. med. Wschr. 97, 1055—1057 (1967).
— und M. Klingler: Problematik der postoperativen Echolotung. Intern. Symposium Echo-Encephalographie, Erlangen, 14./15. April 1967.
Mundt jr., G. H., and W. F. Hughes jr.: Ultrasonics in ocular diagnosis. Amer. J. Ophthal. 41, 488—498 (1956).
Nadjmi, M.: Beziehungen zwischen Röntgen-Anatomie und Echo-Encephalographie. Intern. Symposium Echo-Encephalographie, Erlangen, 14./15. April 1967.
Nagai, H., K. Sakurai, M. Hayashi, M. Furuse, and K. Okamura: Echoencephalogram following experimental intracerebral hemorrhage and infarction. Proc. 3rd Meeting Japan. Soc. Ultrasonics in Medicine, p. 15. Tokyo: Juntendo University.
— K. Sakurai, M. Hayashi, M. Furuse, K. Okamura, A. Shintani, and T. Kobayashi: Ultrasonic findings in intracranial diseases — Analysis of 114 cases. Japan. Med. Ultrasonics 2, 47—49 (1964).
Newell, J. A.: The use of ultrasonics in medical diagnosis. Proc. 3rd Int. Conf. Med. Electron., Institution of Electrical Engineers, London, 422—424 (1961).
— Ultrasonic localization. Brit. J. Radiol. 34, 546—550 (1961).
— Ultrasonics in medicine. Phys. in Med. Biol. 8, 241—264 (1963).
Nicholson, A. M.: Piezo-electric effect in Composite Rochelle salt crystal. Proc. Amer. Inst. Elect. Eng. 38, 1467—1493 (1919).
Nonaka, H., K. Yukishita, S. Ishikawa, and K. Ito: Experimental brain edema by ultrasound. Japan. Med. Ultrasonics 2, 9—11 (1964).
Nover, A.: Klinische Ultraschalluntersuchungen bei Netzhautablösung und intraokularen Tumoren. Klin. Mbl. Augenheilk. 142, 168—186 (1963).
— und H. Stallkamp: Experimentelle Ultraschalluntersuchungen bei Augen mit intraokularen Fremdkörpern. Albrecht v. Graefes Arch. Ophthal. 164, 517—523 (1962).
— — Über die Möglichkeiten und Grenzen der Ultraschalldiagnostik intraokularer Fremdkörper. Bericht über die Zusammenkunft d. Deutsch. Ophthalm. Ges., Heidelberg 1960. München: Bergmann 1960, pp. 251—255.
Nürnberger, S., und G. Schaltenbrand: Messungen am Encephalogramm. Ein Beitrag zum Begriff des „normalen Encephalogramms". Dtsch. Z. Nervenheilk. 174, 1—14 (1955).
Oberschulte-Beckmann, D., und D. Otto: Das anatomische Substrat des Endechos in der Echo-Encephalographie aus der Sicht des Experiments. Intern. Symposium Echo-Encephalographie, Erlangen, 14./15. April 1967.
— — Echo-encephalographische Untersuchungen an Leichenschädeln mit künstlichen epiduralen Hämatomen. Intern. Symposium Echo-Encephalographie, Erlangen, 14./15. April 1967.
— — Nachweise künstlicher epiduraler Hämatome durch Echo-Encephalographie. Chirurg 38, 370—373 (1967).
Ohara, Y., Y. Abe, S. Ishikawa, K. Ito, and K. Tanaka: Ultrasonotomography of brain (3rd report). Med. Ultrasonics 4, 61 (1966).

Oka, M.: Experiences of cranial test by measuring the ultrasonic loss in traumatic brain. Proc. 3rd Meeting Japan. Soc. of Ultrasonics in Medicine, p. 14. Tokyo: Juntendo University.
— Y. Naito, H. Sakamoto, Y. Kijiraoka, and K. Kiyoshima: Study on the dynamic test of head injury by measuring the ultrasonic attenuation of traumatized brains — The ultrasonic attenuation of injured brains. Japan. Med. Ultrasonics 2, 58—60 (1964).
Oksala, A., und A. Lehtinen: Über die diagnostische Verwendung von Ultraschall in der Augenheilkunde. Ophthalmologica 134, 387—395 (1957).
— — Diagnosis of detachment of the retina by means of ultrasound. Acta ophthal. 35, 461—467 (1957).
— — Diagnostics of rupture of the sclera by means of ultrasound. Acta ophthal. 36, 37—40 (1958).
— — Measurement of the velocity of sound in some parts of the eye. Acta ophthal. 36, 633—639 (1958).
— — Das Echogramm in der Diagnostik von Augenkrankheiten. Klin. Mbl. Augenheilk. 137, 72—87 (1960).
— — Experimental observations on acoustic biomicroscopy of various parts of the eye. Acta ophthal. 38, 599—605 (1960).
— — Acoustic biomicroscopy of intraocular tumors. Amer. J. Ophthal 51, 1203—1211 (1961).
Oldendorf, W. H.: Ultrasound in neurologic diagnosis. Trans. Bio-Med. Engin. B.M.E. II, 118—122 (1964).
Overton, M. C., J. E. Coe, and S. R. Snodgrass: Echoencephalography: a clinical appraisal. Tex. St. J. Med. 61, 823—829 (1965).
P'an, Y.-H., H.-H. Wu, K.-P. Ch'en, and M.-F. Su: Ultrasonics in the diagnosis of intracranial space-occupying lesions. Zhong. Waike Z. (Peking) 11, 536—541 (1963).
Pantschenko, D. I., und E. L. Matscheret: Unsere Erfahrungen mit der Echo-Encephalographie. Intern. Symposium Echo-Encephalographie, Erlangen, 14./15. April 1967.
Parkinson, D., and H. Chochinov: Subdural hematomas — some observations on their postoperative course. J. Neurosurg. 17, 901—904 (1960).
Pell, R. L.: Ultrasound for routine clinical investigations. Ultrasonics 2, 87—89 (1964).
Penzholz, H.: Zur Diagnose traumatischer intrakranieller Blutungen unter besonderer Berücksichtigung von Carotisangiographie und Echoencephalographie. Forschung, Praxis, Fortbildung 11, 390—397 (1966).
Pepin, B., B. Jaquinot, et B. Gendelin: L'écho-encéphalographie. Méd. int. 1, 35—40 (1966).
Peters, G.: Ultraschallwirkung auf das Nervensystem. Kongreßbericht der Erlanger Ultraschalltagung, p. 166. Zürich: Hirzel 1949.
— Morphologische Untersuchungen über die Wirkung von Ultraschallwellen auf das Zentralnervensystem. Fortschr. Neurol. Psychiat. 17, 85—94 (1949).
— Die Wirkung der Ultraschallwellen auf das Zentralnervensystem. Strahlentherapie 79, 653—658 (1949).
— Experimentelle Ultraschallschäden am Gehirn. Ultraschall in Med. 4, 60—62 (1952).
— Schädigungen des Zentralnervensystems durch Ultraschall. Handb. spez. path. Anatomie u. Histologie, III. Teil. Berlin: Springer 1955.
Pia, H. W.: Zur Frage der Umgehungsdrainage nach Torkildsen. Zbl. Neurochir. 13, 102—107 (1953).
— Hirnverletzungen bei Kindern und ihre akuten Komplikationen. Münch. med. Wschr. 108, 760—768 (1966).
— Die Echoenzephalographie in der Hirngeschwulstdiagnostik. Dtsch. med. Wschr. 92, 999—1002 (1967).
— und C. L. Geletneky: Echo-Encephalographie bei infantilen Encephalopathien und ihren Folgen. Intern. Symposium Echo-Encephalographie, Erlangen, 14./15. April 1967.
Planiol, Th.: La gamma-encéphalographie dans le diagnostic des lésions expansives intra-crâniennes. Confin. neurol. 21, 137—158 (1961).
— L'écho-encéphalographie dans la détection des néoformations intracraniennes. Neuro-chirurgie 13, 19—22 (1967).
— Resultats de quatre annees d'echo-encéphalographie dans les tumeurs cerebrales. Intern. Symposium Echo-Encephalographie, Erlangen, 14./15. April 1967.
— Enregistrement d'echo-pulsations cerebrales et comparaison avec les oscillations rheo-encephalographiques. Intern. Symposium Echo-Encephalographie, Erlangen, 14./15. April 1967.
— et O. Betti: Diagnostic des méningiomes intracraniens par la gamma-encéphalographie. Rev. neurol. 105, 420—429 (1961).
— H. Fischgold, M. David, M. Sachs et B. Courson: Sur les examens physiques ambulatoires du cerveau. Intérêt de l'écho-encéphalographie médiane dans une observation d'empyème sousdural. Neuro-chirurgie 11, 274—284 (1965).
— J. Metzger, M. David et H. Fischgold: Explorations techniques ambulatoires dans le diagnostic des tumeurs cérébrales hémispheriques. Acta radiol., 5, diagnosis, 7th Symposium neuroradiol., New York 1964, 906—914 (1966).

Planiol, Th., F. Mikol, J. Charpentier et J. Buisson: L'écho-encéphalographie. Premiers résultats aprés six mois d'investigations en neurochirurgie. Rev. neurol. **110**, 489—505 (1964).
Pohlman, R.: Die Ultraschalltherapie: Bern: Huber 1951.
— Über die erforderlichen Voraussetzungen einer brauchbaren Ultraschall-Diagnostik. Rehabilitation **15**, 135 (1962).
Porras, C. L.: La ecoencefalografia en el diagnostico de los procesos intracraneales. Rev. clin. esp. **89**, 29—32 (1963).
Pozo, L. del, J. V. Anastasio y Alijarde: Ecos ventriculares en la exploración ultrasónica cerebral. Rev. clin. esp. **100**, 48—49 (1966).
Pridie, R. B., and V. Brodie: The shift of the mid-line demonstrated ultrasonically in cerebral atrophy. 8e Symposium neuroradiol. Paris, 1967.
Proler, M. L., R. R. North, and M. D. Low: Echoencephalography — The measurement of the position of the midline structures in the skull by pulsed ultrasound. Med. Rec. (Houston) **57**, 416—417 (1964).
Radda, H., und E. Schima: Wert und Grenzen der Echoencephalographie bei frischen Schädel-Hirn-verletzten. Wien. med. Wschr. **115**, 881—883 (1965).
Raskind, R.: Clinical studies in echoencephalography. Preliminary report. J. int. Coll. Surg. **42**, 512—515 (1964).
— Clinical studies in echoencephalography: Report of 600 scans. J. int. Coll. Surg. **44**, 153—158 (1965).
Reid, J. M., and J. J. Wild: Ultrasonic ranging for cancer diagnosis. Electronics (N. Y.), July 1952.
— — Ultrasonic echo-ranging for tissue diagnostic studies. IRE, Convention Record **9**, 68—74 (1955).
Richardson, A.: The management of primary intracranial hemorrhage. Modern trends in neurology (Third series). London: Butterworth & Co. 1962, pp. 89—107.
— and J. Ambrose: Echoencephalography in cerebral hemorrhage and infarction. Lancet **1966**, I, 319.
Richardson, E. G.: Ultrasonic physics. Sec. Ed. Amsterdam: Elsevier Publ. Co. 1962.
Richter, H., L. Koslowski und G. Lau: Der Wert der Echo-Encephalographie bei den akut-lebens-bedrohlichen, gedeckten Schädel-Hirnverletzungen. Intern. Symposium Echo-Encephalographie, Erlangen, 14./15. April 1967.
Robertson, E. G.: Pneumoencephalography. Springfield: Thomas 1957.
Robinson, D. E., and G. Kossoff: The C.A.L. two-channel echo-encephaloscope. Ultrasonics **3**, 69—74 (1965).
Russo, G. L., and J. G. Arnold: Neurosurgical experience with echoencephalography. M. Ann. D. C. **33**, 260—264 (1964).
Saier, J., J. Paillas, R. Vigouroux et H. Gastaut: Intérêt de l'échoencéphalographie pour le diagnostic neuro-chirurgical. Rev. neurol. **111**, 520—522 (1964).
Scháb, R., és J. Kopa: Az echoencephalographiáról (Über die Echoenzephalographie). Orv. Hetil. **106**, 1745—1752 (1965).
Scheid, W.: Lehrbuch der Neurologie. Stuttgart: Thieme 1963.
Scherzer, E.: Die Echoenzephalographie als Ergänzung des EEGs und ihre Grenzen. Wien. med. Wschr. **115**, 957—959 (1965).
— Das normale Echoenzephalogramm und seine Bedeutung in der Traumatologie. Wien. klin. Wschr. **78**, 301—304 (1966).
Schiefer, W.: Verbesserte Indikationsstellung zur Kontrastmitteluntersuchung durch vorhergehende Echoencephalographie. Dtsch. Röntgenkongreß 1964. Stuttgart: G. Thieme 1965, S. 326—330.
— Echo-Enzephalographie. Acta neurochir. (Wien) **13**, 576—578 (1965).
— Raumbeschränkende Prozesse im Schädelinnern. Therapiewoche **16**, 1471—1478 (1966).
— Die Echo-Encephalographie bei Tumoren im Bereiche der Großhirnhemisphären. Intern. Symposium Echo-Encephalographie, Erlangen, 14./15. April 1967.
— Zuverlässigkeit und Grenzen der eindimensionalen Echo-Encephalographie. Intern. Symposium Echo-Encephalographie, Erlangen, 14./15. April 1967.
— und E. Kazner: Die Echo-Enzephalographie. Diagnostische Möglichkeiten. Dtsch. med. Wschr. **89**, 1394—1400 (1964).
— — Methodik und diagnostische Möglichkeiten der Echoencephalographie. Fortschr. Med. **84**, 151—154 (1966).
— — Der heutige Stand der Echoenzephalographie. Beitr. Neurochir. **13**, 93—108 (1966).
— — and H. Brückner: The diagnostic possibilities offered by echo-encephalography. Excerpta medica, International Congress Series **60** (1963), No. 58.
— — — Die Echoencephalographie, ihre Anwendungsweise und klinischen Ergebnisse. Fortschr. Neurol. Psychiat. **31**, 457—491 (1963).
— — und St. Kunze: Ergebnisse der Echoencephalographie bei supratentoriellen Geschwülsten. Zbl. Neurochir. **26**, 281—295 (1965).

SCHIEFER, W., E. KAZNER und ST. KUNZE: Möglichkeiten und Grenzen der Echoencephalographie beim Schädel-Hirntrauma. Dtsch. Ärztebl. 63, 2645—2648, 2719—2722, 2777—2780 u. 2793—2794 (1966).
SCHIERSMANN, O.: Einführung in die Enzephalographie. Leipzig: Georg Thieme 1942.
SCHIFFER, K. H.: Zur Auswertung von Ventrikelbildern am Encephalogramm. Fortschr. Röntgenstr. 75, 50—54 (1951).
SCHMIEDER, F.: Das Encephalogramm nach Fleckfieber. Klin. Wschr. 26, 14—19 (1948).
SCHMITT, W., und H. BRAUN: Mitteilung der mittels Ultraschall-Kardiographie gewonnenen Ergebnisse bei Mitralvitien und Herzgesunden. Z. Kreisl.-Forsch. 49, 214—222 (1960).
SIMON, MIKOL et HAZEMANN: Zit. nach H. FISCHGOLD: Die Schädelunfall-Diagnostik. Dtsch. Röntgenkongreß 1965. Stuttgart: G. Thieme 1966, S. 126—130.
SJÖGREN, I.: Echo-ventriculography in infantile hydrocephalus — Preliminary report. Acta neurol. scand. 41, Suppl. 13, 13—18 (1965).
— Comparative studies between echoencephalography and cerebral pneumography in infantile hydrocephalus and cerebral malformations. Intern. Symposium Echo-Encephalographie, Erlangen, 14./15. April 1967.
SMYTH, M.: Echoencephalographic technique. Philadelphia: Smith Kline-Precision Company 1963.
— Echoencephalography: Supplementary information on importance of far-side group of echoes. Ekoline Bulletin No. 3. Philadelphia: Smith-Kline-Precision Company 1964.
SOKOLOW, S. J.: Zur Frage der Fortpflanzung ultraakustischer Schwingungen in verschiedenen Körpern. Elektr. Nachr. Techn. 6, 454—461 (1929).
SOMER, J. C.: Instantaneous and continuous pictures obtained by a new two-dimensional scan technique with a stationary transducer. Intern. Symposium Echo-Encephalographie, Erlangen, 14./15. April 1967.
STALLKAMP, H.: Klinische und experimentelle Ultraschalluntersuchungen am gesunden Auge und bei intraokularen Fremdkörpern. Inaugural-Diss. Köln 1961.
— und A. NOVER: Diagnostische Ultraschalluntersuchungen am gesunden Auge. Albrecht v. Graefes Arch. Ophthal. 164, 399—410 (1962).
STRIK, W. O.: Die diagnostische Anwendung des Ultraschalls. Med. Klin. 56, 1817—1822 (1961).
SUGAR, O., and S. UEMATSU: The use of ultrasound in the diagnosis of intracranial lesions. Surg. Clin. N. Amer. 44, 55—64 (1964).
TAKEUCHI, T.: An experimental study of stereotaxic destruction of cat brain by focused ultrasound. Nihon Geka Hokan 34, 634—650 (1965).
TANAKA, K.: Diagnosis of brain tumors using ultrasound. Nihon Igaku (Japan. Medic.), Supplementum III, 205—209 (1963).
— and K. ITO: Ultrasonic diagnosis of intracranial disease. Shinkei Kenkyû no Shimpo (Recent Advances Research Nervous System) 7, 335—351 (1963).
— — Diagnosis of brain tumor using ultrasound. Acta radiol. 5, diagnosis, 7th Symposium neuroradiol., New York 1964, 915—927 (1966).
— — and S. ISHIKAWA: Ultrasonic diagnosis of brain tumor. Sôgô Igaku (Medicine, Tokyo) 18, 297—308 (1961).
— — — and T. WAGAI: Diagnosis of brain tumors using ultrasound. Nihon Rinshô (Japan. J. clin. Med.) 21, 2195—2200 (1963).
— — — and S. UEMATSU: Cerebral diagnosis in children by means of ultrasound. Shônika Shinryô 25, 926—932 (1962).
— — — K. YUKISHITA, and Y. OHARA: Ultrasonics in the diagnosis of intracranial space occupying lesions. Proc. III Intern. Congr. Neurol. Surg., Excerpta medica Intern. Congr. Series 110, 580 bis 589 (1966).
— — and Y. OHARA: Ultrasonotomography of the brain. Intern. Symposium Echo-Encephalographie, Erlangen, 14./15. April 1967.
— — and T. WAGAI: The localization of brain tumors by ultrasonic techniques. A clinical review of 111 cases. J. Neurosurg. 23, 135—147 (1965).
— Y. KIKUCHI, and R. UCHIDA: Ultrasonic diagnosis of brain tumor. Proc. 3rd int. Congr. Acoust. Stuttgart 1959. Amsterdam: Elsevier Publ. Co. pp. 1291—1294.
— Y. KIKUCHI, and R. UCHIDA: Ultrasonic diagnosis of intracranial diseases. Proc. surg. Soc. Japan 53, 242—243 (1963).
— and T. WAGAI: Ultrasonic diagnosis of brain disease in Japan. In: Ultrasound as a diagnostic and surgical tool. Ed. by D. GORDON, Edinburgh & London: Livingstone 1964, pp. 161—175.
— — K. ITO, S. UEMATSU, Y. ABE, S. ISHIKAWA, and Y. KIKUCHI: Diagnosis of intracranial hemorrhage. In: Advance of medical application of Ultrasound developed by the Ultrasonic Research Group in Juntendo University in 1963. Tokyo: Juntendo University School of Medicine, Hongo, 1964.
— — Y. KIKUCHI, R. UCHIDA, and S. UEMATSU: Ultrasonic diagnosis in Japan. In: C. C. GROSSMAN et al.: Diagnostic ultrasound. New York: Plenum Press 1966, pp. 27—45.
TANK, T. M., and W. B. HAMBY: Echoencephalography: An aid in the diagnosis of intracranial lesions. Report of a case. Cleveland Clin. Quart. 31, 101—105 (1964).

Taveras, J. M., and E. H. Wood: Diagnostic neuroradiology. Baltimore: Williams & Wilkins Co. 1964.

Taylor, J. C., J. A. Newell, and P. Karvounis: Ultrasonics in the diagnosis of intra-cranial space-occupying lesions. Lancet 1961, I, 1197—1199.

Theismann, H., und F. Pfander: Über die Durchlässigkeit des Knochens für Ultraschall. Strahlentherapie 80, 607—610 (1949).

Thurstone, F. L., and W. M. McKinney: Focused transducer arrays in an ultrasonic scanning system for biologic tissue. In: C. C. Grossmann et al.: Diagnostic ultrasound. New York: Plenum Press 1966, pp. 191—194.

Tönnis, W.: Die Chirurgie des Gehirns und seiner Häute. Bd. III in: Die Chirurgie. Hrsgg. von M. Kirschner u. O. Nordmann. Wien: Urban & Schwarzenberg 1948.

— Wie läßt sich die Frühdiagnose der Hirntumoren verbessern? Wien. med. Wschr. 103, 835—840 (1953).

— Diagnostik der intrakraniellen Geschwülste. In: Handbuch der Neurochirurgie. Bd. IV, 3. Teil, herausgegeben v. H. Olivecrona u. W. Tönnis. Berlin: Springer 1962.

— G. Friedmann, E. Schmidt-Wittkamp und W. Walter: Die traumatischen intrakraniellen Hämatome. Documenta Geigy, Series chir. 6, 1—89 (1963).

— und R. A. Frowein: Klinische Fehldiagnosen bei intrakraniellen Hämatomen. Dtsch. Röntgenkongreß 1965. Stuttgart: G. Thieme 1966, S. 137—142.

— — und K. H. Euler: Zur Erkennung der akuten traumatischen intrakraniellen Haematome. Chirurg 34, 145—151 (1963).

— und W. Schiefer: Klinik der raumbeengenden Prozesse des Occipitallappens. Dtsch. Z. Nervenheilk. 170, 402—432 (1953).

— — Die Komplikationen bei Angiographie der Hirngefäße. Fortschr. Neurol. Psychiat. 26, 265 bis 300 (1958).

— — Zirkulationsstörungen des Gehirns im Serienangiogramm. Berlin: Springer 1959.

Torkildsen, A.: Ventriculo-cisternostomy. A post-operative study. Acta chir. scand. 85, 254—260 (1941).

— A follow-up study 14 to 20 years after ventriculocisternostomy. Acta psychiat. scand. 35, 113—121 (1960).

Uematsu, S.: Ultrasonic determination of the hemispheral thickness for the diagnosis of hydrocephalus. In: C. C. Grossman et al.: Diagnostic ultrasound. New York: Plenum Press 1966, pp. 148—154.

— O. Sugar, and A. E. Walker: Echoencephalography for head trauma. Proc. III Intern. Congr. Neurol. Surg., Excerpta medica Intern. Congr. Series 110, 194—199 (1966).

— and A. E. Walker: Ultrasonic determination of the size of cerebral ventricular system. Neurology 17, 81—86 (1967).

Ulbricht, W.: Rückenmarkstumoren mit Stauungspapille. Acta neurochir. 15, 138—149 (1966).

— und V. de Seixas: Echoencephalographie und 3. Ventrikel. Vortrag Ungar. Neurologenkongreß, Budapest 7.—10. Okt. 1966.

— — Echo-encephalographische Untersuchungen bei Hydrocephali verschiedener Genese, insbesondere beim kindlichen Hydrocephalus. Intern. Symposium Echo-Encephalographie, Erlangen, 14./15. April 1967.

Umbach, W.: Echodiagnostik und Verlaufskontrollen beim kindlichen Hydrocephalus. Acta neurochir. (Wien) 13, 581 (1965).

— und M. Kley: Untersuchungen mit Ultraschall zur Diagnose und Verlaufskontrolle des kindlichen Hydrocephalus. Dtsch. med. Wschr. 90, 1313—1315 (1965).

Unger, R. R., und W.-D. Siedschlag: Echoencephalographie und gedeckte Schädel-Hirn-Verletzungen. Mschr. Unfallheilk. 69, 435—442 (1966).

— — Echoencephalographie und Hirntumor. Dtsch. Gesundheitswesen 22, 455—457 (1967).

U.S. Atomic Encergy Commission: Studies in methods in instruments to improve localization of radioactive materials in the body with special reference to the diagnosis of brain tumors and the use of ultrasonic techniques. AECU-3012, Minneapolis, Univ. Minnesota Press 1955.

Vincent, J. D., J. Faure, M. Got, B. Soumireu-Mourat et P. Eschapasse: Premiers résultats d'utilisation de l'échoencéphalographie en service d'exploration fonctionelle du système nerveux. J. Méd. Bordeaux 143, 357—365 (1966).

Vlieger, M. de: Echo-encephalographie bei Hirnverletzungen. Acta neurochir. (Wien) 9, 707 (1961).

— Diagnostische hulpmiddelen bij traumatische hersenletsels. Huisarts en Wetenschap 5, 337—339 (1962).

— Echo-encefalografie als Hulpmiddel bij de hersendiagnostiek. Ned. T. Geneesk. 108, 5—10 (1964).

— Echo-encephalography and extra-cerebral haematomas. In: D. Gordon: Ultrasound as a diagnostic and surgical tool. Edinburgh & London: Livingstone 1964, pp. 145—160.

— De mogelijkheden van het twee-dimensionele echogram voor de algemene medische diagnostiek. Ned. T. Geneesk. 108, 1513—1514 (1964).

— Echo-encephalografie en hersendiagnostiek. Hoofdlijnen 1, 18—23 (1965).

Vlieger, M. de: Differentialdiagnostische Schwierigkeiten auf dem Gebiet des Hämatomechos bei posttraumatischen intrakraniellen Blutungen. Intern. Symposium Echo-Encephalographie, Erlangen, 14./15. April 1967.
— Die zweidimensionale Echo-Encephalographie beim Hydrocephalus. Intern. Symposium Echo-Encephalographie, Erlangen, 14./15. April 1967.
— Echo-encephalography and cerebral circulation. Excerpta medica, International Congress Series 139 (1967), No. 21.
— J. J. Denier van der Gon, P. J. M. van der Lugt, and C. E. Molin: Pulsations in echo-encephalography. 6th Intern. Congr. Electroencephalogr. Clin. Neurophysiol. Wien, Sept. 5—10, 1965, 591—592.
— and H. J. Ridder: Use of echoencephalography. Neurology 9, 216—223 (1959).
— A. de Sterke, C. E. Molin, and C. van der Ven: Ultrasound for two-dimensional Echo-encephalography. Ultrasonics 1, 148—151 (1963).
Vogelsang, H.: Pneumencephalogramm-Verlaufsbeobachtungen bei Torkildsendrainagen. Deutscher Röntgenkongreß 1964. Stuttgart: Georg Thieme 1965, S. 307—311.
Wagai, T., R. Miyazawa, K. Ito, and Y. Kikuchi: Ultrasonic diagnosis of intracranial disease, breast tumors and abdominal diseases. In: Ultrasonic Energy, Ed. by E. Kelly. Urbana: University of Illinois Press 1965, pp. 346—364.
— M. Tsuchidate, K. Ito, M. Ishii, S. Katsumi, S. Uematsu, S. Ishikawa, T. Takeuhi, H. Ohashi, H. Nonaka, K. Takeuchi, Y. Abe, M. Arima, T. Ouchi, Y. Kikuchi, M. Ide, and R. Uchida: Recent Advance of medical application of Ultrasound developed by the ultrasonic research group in Juntendo University. Juntendo University School of Medicine, Hongo, Tokyo, Japan 1963.
Wakefield, G.: Ultrasonic diagnosis in cerebral diseases. Univ. Coll. Hosp. Mag. 47, 10 (1964).
Walker, A. E., and S. Uematsu: Dural echoencephalography. J. Neurosurg. 25, 634—637 (1966).
Wallace, W. K., W. S. Avant Jr., W. M. McKinney, and F. L. Thurstone: Ultrasonic techniques for measuring intracranial pulsations. Research and clinical studies. Neurology 16, 380—382 (1966).
Weigeldt, H. D., und K. Schröter: Über anatomische und technische Ursachen von echo-encephalographischen Fehlmessungen. Intern. Symposium Echo-Encephalographie, Erlangen, 14./15. April 1967.
Weinland, W. L., und G. Weinland: Erfahrungen mit dem Echo-Encephalogramm in der neurologischen Facharztpraxis. Intern. Symposium Echo-Encephalographie, Erlangen, 14./15. April 1967.
Wertheimer, P., G. Fischer, J. Courjon, P. Gerin, M. Revol et F. Munier: La valeur diagnostique de l'écho-encéphalographie. Etude d'une statistique de 1000 examens. Rev. neurol. 114, 219—225 (1966).
West, K. A.: Eko-encefalografi. Suomen Laarkarilehti 19, 2227—2234 (1964).
— Correlation between ultrasonic and roentgenological findings in infantile hydrocephalus. Acta paed. scand. 56, 27—36 (1967).
White, D. N.: A-scan echoencephalography. Canad. med. Ass. J. 64, 180—189 (1966).
— Studies in ultrasonic echoencephalography. VI. A critical analysis of the amplitude-averaging, A-scan technique. Neurology 16, 858—866 (1966).
— Studies in ultrasonic echoencephalography (6 A). A critical analysis of the amplitude-averaged A-Scan. Trans. Amer. neurol. Ass. 1966, 363—365.
— Accuracy of A scan determination of midline echo. In: C. C. Grossman et al.: Diagnostic ultrasound. New York: Plenum Press 1966, pp. 142—147.
— The limitations of echo-encephalography. Ultrasonics 5, 88—90 (1967).
— Results of the amplitude-averaged technique of echo-encephalography. 8e Symposium neuroradiol. Paris, 1967.
— and B. Blanchard: Studies in ultrasonic echoencephalography. IV. Results of an averaging technique to localize the cerebral midline structure. Neurology 15, 1041—1048 (1965).
— — Studies in ultrasonic echoencephalography II. An objective technique for the A-scan presentation of the cerebral midline structures. Acta radiol. 5, diagnosis, 7th Symposium neuroradiol., New York 1964, 936—952 (1966).
— — and J. M. Clark: Studies in ultrasonic echoencephalography-V. Echoes obtainable from a plastic skull. Brit. J. Radiol. 40, 108—119 (1967).
— — and M. N. White: Studies in ultrasonic echoencephalography. III. Limitations of a simple radial scan. Wiss. Z. Humboldt-Univ. Berlin, Math.-Nat. R. 14, 23—28 (1965).
— J. N. Chesebrough, and J. B. Blanchard: Studies in ultrasonic echoencephalography. I. A-Scan determination of the M-echo position in a group of patients. Neurology 15, 81—86 (1965).
— J. M. Clark, J. N. Cheseborough, M. N. White, and D. J. Clark: The effect of the skull in degrading resolution in echoencephalographic B- and C-scans. Intern. Symposium Echo-Encephalographie, Erlangen, 14./15. April 1967.

WHITE, D. N., J. M. CLARK, and M. N. WHITE: Studies in ultrasonic echoencephalography. VII: General principles of recording information in ultrasonic B- and C-scanning and the effects of scatter, reflection and refraction by cadaver skull on this information. Med. biol. Engng. 5, 3—14 (1967).
— — — Studies in ultrasonic echoencephalography. VIII: The effects on resolution of irregularities in attenuation of an ultrasonic beam traversing cadaver skull. Med. biol. Engng. 5, 15—23 (1967).
WIDÉN, L., A. PERSSON, and A. WENNBERG: Echo-encephalography in the differential diagnosis between intracerebral haemorrhage and cerebral infraction. Thule Intern. Sympos., Stockholm: Nord. Bokhandelns Förlag, 1967, pp. 153—158.
WIEDAU, E., und O. RÖHER: Ultraschall in der Medizin. Dresden u. Leipzig: Steinkopff 1963.
WILCKE, O.: Hirntumor-Diagnostik mit Positronenstrahlern. Acta neurochir. (Wien) 10, 301—319 (1962).
— Möglichkeiten und Grenzen der Hirntumordiagnostik mit Positronenstrahlern (C^{64} und As^{74}). Neurochirurgia 7, 33—41 (1964).
WILD, J. J.: The use of ultrasonic pulses for the measurement of biologic tissues and the detection of tissue density changes. Surgery 27, 183—188 (1950).
— and J. M. REID: Application of echo-ranging techniques to the determination of structure of biological tissues. Science 115, 226—230 (1952).
— — Further pilot echographic studies on the histologic structure of tumor of the living intact human breast. Amer. J. Path. 28, 839—861 (1952).
— — The effects on biological tissues of 15-Mc pulsed Ultrasound. J. acoust. Soc. Amer. 25, 270—280 (1953).
— — Echographic visualization of lesions of the living human breast. Cancer Res. 14, 277—283 (1954).
WILLARD, G. W.: Improved methods for measuring ultrasonic velocity. J. acoust. Soc. Amer. 23, 83—93 (1951).
WILLOCKS, J., I. DONALD, T. C. DUGGAN, and N. DAY: Foetal cephalometry by ultrasound. J. Obstet. Gynaec. Brit. Cwlth. 71, 11—20 (1964).
WOEBER, K. H.: Über das Auftreten von Schädigungen am Zentralnervensystem der Ratte durch Ultraschallwellen. Strahlentherapie 79, 643—652 (1949).
YAMAKAWA, K., and A. YOSHIOKA: Ultrasonic diagnostic methods. Sôgô Igaku (Medicine, Tokyo) 20, 265—271 (1963).
YANG, C. L., and Y. L. TAN: Ultrasonic examination of 170 patients with intracranial hypertension. (Zhongua Shenjingjingshenke Zazhi). Science abstracts China Medicine 5, 26 (1964).
YUKISHITA, K., Y. ABE, K. ITO, and T. WAGAI: Ultrasonics in the diagnosis of head injury. Japan. Med. Ultrasonics 3, 29 (1965).
— K. EHARA, H. NONAKA, S. ISHIKAWA, K. ITO, and K. TANAKA: Ultrasonics in the diagnosis of brain tumor (3rd report). Med. Ultrasonics 4, 59 (1966).
— K. TANAKA, and K. ITO: Ultrasonic diagnosis of brain tumors. Intern. Symposium Echo-Encephalographie, Erlangen, 14./15. April 1967.
ZANDER, E., et G. FOROGLOU: L'apport de l'échoencéphalographie en neurochirurgie. Praxis 55, 398—406 (1966).
ZICHNER, L.: Zur Bedeutung der Echoencephalographie in der klinischen Neurologie. Inaug.-Diss. Düsseldorf, 1967.
ZÜLCH, K. J.: Die Hirngeschwülste in biologischer und morphologischer Darstellung. 3. Auflage. Leipzig: J. Ambrosius Barth 1958.
— Morphologische Voraussetzungen für das abnorme Echo-Encephalogramm. Intern. Symposium Echo-Encephalographie, Erlangen, 14./15. April 1967.

Sachverzeichnis

Herstellung: Konrad Triltsch, Graphischer Betrieb, Würzburg